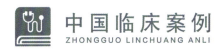

中国临床案例
ZHONGGUO LINCHUANG ANLI

肿瘤放疗案例精选

陆海军 路 中 郝福荣 朱丽平 魏 鑫 主编

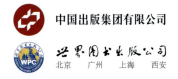

中国出版集团有限公司

世界图书出版公司
北京 广州 上海 西安

图书在版编目（CIP）数据

肿瘤放疗案例精选 / 陆海军等主编 .-- 北京：世
界图书出版有限公司北京分公司，2025.3.-- ISBN 978-
7-5232-2097-9

I.R730.55

中国国家版本馆 CIP 数据核字第 2025AZ8840 号

书　　　名	肿瘤放疗案例精选	
	ZHONGLIU FANGLIAO ANLI JINGXUAN	
主　　　编	陆海军　路　中　郝福荣　朱丽平　魏　鑫	
总 策 划	吴　迪	
责任编辑	张绪瑞	
特约编辑	王林萍	
出版发行	世界图书出版有限公司北京分公司	
地　　　址	北京市东城区朝内大街 137 号	
邮　　　编	100010	
电　　　话	010-64033507（总编室）　　0431-80787855　13894825720（售后）	
网　　　址	http://www.wpcbj.com.cn	
邮　　　箱	wpcbjst@vip.163.com	
销　　　售	新华书店及各大平台	
印　　　刷	长春市印尚印务有限公司	
开　　　本	787 mm×1092 mm　1/16	
印　　　张	17.25	
字　　　数	303 千字	
版　　　次	2025 年 3 月第 1 版	
印　　　次	2025 年 3 月第 1 次印刷	
国际书号	ISBN 978-7-5232-2097-9	
定　　　价	228.00 元	

《肿瘤放疗案例精选》
编委会

主 编

陆海军　青岛大学附属医院

路　中　山东第二医科大学附属医院

郝福荣　潍坊市人民医院

朱丽平　寿光市中医医院

魏　鑫　日照市岚山区人民医院

副主编

刘天成　莒县人民医院

丁　晓　青岛大学附属医院

王海冀　青岛大学附属医院

付明娜　莱州市人民医院

何信佳　青岛大学附属医院

肖文静　青岛大学附属医院

陈桂风　寿光市中医医院

邵学微　日照市岚山区人民医院

郭英华　潍坊市人民医院

殷江霞　寿光市中医医院

编 委

张碧媛　青岛大学附属医院

陆静钰　北京大学肿瘤医院

陈文秀　青岛大学附属医院

陈志英　青岛大学附属医院

岳金波　山东第一医科大学附属肿瘤医院

孟　芹　日照市人民医院

胡　漫　山东第一医科大学附属肿瘤医院

侯和磊　青岛大学附属医院

姜　韬　青岛大学附属医院

徐名金　青岛大学附属医院

郭天慧　青岛大学附属医院

董银英　青岛大学附属医院

程敬敬　青岛大学附属医院

谭　叶　青岛大学附属医院

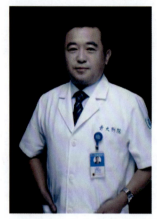

陆海军，医学博士，主任医师，博士研究生导师，青岛大学附属医院肿瘤放疗科主任，肿瘤医院副院长，青岛大学放射肿瘤学教研室主任，放疗规范化培训基地主任。兼任中国医师协会放疗委员会常务委员，中国初级卫生保健基金会头颈肿瘤多学科诊疗委员会主任委员，山东省疼痛医学会头颈肿瘤专业委员会主任委员，山东省医学会放疗专业委员会副主任委员、头颈学组组长，中华医学会放疗专业委员会头颈学组委员，中国抗癌协会放射治疗专业委员会常务委员，中国抗癌协会肿瘤精准治疗专业委员会委员，中国医师协会脑胶质瘤专业委员会放疗学组委员，中国脑胶质瘤协作组成员、胶东协作组组长，山东省医师协会肿瘤多学科综合治疗专业委员会副主任委员。

青岛市优秀青年医学专家，荣获第五届全国"人民名医·优秀风范"奖。美国威斯康星医学院访问学者。发表论文 60 余篇，以第一或通讯作者身份发表 SCI 文章 23 篇，主编著作 2 部，参编 5 部，获省部级二等奖 3 项、三等奖 4 项，主持科技部重点专项子课题 1 项（200 万元），在研课题 7 项，专利 4 项。

临床擅长以精准放疗为主的恶性肿瘤综合诊治，包括化疗、靶向、免疫等个体化综合治疗，尤其是头颈部恶性肿瘤、食管癌、肺癌、妇科肿瘤等。

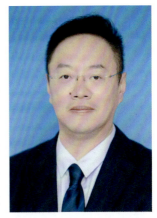

路中，主任医师，教授，硕士研究生导师，山东第二医科大学附属医院副院长、肿瘤科主任，山东省临床重点专科负责人。兼任中国抗癌协会肿瘤心理学青年委员会副主任委员，国家肿瘤微创治疗产业创新技术联盟聚焦超声专业委员会常务委员，山东省临床肿瘤学会青年理事会副理事长，山东省医师协会肿瘤多学科综合治疗专业委员会副主任委员，山东中西医结合学会肿瘤专业委员会副主任委员，山东省研究型医院协会肿瘤临床研究专业委员会副主任委员，山东省健康管理协会抗肿瘤药物临床研究专业委员会副主任委员，山东省老年医学学会老年肿瘤专业委员会副主任委员，山东省抗癌协会癌症康复专业委员会副主任委员。

主研厅局级课题 3 项；以第一作者身份在中文核心期刊发表论文 8 篇；获得地市级科研成果奖 3 项。熟练掌握肿瘤和血液专业常见疾病、疑难少见病的诊疗常规，在恶性肿瘤的个体化、规范化综合治疗方面有一定造诣。

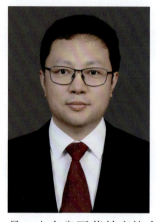

郝福荣，医学博士，主任医师，硕士研究生导师，潍坊市人民医院（山东第二医科大学第一附属医院）肿瘤医院副院长、肿瘤放疗科主任，国家自然科学基金通讯评审专家，潍坊市头颈肿瘤放疗精品特色专科负责人。兼任山东省医学会肿瘤放射治疗学分会副主任委员，山东省医师协会肿瘤放疗医师分会常务委员，山东省医师协会肿瘤精准医疗医师分会常务委员，山东省抗癌协会肿瘤精准治疗分会副主任委员、放射肿瘤学分会常务委员，山东省医药教育协会肿瘤放疗专业委员会副主任委员，山东省老年医学学会肿瘤多学科诊疗专业委员会副主任委员，山东省临床肿瘤学会肿瘤放射治疗专家委员会副主任委员，潍坊市医学会放射治疗学专业委员会主任委员，潍坊市抗癌协会放射治疗专业分会主任委员，潍坊市医师协会放疗医师分会副主任委员。

主持国家自然科学基金、山东省自然科学基金等 7 项科研项目，发表 SCI、北大中文核心期刊学术论文 30 余篇，获市级科技进步奖 5 项，参与撰写肿瘤放疗相关指南 6 部。

擅长以精准放疗为主的恶性肿瘤综合诊治，包括化疗、靶向、免疫等个体化综合治疗，特别是头颈部恶性肿瘤、食管癌、肺癌、结直肠癌、前列腺癌、乳腺癌、淋巴瘤、皮肤和软组织肿瘤等。

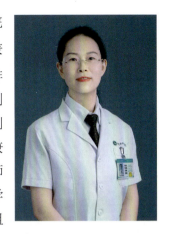

朱丽平，在读博士，副主任医师，寿光市中医医院肿瘤科主任。兼任山东省抗癌协会肺癌分会常务委员兼青年委员会第三届副主任委员，山东省临床肿瘤学会非小细胞肺癌专业委员会常务委员兼第一届青年委员会副主任委员，山东省医药教育协会县域肿瘤专业委员会副主任委员，山东省抗癌协会小细胞肺癌分会常务委员兼第一届青年委员会副主任委员，山东省抗癌协会女医师分会常务委员，山东省医学会肿瘤微创治疗分会青年学组副组长，山东省医学会精准医学分会食管癌学组副组长，山东省医师协会肿瘤介入医师分会常务委员，山东省临床肿瘤学会患者教育专业委员会常务委员，山东省公共卫生学会消化道肿瘤防治分会常务委员，潍坊市预防医学会第二届肿瘤早诊早治病理专业委员会副主任委员，潍坊市抗癌协会放射治疗专业分会副主任委员，潍坊市中医药学会第一届肿瘤康复专业委员会副主任委员，潍坊市医学会乳腺甲状腺专业委员会常务委员，潍坊市医学会第五届放射治疗学专业委员会常务委员，潍坊市医师协会肿瘤化疗医师分会常务委员。

先后荣获潍坊市"巾帼最美微笑之星"、寿光市"五一劳动奖创建工作表现突出个人"、寿光市"三八红旗手"、寿光市"十佳青年医师"、寿光市"健康卫士"。先后在 *Cancer Gene Therapy*、*Frontiers in Oncology*、*Frontiers in Immunology* 等期刊发表 SCI 论文 10 余篇；以负责人身份参与省市级科研项目 5 项。

从事中西医结合治疗血液、实体肿瘤的工作，擅长肺癌、乳腺癌、妇科肿瘤、胃肠道肿瘤、软组织肉瘤、恶性淋巴瘤、脑胶质瘤等恶性肿瘤的诊断、化疗、微创治疗、精准靶向治疗、免疫治疗等综合治疗。

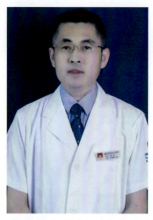

魏鑫，副主任医师，日照市岚山区人民医院肿瘤科主任。兼任中国老年学和老年医学学会肿瘤康复分会委员，中国健康促进基金会头颈肿瘤专业委员会委员，山东省疼痛医学会第一届头颈肿瘤专业委员会委员，山东省临床肿瘤学会第一届肿瘤放射治疗专家委员会常务委员，山东省临床肿瘤学会第一届鼻咽癌专家委员会委员，山东省抗癌协会肺癌分会第四届委员会委员，山东省医师协会肿瘤化疗医师分会委员，山东省老年学会肿瘤专业委员会委员，山东省营养学会临床营养专业委员会委员，山东省老年医学研究会第二届中西医结合肿瘤专业委员会委员，山东省研究型医院协会肿瘤分子靶向治疗学分会委员、放射治疗学分会委员，青岛大学医疗集团肿瘤专业委员会委员，胶东肿瘤联盟常务理事，日照市抗癌协会副理事长，日照市抗癌协会第三届肿瘤专业委员会副主任委员，日照市中西医结合肿瘤专业委员会副主任委员等学术职务。

2024 年荣获第六批岚山区有突出贡献的中青年专家、2023 年荣获岚山最美科技工作者；2021 年《52 例鼻咽癌调强放疗中对海马区保护效果评价及对后期认知能力的影响》获得日照市第十六届优秀科技论文一等奖；发表学术论文 10 余篇，论著 5 篇；主持和参与了 2021 年、2023 年青岛大学医疗集团 2 项科研项目；发明实用新型专利 4 项。

擅长对肺癌、食管癌、胃癌等常见肿瘤的放疗、化疗、免疫治疗、靶向治疗、热疗及癌症疼痛的治疗。

序　言

很高兴看到由陆海军教授牵头编写的《肿瘤放疗案例精选》图书出版，书中选取的病例都是来源于临床一线的典型病例，经编委会反复斟酌后敬献给大家的杰作。感谢各位放疗同道的努力和贡献。

放射治疗已经有 100 多年的历史，1896 年，也就是在伦琴发现 X 线 6 个月后，成功地将技术从实验室快速转化应用到了临床。持续的技术进步推动着放疗的发展，20 世纪 90 年代随着计算机技术及其他高新技术的引入，出现了精确放疗技术，到目前放射治疗已成为肿瘤综合治疗手段中的重要组成部分，成为战胜癌症的重器。我国放疗始于 20 世纪 30 年代，北京协和医院和上海中比镭锭治疗院开始利用放射线治疗恶性肿瘤。1975 年引进第一台医用电子直线加速器。1986 年成立中华医学会放射肿瘤治疗学分会。那时我国已有放射治疗单位 264 个，2019 年全国共有放射治疗单位 1463 家，从事放射治疗专业人员达 29 096 余人，呈迅猛发展态势，放疗专业具有越来越重要的临床及学术地位。

胶东放疗联盟成立于 2017 年，以青岛大学附属医院肿瘤放疗科陆海军教授牵头发起的包括青岛、潍坊、烟台、日照、威海五地市放疗专家为主的学术团体。结合肿瘤相关多学科诊疗（MDT）团队依托技术联盟及多学科门诊、多学科会诊，有效地统筹、整合、优化、配置专科医疗资源，联合联盟单位深入开展远程学术交流、技术推广与指导、科研合作、多学科讨论等工作，充分发挥肿瘤专业在联盟区域的引领作用，围绕联盟"规范、精准、探索、创新"主题精神，逐步建立布局合理、分工协作的诊疗格局，发挥核心成员单位的作用，助力胶东地区肿瘤放疗规范化诊疗的发展。

《肿瘤放疗案例精选》通过对临床案例的深入分析和总结，从而发现新的疾病特点、发病机制和治疗方法等，为医学研究和临床实践提供新的思路和方法。《肿瘤放疗案例精选》结合不同医院、不同医生进行临床处理时的经验和教训，是一部重点向放疗科及相关科室临床医生介绍不同部位肿瘤放射治疗方案的实用指南。26 例案例汇合在一起，这种知识的共享不仅有助于各级各类肿瘤放疗医师拓宽视野、增长见识，还可以促进相互之间的交流和合作，不断优化诊疗流程，共同提高临床诊疗水平。希望本书的出版能对相关单位及从业人员提供些许帮助。

序言作者介绍：

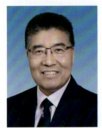

　　李宝生，医学博士，博士生导师，二级教授，泰山学者特聘专家，山东第一医科大学临床与基础医学院副院长／肿瘤学系主任，全国重点实验室副主任。兼任中国医师协会肿瘤放射治疗医师分会荣誉会长，中华医学会肿瘤放射治疗学分会候任主任委员，中国医师协会毕业后教育放疗专业委员会主任委员，山东省医学会肺癌食管癌多学科联合委员会主席，山东省医学会肿瘤学分会候任主任委员，山东省医师协会肿瘤放疗医师分会主任委员，北方肿瘤放射治疗协作组主席，《国际肿瘤学杂志》总编辑，《中华肿瘤防治杂志》副总编。

2024 年 10 月

前 言

随着肿瘤医学的发展和进步，肿瘤患者的生存时间正在逐渐延长。如何让患者获得更好的生存质量，尽早回归家庭、回归岗位、回归社会，已成为全社会向肿瘤医务工作者提出的新要求。2006年世界卫生组织（world health organization，WHO）正式把肿瘤定义为慢性可控制的疾病，将肿瘤纳入到慢病的管理体系，提高肿瘤幸存者的生活质量成为衡量肿瘤治疗效果愈来愈重要的指标。放射治疗（简称放疗）是与手术治疗、化学治疗并列为肿瘤治疗的三大主要手段，对某些肿瘤疾病甚至可以达到根治的效果。对于无法手术的肿瘤患者或手术后的辅助治疗，放疗可以发挥其重要的作用。此外，放疗还可以减轻患者的症状，提高其生活质量。随着科技的进步和医学研究的深入，质子重离子放疗、立体定向放疗等新的放疗技术和方法不断涌现，为肿瘤治疗提供更多的选择性和可能性，同时放疗技术也面临着一些问题和挑战，如何进一步提高放疗的精准度和临床效果、减少不良反应等问题仍需进一步研究和探讨。

本书由全国多位肿瘤学领域的知名专家共同编写，共26篇案例，这些案例均为临床的真实案例，虽不尽完美，但内容丰富多彩，生动地展现了在肿瘤放疗理论与实践中的探索。基于循证医学和各种诊治指南的基本原则，本书梳理了全身多部位常见恶性肿瘤的放射治疗，特别是对病历摘要、疾病介绍进行了详细而又简洁的介绍，也分享了病例分析和病例点评，方便临床医师查阅和掌握。本书从临床实践出发，总结了各个地区及医院肿瘤放射治疗近几年来进行的探索、获得的经验和取得的成果。此书的出版，是我国肿瘤放疗研究领域的又一突破，将为建立具有中国特色的临床肿瘤治疗奠定坚实基础。

本书的成功出版离不开全体编写人员的辛勤付出，在此对全体编写人员和点评专家致以衷心的感谢。尽管在书稿的编写过程中，力求病例完整准确、图片清晰且重点突出、相关文献拓展内容科学精准，但由于时间仓促，编写人员专业水平仍有待提高，因此难免存在不足甚至有待商榷之处，欢迎读者不吝赐教！

编 者

2024 年 10 月

目　录

病例 1　局部晚期牙龈鳞状细胞癌根治性放化疗

一、病历摘要

（一）病史简介

患者男性，56 岁，汉族。

主诉：右上牙龈疼痛 1.5 个月。

现病史：患者于 2020 年 07 月无明显诱因出现右上后牙龈轻度疼痛，于当地诊所就诊口服消炎药物（具体药物及剂量不详）治疗，疼痛减轻。后自觉右上腭肿胀，舌体活动空间减小，伴轻度牙痛，不影响进食。2020 年 08 月在我院口腔颌面外科就诊，活检病理提示"（右上牙龈）鳞癌"。患者拒绝手术治疗，遂转入我科拟行根治性放化疗。

既往史：否认高血压、糖尿病、心脑血管病等慢性病史，否认手术、外伤及输血史，无食物、药物过敏史。按时预防接种，系统回顾无特殊。

个人史：生于原籍，久居当地。嗜烟史约 40 年，平均 10 支／日，现已戒烟。嗜酒史约 30 年，平均 100 g/d。无特殊药物嗜好。

（二）体格检查

ECOG 体力状态评分（eastern cooperative oncology group performance status，ECOG PS）0 分，疼痛数字评分（numerical rating scale，NRS）2 分。颈部未触及明显肿大淋巴结。右侧眼球运动无明显受限，视力、视野无明显异常。无鼻塞症状。双侧颌面部不对称，右侧颧面部稍肿胀，双侧颞下颌关节区压痛，张口度及开口型无异常。右侧颊部轻度肿胀，无压痛。口内见右侧上颌磨牙后区颊侧及腭侧肿物（病例 1 图 1），大小约 4 cm×3 cm，表面呈分散溃疡状，质地较韧，无压痛，触之无痛，未见明显出血点。15、16、17 牙齿松动，叩不适。

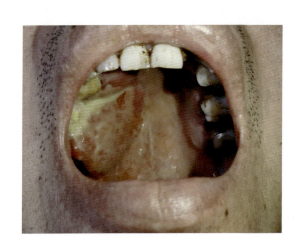

病例 1 图 1　右上牙龈肿物侵及右侧硬腭及软腭

（三）辅助检查

颌骨电子计算机断层扫描（computed tomography，CT）（病例 1 图 2）：右侧上颌骨局部骨质破坏，形态不规则，边缘毛糙，周围可见软组织肿块影，病变突破右侧上颌窦下壁，右侧上颌窦内见软组织肿块影，增强扫描轻度强化。

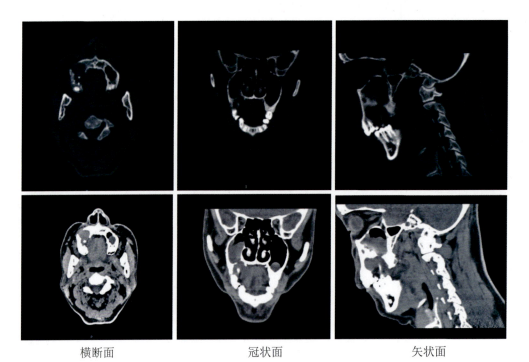

横断面　　　　　　　冠状面　　　　　　　矢状面

病例 1 图 2　颌骨 CT（2020 年 08 月 16 日潍坊市人民医院）

活检病理（2020 年 08 月 27 日潍坊市人民医院）：右上牙龈肿物活检：（上牙龈肿物）高分化鳞状细胞癌。免疫组化：MLH1（＋）、MSH2（＋）、MSH6（＋）、PMS2（＋）、CD3（少许淋巴细胞＋）、CD8（淋巴细胞散在＋）、CD4（少许淋巴细胞＋）、CD45RO（个别细胞＋）、表皮生长因子受体（EGFR）（＋）。PD-L1（22C3）CPS ＝ PD-L1 染色阳性细胞数（肿瘤细胞，淋巴细胞，巨噬细胞）/ 活肿瘤细胞总数 ×100 ＜ 1。

全身正电子发射断层显像 - 计算机断层扫描（positron emission tomography-computed tomography，PET-CT）（病例 1 图 3）：右侧上颌骨骨质破坏，内见软组织填充，周围可见肿胀软组织，侵及上颌窦下壁，放射性分布异常增高，SUVmax ＝ 23.7。

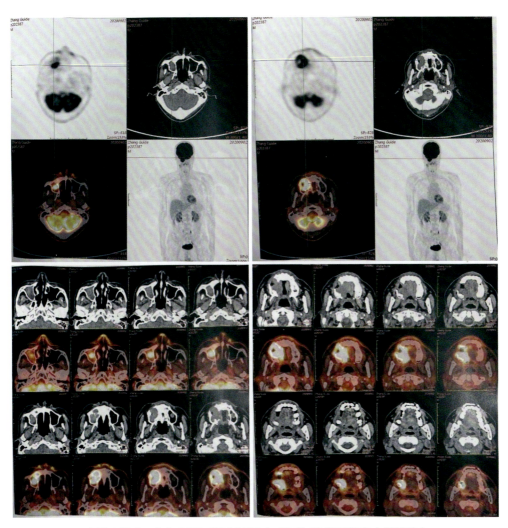

病例 1 图 3　全身 PET-CT（2020 年 08 月 28 日潍坊市人民医院）

鼻窦、颈部磁共振成像（magnetic resonance imaging，MRI）平扫＋强化（病例 1 图 4）：右侧上颌骨骨质破坏并软组织肿块，侵入右侧上颌窦，符合恶性肿瘤。

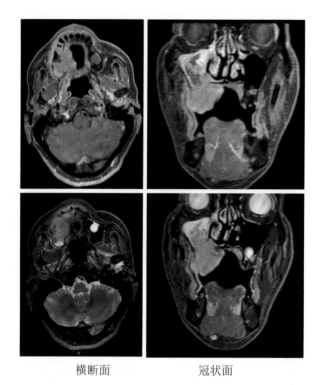

横断面　　　　　　　　　　冠状面

病例 1 图 4　鼻窦、颈部 MRI 平扫＋强化（2020 年 09 月 05 日潍坊市人民医院）

（四）诊断

右上牙龈鳞癌，$cT_{4a}N_0M_0$，ⅣA 期（AJCC 第 8 版）。

（五）诊疗经过

患者入科后，经全科病例讨论于 2020 年 09 月 10 日至 2020 年 10 月 26 日行根治性同步放化疗方案。结合患者 PET-CT、定位 CT 及 MRI 勾画靶区（病例 1 图 5），肿瘤区（GTV）包括右上牙龈及上颌窦病灶，临床淋巴结肿瘤靶区（CTVnd）包括右侧颈部 Ⅰ区、Ⅱ区肿大淋巴结，临床靶区（CTV）在 GTV 和 CTVnd 基础上进行外扩并包括右侧上颌窦、筛窦、鼻腔、部分鼻咽和口咽、翼内外肌、右侧 Ⅰ、Ⅱ、Ⅲ区淋巴结引流区，处方剂量：pGTV ＝ 70 Gy，pCTVnd ＝ 66 Gy，计划靶区（PTV）＝ 60.06 Gy/1.82 Gy/33 F。放疗期间同步化疗方案：奈达铂，1 次 /3 周。

患者急性放疗不良反应［美国肿瘤放射治疗协作组（radiation therapy

oncology group，RTOG）分级]：口腔黏膜反应 2 级，口干 2 级，放射性皮炎 1 级，血液学毒性 0 级，消化道反应 1 级。

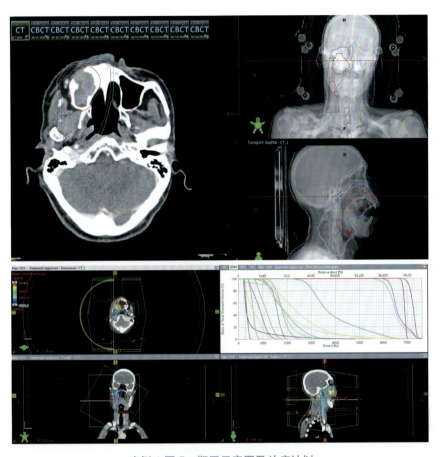

病例 1 图 5　靶区示意图及放疗计划

放疗 1 周后查体见右上牙龈肿物较放疗前明显缩小（病例 1 图 6），建议 3 个月后复查，如仍有残留，行活检病理学检查明确病情。2021 年 02 月 28 日患者因右侧面颊肿胀疼痛 2 周，检查提示双侧上颌窦密度影增高，增强后可见黏膜强化，为保证上颌窦内容物充分流出，行"上颌窦开窗术"，并行术后病理，上牙龈恶性肿瘤放化疗后再切标本提示：（上颌窦肿物）黏膜急、慢性炎，伴间质水肿、纤维组织增生及含铁血黄素沉积，未见明确肿瘤成分。

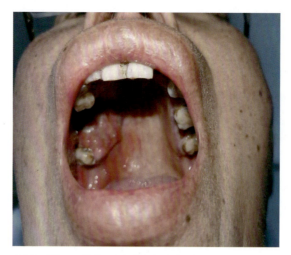

病例 1 图 6　放疗 1 周后右上牙龈肿物可见明显缩小

（六）随访

患者治疗结束后至今定期复查（病例 1 图 7、病例 1 图 8），鼻窦、颈部 MRI 平扫＋强化，颈、胸、上腹部 CT 平扫＋强化均未见肿瘤明显复发及转移征象。现患者仍在随访中，一般情况可，面部美容保留可，牙齿无脱落，无张口困难，口腔黏膜无溃疡，生活质量未受影响，已回归正常生活与工作。

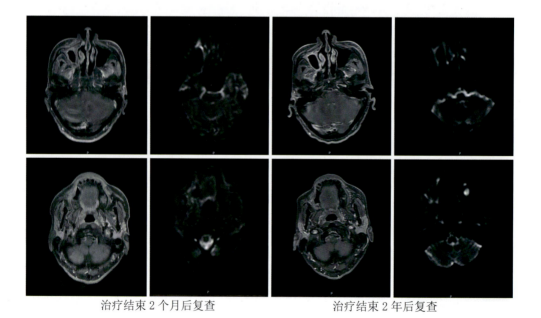

治疗结束 2 个月后复查　　　　　　　　治疗结束 2 年后复查

病例 1 图 7　患者后期随访部分影像资料

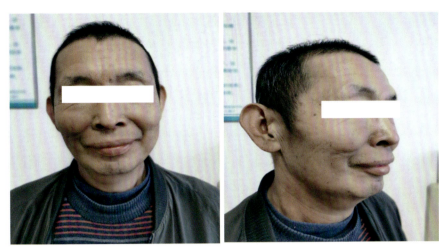

病例 1 图 8   治疗后第 3 年患者随访生活照

二、病例分析

该患者为中年男性，既往体健，因牙龈疼痛 1.5 个月就诊，行 CT 提示右上牙龈软组织占位，进一步行活检病理提示（右上牙龈）高分化鳞状细胞癌。牙龈癌作为头颈部肿瘤中相对常见的肿瘤类型，其治疗通常遵循现行指南，以手术治疗为主。然而，该患者出于个人原因明确拒绝了手术治疗，使得临床诊疗决策变得尤为特殊。鉴于该病例为局部晚期，可行手术，但患者拒绝手术治疗。如何在保证治疗效果的同时，尽量减少面部美容和功能的损伤，成为制订该患者诊疗方案时需要重点考虑的关键问题。

结合本中心放疗技术及药物不良反应，决定给予患者同步放化疗方案。精确放疗同步化疗的前提需全面评估患者一般状况、精确定位、精确计划。同步放化疗后，患者肿瘤明显缩小（肉眼残留），3 个月后影像学疗效评价为完全缓解（complete response，CR）。患者因右侧面颊肿胀行"上颌窦开窗术"，术后病理结果提示：（上颌窦肿物）黏膜急、慢性炎，伴间质水肿、纤维组织增生及含铁血黄素沉积，未见明确肿瘤成分。患者同步放化疗后 3 个月影像学及上颌窦开窗术后标本均提示疗效达 CR。后患者规律复查，截至 2023 年 12 月，患者未见肿瘤复发及转移。

综上所述，该例局部晚期牙龈鳞癌患者具有明确的手术指征，但患者拒绝手术治疗。根据中国临床肿瘤学会（Chinese society of clinical oncology，CSCO）2020 年指南，局部晚期可手术治疗病例，如患者拒绝手术，可行同步放化疗。

相较于手术治疗为主的综合治疗，根治性同步放化疗不仅达到了令人满意的肿瘤控制效果，且充分保护了面部容颜及功能，兼顾了患者的生活质量。这一综合治疗方案的成功实施，既满足了患者的治疗需求，也达到了预期的疗效目标。

三、疾病介绍

头颈部鳞状细胞癌（head and neck squamous cell carcinoma, HNSCC）是一种具有高度异质性的肿瘤类型，主要发生在上呼吸道黏膜表面，涉及鼻、口腔、鼻咽、口咽、下咽和喉等多个部位。头颈部肿瘤在全球癌症中位列第六大最常见的类型，每年新增确诊病例数超过 88 万，超过 45 万患者死亡[1]。牙龈癌是一种来源于口腔黏膜上皮组织的恶性肿瘤，主要发生在牙龈区域，是一种相对少见的头颈部恶性肿瘤，在口腔癌中发病率位列第三，仅次于舌癌、唇癌[2]。牙龈癌流行病学研究发现，牙龈癌的患病率在全球范围内呈上升态势，其中男性患者的发病率显著高于女性。进一步探究发现，吸烟、酗酒、不良的口腔卫生习惯及病毒感染等因素，均被视为牙龈癌的高危因素[3]。这些因素会导致细胞遗传物质 DNA 的损害和突变，进而导致正常细胞发生恶性转化。

牙龈癌的临床表现多样，主要为牙龈上的肿块、溃疡、出血及疼痛等症状。但牙龈癌侵袭性强，可直接浸润颌骨及临近的神经、肌肉、血管，甚至皮肤等组织，还可通过淋巴系统向颈部区域淋巴结转移，故早期的牙龈癌诊断仍具有挑战性。牙龈癌多为分化程度较高的鳞状细胞癌，生长较慢，以溃疡型最为多见，其他病理类型较为罕见。下颌牙龈癌相较于上颌牙龈癌更为普遍，常见于磨牙后区，并可能累及唇颊沟处，而前牙区则相对较少受累。牙龈癌具有沿骨膜向深层浸润的特点，能够侵犯牙槽骨，甚至影响下颌骨，常引起下颌骨缺损。随着病情的进展，病变还可能向后蔓延至口咽部，侵犯肌肉导致张口困难，甚至向外突破皮肤。而上颌牙龈癌则常侵犯腭部黏膜及上颌窦，向周围可能侵及颞下窝、翼腭窝，甚至穿破鼻腔，引发鼻出血或鼻腔分泌物增多等症状。

牙龈癌的早期症状往往较为隐蔽，不易被患者察觉，但牙龈癌侵袭性强，导致许多病例在局部晚期才被诊断出来，大约 70% 的患者在诊断时已无法手术或已出现转移。根据相关统计数据，诊断后 5 年生存率为 43%，而 10 年生存率为 11%[4]。美国国立综合癌症网络（national comprehensive cancer network, NCCN）指南和既往临床研究推荐手术作为牙龈癌的主要治疗方法[5]。然而，牙龈癌因侵犯下颌骨导致其连续性及完整性破坏，术后常引起面部畸形或组织缺损变形，从而引起不同程度的外貌缺陷与功能障碍，造成患者生理和心理上的障碍，严重影响其正常生活和社交活动。手术不仅会使患者毁容和生活质量降低，还会给患者带来经济和心理负担。对于体质不能耐受手术或拒绝手术的局部晚期牙龈癌患者，同步放化疗是治疗局部晚期头颈部恶性肿瘤的标准治疗方法，可以很好地保存器官和功能的完整性，提高局部控制率[6]。

《中国临床肿瘤学会（CSCO）头颈部肿瘤诊疗指南（2020 年版）》建议局部晚期牙龈癌患者采用多学科综合治疗模式，如患者适宜手术，可接受手术治疗并根据术后病理学结果决定术后辅助放疗或同步放化疗；对于不适宜手术的局部晚期口腔癌患者，放疗联合顺铂（100 mg/m²，1 次 /3 周，连续 3 次）是常用的治疗模式，放疗剂量通常为 66 ～ 70 Gy；对于不适宜使用顺铂或高龄患者（＞ 70 岁）可给予单纯放疗[7]。在过去的三十年中，研究者付出了很大努力去探索放疗中增加药物治疗对 HNSCC 患者的预后影响。一项含 107 项研究的 Meta 分析发现，与单纯放疗相比，同步放化疗的 5 年总生存期（overall survival，OS）获益率提高了 6.5%，同步化疗的获益得到证实，且大于诱导及辅助化疗的获益[8]。Noronha 等人在一项单中心随机试验中，评估了给予 300 例Ⅲ／Ⅳ期 HNSCC 患者每周低剂量顺铂（30 mg/m²）和每 3 周高剂量顺铂（100 mg/m²）同时放疗的疗效，结果显示，每 3 周高剂量的方案 2 年局部控制率更优[9]。奈达铂是一种顺铂类似物，具有与顺铂相似的抗肿瘤机制和有效性，旨在减少顺铂的不良反应，如肾毒性和胃肠道毒性。奈达铂是治疗多种恶性肿瘤有效且耐受性良好的化疗药物。在一项鼻咽癌随机对照研究中表明，顺铂和奈达铂组之间没有观察到明显的生存差异，奈达铂可以作为同步化疗方案替代药物[10]。一项头颈部鳞癌回顾性研究表明，使用奈达铂和 S-1 的化疗的低毒性和低肾毒性对长期生存有积极影响，奈达铂和 S-1 的组合可以代替顺铂和 5- 氟尿嘧啶作为更安全的方案[11]。

综上所述，对于不可切除局部晚期头颈部鳞状细胞癌，根治性同步放化疗是安全有效的治疗，可在不影响患者生活质量及面容的前提下，充分控制肿瘤，是放射治疗在头颈部肿瘤领域优势的体现。同步放化疗是局部晚期头颈部鳞癌或拒绝手术治疗的头颈部鳞癌的标准治疗方案，联合靶向治疗可否进一步提高疗效，延长 OS 及无进展生存期（progression free survival，PFS），还有待进一步研究证实。

四、病例点评

该患者诊断为右上牙龈鳞癌，临床分期为 $cT_{4a}N_0M_0$，ⅣA 期。该病例病理诊断明确，物理检查详细，并行增强 CT、增强 MRI 及全身 PET-CT 扫描。牙龈癌属于口腔癌，局部晚期病变的治疗原则是以手术治疗为基础的放化疗综合治疗。因为该患者强烈拒绝手术，因此采用了同步放化疗的模式。虽然牙龈癌对放化疗的敏感性低，但该患者治疗效果显著，治疗 3 个月后经病理证实病情完全缓解，随访 4 年，仍无疾病进展，临床取得了很好的疗效。该病例检查完善、治疗原则符合指南推荐、靶区勾画规范、放疗计划的制定及执行均规范，是很好的范例。

（病例提供：李顺嘉　孙大庆　李建文　郝福荣　潍坊市人民医院）

（点评专家：胡　漫　山东第一医科大学附属肿瘤医院）

参考文献

[1]Bray F, Ferlay J, Soerjomataram I, et al.Global cancer statistics 2018：GLOBOCAN estimates of incidence and mortality worldwide for 36 cancers in 185 countries[J].CA Cancer J Clin, 2018, 68（6）：394-424.

[2]Stepan KO, Mazul AL, Larson J, et al.Changing epidemiology of oral cavity cancer in the united states[J].Otolaryngol Head Neck Surg, 2023, 168（4）：761-768.

[3]Batistella EÂ, Gondak R, Rivero ERC, et al.Comparison of tobacco and alcohol consumption in young and older patients with oral squamous cell carcinoma：a systematic review and meta-analysis[J].Clin Oral Investig, 2022, 26（12）：6855-6869.

[4]Arduino PG, Carbone M, Gambino A, et al.Challenging management of gingival squamous cell carcinoma：a 10 years single-center retrospective study on Northern-Italian patients[J].Med Oral Patol Oral Cir Bucal, 2021, 26（1）：21-27.

[5]Nassiri AM, Campbell BR, Mannion K, et al.Survival outcomes in $T_{4a}N_0M_0$ mandibular gingival squamous cell carcinoma treated with surgery alone[J].Otolaryngol Head Neck Surg, 2019, 160（5）：870-875.

[6]Caudell JJ, Gillison ML, Maghami E, et al.NCCN guidelines® insights：head and neck cancers, version 1.2022[J].J Natl Compr Canc Netw, 2022, 20（3）：224-234.

[7] 中国临床肿瘤学会指南工作委员会.中国临床肿瘤学会（CSCO）头颈部肿瘤诊疗指南（2022年版）[M].北京：人民卫生出版社，2022.

[8]Lacas B, Carmel A, Landais C, et al.MACH-NC collaborative group.Meta-analysis of chemotherapy in head and neck cancer（MACH-NC）：an update on 107 randomized trials and 19 805 patients, on behalf of MACH-NC Group[J].Radiother Oncol, 2021, 156：281-293.

[9]Noronha V, Joshi A, Patil VM, et al.Once-a-Week versus once-every-3-weeks cisplatin chemoradiation for locally advanced head and neck cancer：a phase Ⅲ randomized noninferiority trial[J].J Clin Oncol, 2018, 36（11）：1064-1072.

[10]Tang QN, Liu LT, Qi B, et al.Effect of concurrent chemoradiotherapy with nedaplatin vs cisplatin on the long-term outcomes of survival and toxic effects among patients with stage Ⅱ to ⅣB Nasopharyngeal carcinoma：a 5-year follow-up secondary analysis of a randomized clinical trial[J].JAMA Netw Open, 2021, 4（12）：e2138470.

[11]Okuda H, Ohnishi M, Takahashi H, et al.Long-term efficacy and toxicity of concurrent chemoradiotherapy with nedaplatin and S-1 for head and neck squamous cell carcinoma[J].Auris Nasus Larynx, 2019, 46（6）：882-888.

病例 2　鞍上－松果体区高级别胶质瘤

一、病历摘要

（一）病史简介

患者男性，58 岁，汉族。

主诉：性功能减退 1 年余，鞍区肿瘤切除术后 1 个月。

现病史：患者 1 年余前无明显诱因出现性功能减退，未行诊治。3 个月前出现乏力，无头痛、头晕，无视物模糊，无胸闷、憋气，就诊于青岛大学附属医院内分泌科，行颅脑磁共振检查发现鞍区占位，遂转诊首都医科大学三博脑科医院，并于 1 个月前（2019 年 10 月 16 日）在全身麻醉下行"冠状切口右额开颅颅内肿瘤切除术"。术中见：病灶位于第一间隙，灰红色，质韧，血供中等，鞍隔不完整，鞍内亦有肿瘤浸润，肿瘤与下丘脑、垂体柄结构不清，肿瘤未完全突入第三脑室内，病变浸润下丘脑结构。鉴于肿瘤发生部位特殊，以及术中病理提示肿瘤为高度恶性，考虑全切肿瘤意义不大，故行大部分肿瘤切除术（切除鞍内肿瘤，下丘脑区域肿瘤残留）。术后病理：高级别胶质瘤，考虑为胶质母细胞瘤，IDH 野生型，WHO Ⅳ级。为行术后放疗，再次就诊于青岛大学附属医院肿瘤放疗科。

既往史：患者平素身体健康，否认肝炎、结核、疟疾等传染病史，否认高血压、糖尿病、心脑血管疾病等慢性病史，否认精神疾病史，否认手术及外伤史，无输血史，无食物、药物过敏史，预防接种史不详。

个人史：生于青岛，久居当地，未到过疫区及牧区，无烟酒不良嗜好，无冶游史。

家族史：父母已故，具体不详，1 姐 1 妹 1 弟，均体健。否认家族中有遗传倾向性疾病。

（二）体格检查

体温 36.7℃，脉搏 60 次 / 分，呼吸 16 次 / 分，血压 107/70 mmHg。ECOG PS 1 分，NRS 0 分。头部可见一长约 20 cm 手术瘢痕。神清语利，粗查视野：双侧视野正常，视力：正常，双侧瞳孔等大等圆，直径约 3.0 mm，对光反射灵敏。颈软，无抵抗，四肢肌张力正常，双侧肢体肌力Ⅴ级，双侧肱二、三头肌及膝腱反射正常，双侧巴氏征阴性，Kernig 征阴性。

（三）辅助检查

甲功三项（2019年09月06日青岛大学附属医院）：促甲状腺激素0.186μIU/mL（参考值：0.27～4.2μIU/L），游离甲状腺素7.98 pmol/L（参考值：12.0～22.0 pmol/L），游离三碘甲状腺原氨酸5.67 pmol/L（参考值：3.10～6.80 pmol/L）。

性激素六项、促肾上腺皮质激素及皮质醇测定（2019年09月12日青岛大学附属医院）：泌乳素1421.00 mIU/L（参考值：86～324 mIU/L），雌二醇＜18.35 pmol/L（参考值：99.4～192 pmol/L），促黄体生成激素＜0.10 mIU/mL（参考值：1.7～8.6 mIU/mL），促卵泡生成素0.44 mIU/mL（参考值：1.5～12.4 mIU/mL），睾酮＜0.09 nmol/L（参考值：9.9～27.8 nmol/L），孕酮0.49 nmol/L（参考值：0.159～0.474 nmol/L），促肾上腺皮质激素11.72 pg/mL（参考值：7.2～63.6 pg/mL），皮质醇13.86 nmol/L（参考值：172～497 nmol/L）。

鞍区（垂体）MRI平扫（2019年09月13日青岛大学附属医院）：①鞍上－松果体区占位性病变可能性大；②双侧丘脑区可疑斑片状异常信号。

颅脑MRI增强扫描（2019年09月17日青岛大学附属医院）：鞍区占位性病变，脑膜瘤？

颅脑CT平扫（2019年09月19日青岛大学附属医院）：鞍区占位，结合MRI扫描，不除外脊索样胶质瘤可能。

术后病理（2019年10月22日首都医科大学三博脑科医院）：（鞍区）送检少量破碎组织，标本全部取材。镜下见密集的肿瘤细胞增生浸润，细胞核异型性明显，核分裂象易见，伴有明显微血管增生，未见典型坏死。诊断：高级别胶质瘤，考虑为胶质母细胞瘤，IDH野生型，WHO Ⅳ级。免疫组化结果：Syn（+），CAM5.2（-），CK18（-），S-100（+），Vimentin（+），EMA（-），ER（-），MMP-9（-），MGMT（-），SF-1（-），INI-1（+），PR（-），T-PIT（-），Ki-67（50%+），P53（5%+，野生型），SSTR2a（-），TTF1-8G7G3/1（-），GFAP（+），Olig-2（+），MAP-2（+），D2-40（±），H3K27Me3（+），SOX-10（部分+），ATRX（+，未见缺失），IDH1R132H（-，野生型），H3.3G34V（-），H3.3G34R（-），EGFR Ⅷ（-），H3K27M（±），BCOR（少部分弱+），TTF1-SPT24（-），特殊染色：PSA（-），网织（-）。

性激素六项测定（2019年11月09日青岛大学附属医院）：睾酮＜0.09 nmol/L，雌二醇＜18.35 pmol/L，促黄体生成激素＜0.10 mIU/mL，促卵泡生成素0.19 mIU/mL，泌乳素 717.60 mIU/L，孕酮＜0.16 nmol/L（各指标参考值同上）。

甲状腺功能全套（2019年11月09日青岛大学附属医院）：游离三碘甲状腺原氨酸 2.34 pmol/L，促甲状腺激素＜0.005 μIU/mL（各指标参考值同上）。

（四）诊断

1. 初步诊断

（1）鞍上 - 松果体区胶质母细胞瘤，IDH 野生型，WHO Ⅳ级 肿瘤部分切除术后；

（2）腺垂体功能减退。

2. 鉴别诊断

（1）垂体瘤：鞍区最常见的肿瘤，有膨胀性和侵袭性两种生长方式，膨胀性生长的腺瘤主要表现为压迫和推移征象，而侵袭性生长的垂体瘤可超过垂体窝，并向颅底、海绵窦、鼻腔、脑内浸润性生长，侵犯破坏周围硬脑膜和骨组织。MRI 表现，如果是微腺瘤，可有形态和信号改变，其中形态改变主要是垂体柄局部不对称；如果是大腺瘤，肿瘤形态可以表现为类圆形、椭圆形、分叶状，肿瘤向上生长，可突破鞍隔等表现。按照是否有内分泌功能，分为分泌性腺瘤和无分泌功能腺瘤，分泌性腺瘤诊断较容易，表现为激素高分泌体征和症状，如高泌乳素血症、生长激素过量或皮质醇增多症等；而无分泌功能腺瘤表现为垂体前叶功能减退症状，与鞍区和鞍旁肿瘤的内分泌症状相类似，早期的内分泌功能减退症状不突出或被忽略，直到肿瘤压迫神经引起视神经功能障碍时才被发现，视神经功能障碍成为其主诉症状。

（2）鞍区脑膜瘤：患者一般发病慢，病程长，症状轻微。鞍区脑膜瘤包括鞍结节和鞍隔脑膜瘤，占脑膜瘤总数的 4%～10%，以Ⅰ、Ⅱ级居多，Ⅲ级少见，发病年龄多见于中年人。MRI 的典型表现为以附着的硬脑膜为其基底，此处也是肿瘤的最大径，肿瘤附着处的硬脑膜和邻近硬脑膜有增强表现，即脑膜尾征。肿瘤信号均匀，增强后明显均匀强化，肿瘤与脑组织间有一低信号界面，邻近的垂体组织清晰可见。Ⅲ级肿瘤在 CT 上多呈高密度，中央坏死灶，呈低密度，无钙化，增强后为不均匀强化，周围骨质以破坏为主。

（3）颅内转移瘤：以多发病灶较为常见，多位于脑皮层下，大小不等，水肿程度不一，表现多样。在 MRI 增强扫描时转移瘤多呈现明显的均匀结节状强化或环形强化，而高级别脑胶质瘤多位于深部脑白质，强化多不均匀，且转移瘤水肿范围与肿瘤大小的比值相对于高级别脑胶质瘤明显大，并在 CT 上密度更低，T_2WI 上信号更高。

（4）颅内生殖细胞瘤：一类好发于儿童和青少年中枢神经系统的罕见肿瘤，发病率仅为百万分之一至百万分之三，东亚人更多见，传统上以甲胎蛋白、人绒毛膜促性腺激素与影像学结合分为生殖细胞瘤和非生殖细胞瘤性生殖细胞瘤两类。生殖细胞瘤病程较短，临床表现为下丘脑性内分泌功能紊乱，以尿崩症为首发症状者占 89%，并可在相当长时间内为唯一症状。患者血清和脑脊液的生物学标志物（甲胎蛋白、人绒毛膜促性腺激素）测定对诊断和鉴别诊断、预后判断及肿瘤复发的评估有一定意义。

（5）室管膜瘤：黏液乳头型室管膜瘤为 1 级，好发于脊髓圆锥和马尾，而 2 级和 3 级室管膜瘤边界清楚，多位于脑室内，信号混杂，出血、坏死、囊变和钙化可并存，瘤体强化常明显。

（五）诊疗经过

术前影像学检查见病例 2 图 1 至病例 2 图 3。

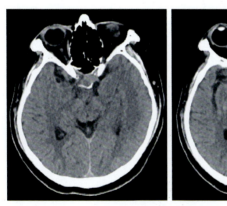

病例 2 图 1　术前颅脑 CT

鞍区团块状稍高密度影（2019 年 09 月 19 日）

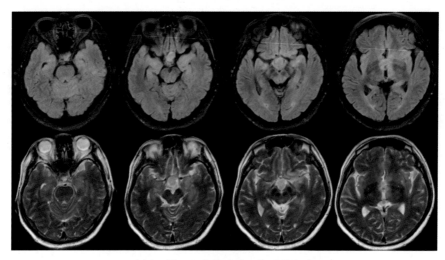

病例 2 图 2　术前垂体 MRI（平扫）

鞍上－松果体区见不规则长 T_1、等 T_2 信号影，病变突入第三脑室（2019 年 09 月 17 日）

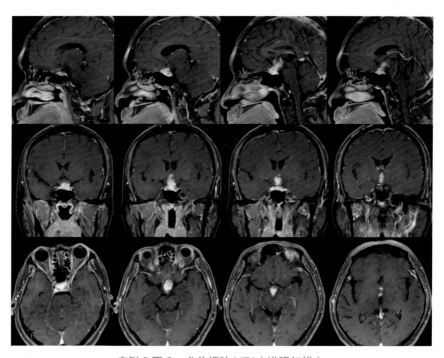

病例 2 图 3　术前颅脑 MRI（增强扫描）

　　鞍区见不规则高信号，与平扫相比呈明显强化，局部与垂体分界不清，视交叉可见受压，垂体柄显示不清，病变向上突入第三脑室（2019 年 09 月 17 日）。

　　术后、放疗前影像学检查见病例 2 图 4。

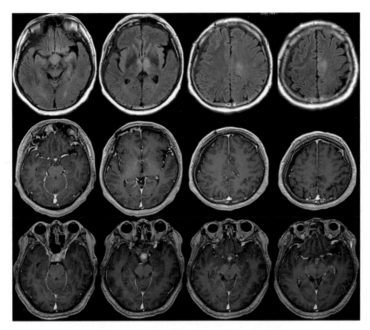

病例 2 图 4　术后颅脑 MRI（平扫＋增强扫描）

双侧丘脑前缘－左侧脑岛及海马旁回钩、左侧额叶内侧脑组织略肿胀，见斑片状长 T_2，Flair 高信号影，鞍区术后改变，鞍区、下丘脑、第三脑室前下部团片状强化（2019 年 11 月 13 日）。

经过青岛大学附属医院胶质瘤 MDT 讨论后，双侧丘脑前缘－左侧脑岛及海马旁回钩、左侧额叶内侧病变，不排除低级别胶质瘤可能，暂不处理，先给予鞍上－松果体－第三脑室肿瘤区域术后同步放化疗，序贯口服替莫唑胺辅助化疗，向患者以及家属讲述电场治疗的适应证，患者因经济情况拒绝电场治疗。

2019 年 12 月 02 日至 2020 年 01 月 08 日给予同步放化疗（95% pGTV1-boost 60.48 Gy/2.24 Gy/27F/6W；95% pGTV1 56 Gy/2.07 Gy/27F/6W；95% PTV1 52 Gy/1.92 Gy/27F/6W）。

放疗期间给予同步化疗，替莫唑胺 75 mg/m^2 口服 42 天。通过 CT/MRI 融合技术，在增强 MRI 上精确勾画靶区，见病例 2 图 5。具体靶区勾画范围：GTV1：内侧红线包含的区域；CTV1：外侧红线包含的区域，由 GTV1 三维外放 2.0 cm 形成，部分边界在相应的屏障结构上按照指南修改；pGTV1-boost：最内侧蓝线包含区域，由 GTV1 二维内收 0.2 cm 形成；pGTV1：中间的蓝线包含区域，由 GTV1 三维外放 0.3 cm 形成；PTV1：最外侧蓝线包含的区域，由 CTV1 三维外放 0.3 cm 形成，见病例 2 图 6。计划设计后的剂量分布以及危及器官的剂量体积直方图（dose and volume histogram，DVH 图），见病例2图7。

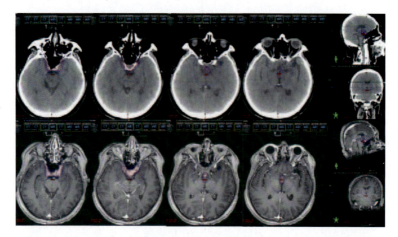

病例2图5　鞍上－松果体区高级别胶质瘤靶区勾画（CT/MRI 融合）

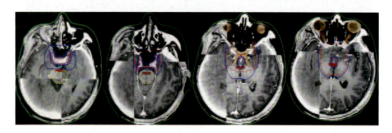

病例2图6　鞍上－松果体区高级别胶质瘤具体靶区勾画（CT/MRI 融合）

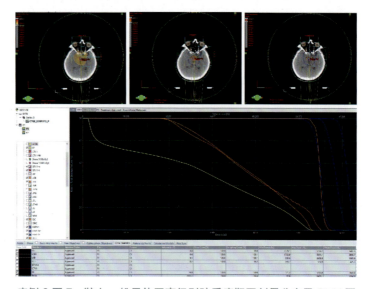

病例2图7　鞍上－松果体区高级别胶质瘤靶区剂量分布及 DVH 图

同步放化疗期间患者无视力下降，无头痛、头晕，无恶心、呕吐等不适，过程顺利，同步放化疗 4 个月后给予颅脑磁共振平扫＋增强扫描复查（2020 年 04 月 29 日，病例 2 图 8）提示鞍区－松果体区肿瘤术后放疗区域病变较放疗前明显好转。

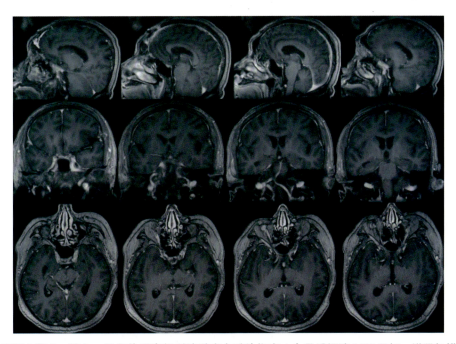

病例 2 图 8 鞍上－松果体区高级别胶质瘤术后放化疗 4 个月后颅脑 MRI 平扫＋增强扫描

鞍内及鞍上、下丘脑、第三脑室下部局部异常强化影范围较前明显减小；双侧丘脑前端－左侧脑岛及海马旁回钩、左侧额叶内侧异常信号影未见明显强化改变，较前未见明显变化（2020 年 04 月 29 日）。

患者同步放化疗后 6 个月出现右下肢肌力下降，活动不便，遂行颅脑磁共振检查见病例 2 图 9。

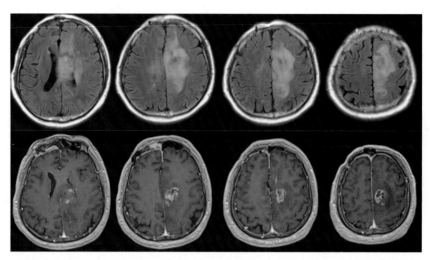

病例 2 图 9　鞍上－松果体区高级别胶质瘤术后放化疗后 6 个月颅脑 MRI 平扫＋增强扫描

平扫示鞍区术后表现，较前相仿，左侧额叶见不均匀团片状等长 T_1、长 T_2 高 Flair 高 DWI 异常信号，边界欠清，范围较前扩大；增强扫描示左侧鞍区信号影较前无明显变化，左侧额叶可见不均匀团片状异常信号，边界欠清，增强扫描呈花环状明显强化，周围示片状水肿信号，左侧脑室受压变窄，中线结构略示右偏（2020 年 07 月 16 日）。

2020 年 06 月 14 日在青岛市中心医院行 CT 引导下穿刺活检术，术后病理提示：星形细胞瘤，考虑 WHO 分级 Ⅱ～Ⅲ级。（组织取材少，请结合临床），免疫组化：P53（散在 +）、Vimentin（+）、GFAP（+）、S-100（+）、Ki-67（密集区域 50%+），在我院行分子病理检查，因组织量少，明确 IDH1 野生型，其他指标均未明确。

再次经过脑胶质瘤 MDT 团队讨论，决定给予患者额叶肿瘤同步放化疗，根据穿刺病理结果，结合 MRI 表现，考虑增强磁共振强化区域肿瘤病理为高级别脑胶质瘤，即 WHO Ⅲ级区域，定义为 GTV2-hr，参考 EORTC 靶区勾画原则，外放 2.0 cm 形成 CTV2-hr；考虑颅脑磁共振平扫 T_2-Flair 异常信号影为低级别脑胶质瘤区域，定义为 GTV2-lr，给予三维外放 1.0 cm 形成 CTV2-lr；同时参考 CTV1-lr，做相应修正（避免与第 1 程放疗靶区重叠），GTV2-hr、CTV2-hr、CTV2-lr 三维外放 3 mm 形成相应 PTV，仍按照 Stupp 方案同步以及辅助口服替莫唑胺（病例 2 图 10，病例 2 图 11）。

具体放疗情况（2020 年 07 月 20 日至 2020 年 09 月 07 日）：采用 rapid-arc 调强放疗，放疗剂量如下：95% pGTV2 66 Gy/2.2 Gy/30F/6W；95% PTV2-hr 60 Gy/2 Gy/30F/6W；95% PTV2-lr 54 Gy/1.8 Gy/30F/6W。

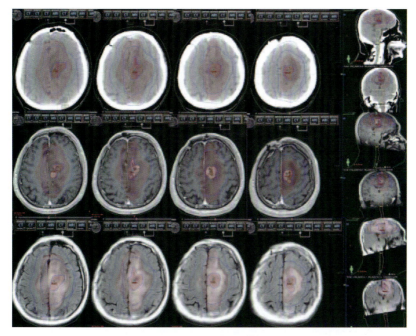

病例 2 图 10　第 2 程放疗靶区

从外至里蓝线分别为 PTV2-1r、PTV2-hr、pGTV2，外围红线包含的区域为 T_2-Flair 区，即 GTV2-1r，内侧红线包含的区域为 T_1WI 增强区域，即 GTV2-hr。

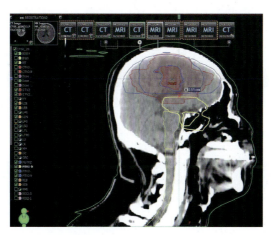

病例 2 图 11　第 1 程放疗计划与第 2 程放疗计划 PTV 衔接情况

外围蓝线为 PTV2-1r 边界，外围黄线为 PTV1 边界，PTV1 与 PTV2-1r 间隔 0.5 cm，避免靶区相邻区域剂量过高。

2020 年 08 月 28 日第 2 程同步放化疗第 28 次，复查颅脑增强磁共振提示：左侧额叶团片高低混杂信号影，最大横截面积约 20 mm×15 mm，较前体积缩小。

2020年10月21日行脑动脉血质子自旋标记灌注成像（arterial spin labeling, ASL）：左侧额叶病变呈低灌注，肿瘤治疗后改变；而胼胝体压部左侧病变呈环形高灌注，考虑肿瘤复发。提示患者再次出现异位肿瘤复发。

经过MDT讨论后，放弃此局部治疗计划，改为全身治疗：贝伐珠单抗联合替莫唑胺短疗程方案，即贝伐珠单抗 10 mg/kg d1，替莫唑胺（泰道）150 mg/m² 口服5天，休息9天，14天为1周期。第3次异位复发影像、初始螺旋断层放射治疗系统（TOMO）放疗靶区勾画（未选择）及影像学复查见病例2图12至病例2图14。

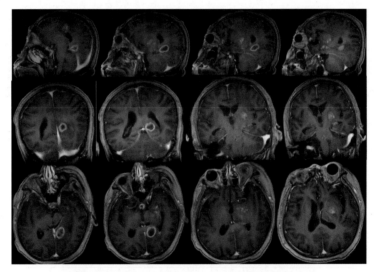

病例2图12　颅脑MRI增强扫描（2020年10月23日）

二程放疗后2个月复查，发现胼胝体压部左侧及左侧基底节区复发。

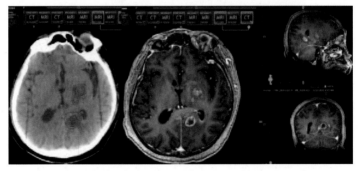

病例2图13　第3次异位复发肿瘤TOMO放疗靶区勾画

红线包含区域为GTV3，三维外放 0.3 cm 形成pGTV3，即外围蓝线包含区域。

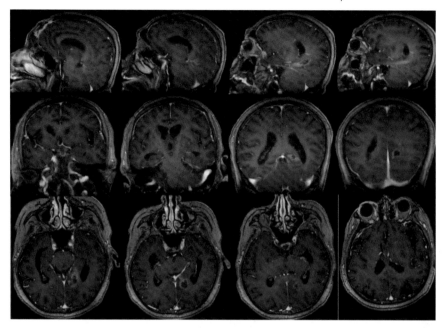

病例 2 图 14　颅脑 MRI 增强扫描（2020 年 11 月 27 日）

贝伐珠单抗联合替莫唑胺短疗程方案 2 周期化疗后复查提示颅内病变异常增强信号影范围较前均明显减小。

二、病例分析

该病例为中老年男性，因性功能减退 1 年余就诊，发现肿瘤发生的部位罕见，主要是位于鞍区－下丘脑－松果体区域，并突入第三脑室，毗邻视交叉，在首都医科大学三博脑科医院行肿瘤大部分切除术，术后病理提示高级别脑胶质瘤，在保留功能，特别是保护视神经，并最大限度地控制肿瘤的情况下，青岛大学附属医院肿瘤放疗科给予患者个体化的放疗联合化疗的综合治疗，同时内分泌科医生给予患者垂体功能重建，纠正内分泌功能紊乱内科治疗。

患者第一次手术后病理未行基因检测，关于患者的病理诊断，经青岛大学附属医院胶质瘤 MDT 小组进行了讨论，虽然肿瘤发生部位位于中线，免疫组化结果提示 H3K27M（±），鉴于 H3K27Me3 阳性，认为"弥漫中线胶质瘤，H3K27M 突变型"不成立，患者年龄大于 55 岁，推测 IDH2 野生型的可能性大，肿瘤组织存在明显微血管增生，综合上述信息，该患者支持诊断"成人型弥漫性胶质瘤，胶质母细胞，IDH 野生型"。

　　第一次放疗计划制订前，与患者及患者家属进行充分沟通，患者及其家属对患者生活质量要求高，特别要求放疗尽量不影响患者的视力，故放疗计划制订时危及器官视神经、视交叉进行了严格限量，并且靶区勾画及剂量给予个体化的设计。一般而言，胶质母细胞瘤术后放疗靶区勾画规范多参考 RTOG 指南及欧洲癌症研究和治疗组织（European organisation for the research and treatment of cancer, EORTC）推荐的指南，但是对于中线结构的高级别胶质瘤，如弥漫性中线胶质瘤，目前尚无成熟的放疗和化疗方案，根据 2022 年版《脑胶质瘤诊疗指南》，靶区勾画可参考胶质母细胞瘤治疗方案，并根据具体情况适当调整放疗剂量。本患者术后、放疗前颅脑 MRI 发现除鞍区－松果体区病变外，双侧丘脑前缘－左侧脑岛及海马旁回钩、左侧额叶内侧病变，不排除肿瘤可能，经我院胶质瘤 MDT 小组讨论认为：鞍区－松果体区病变外的病变，为低级别胶质瘤可能性大，暂不处理，单纯给予术区病变姑息性放疗，为尽最大程度控制肿瘤的同时，又避免出现放疗的不良反应，本患者放疗靶区勾画以及处方剂量有如下特点：① CT/MRI 融合技术，保证精确勾画靶区；②个体化的靶区剂量，因肿瘤与视交叉毗邻，且位于左右视束之间，为保证视交叉 Dmax 小于 54 Gy，给予 pGTV 56 Gy/2.07 Gy/27F/6W，根据 EORTC 靶区勾画指南，CTV 由 GTV 外放 2 cm 而成，CTV 不强调一定要包括所有瘤周水肿区，且 CTV 外放后，再根据相应的解剖屏障进行适当修正，95% pGTV1 52 Gy/1.92 Gy/27F/6W，既保证亚临床病灶剂量在 50 Gy 以上，同时保证视交叉及视神经的剂量限值在 54 Gy 以下，考虑到患者为肿瘤部分切除术，以及肿瘤内部乏氧、放疗抗拒的情况下，为适当提高肿瘤的剂量接近 60 Gy，给予瘤内推量，即 95% pGTV1-boost 60.48 Gy/2.24 Gy/27F/6W；③放疗时每次行锥形束 CT 扫描（CBCT）图像引导，保证了精确施治。患者放疗同步及序贯口服替莫唑胺化疗，替莫唑胺剂量遵循 Stupp 方案推荐剂量，因经济情况，患者后续未采用电场治疗。

　　患者同步放化疗过程顺利，放疗后 4 个月随访，术区增强磁共振高信号区域较术前明显减小。但患者放疗后 6 个月出现右下肢肌力下降，活动不便，遂行颅脑磁共振检查，提示左侧额叶病灶明显进展，遂在青岛市中心医院经 CT 引导下穿刺活检病理确诊"左侧额叶星形胶质细胞瘤，考虑 WHO Ⅱ～Ⅲ级"，并在我院行分子病理检测，因标本量少，仅明确"IDH1 野生型"，经 MDT 再次讨论，参照复发胶质瘤治疗原则，参照较小的复发病灶，回顾性研究多采用立体定向放射治疗或低分次立体定向放射治疗技术[1-2]，对于传统的常规分次放疗研究多集中在体积相对较大的复发病灶，患者额部病灶较大，且 WHO 分级为Ⅱ～Ⅲ级，即低级别脑胶质瘤中存在高级别脑胶质瘤，遂行个体化二程治疗方案，即结合 MRI 表现，考虑增强磁共振强化区域肿瘤病理为高级别脑胶质瘤，即 WHO Ⅲ级区域，定义为 GTV2-hr，参考 EORTC 靶区勾画原则，外放 2.0 cm 形成 CTV2-hr；考虑颅脑磁共振平扫 T_2-Flair 异常信号影为低级别脑胶质瘤区域，定义为 GTV2-lr，给予三维外放 1.0 cm 形成 CTV2-lr；同时参考 CTV1-lr，做相应修正（避免与第一程放疗靶区重叠），GTV2-hr、CTV2-hr、CTV2-lr 三维外放 3 mm 形成相应 PTV（PTV1 与 PTV2-lr 上下间隔 0.5 cm），同样按照 Stupp 方案同步以及序贯口服替莫唑胺。

患者二程放疗后 2 个月，增强 MRI 复查，左侧额叶强化灶较前缩小，鞍区－下丘脑－松果体区病变稳定，但发现左侧基底节区以及左侧胼胝体后方环形强化的异常病灶，考虑胶质瘤再次异位复发，原计划给予增强磁共振异常强化灶立体定向放射治疗（stereotactic radiation therapy，SRT）或者大分割放疗（hypofractionated radiotherapy，HFRT），再次经 MDT 讨论，鉴于患者已行两次放疗，放疗靶区范围大以及剂量高，且发现多个部位复发，避免出现严重放疗损伤，暂时放弃三程放疗，改用内科治疗模式，即贝伐珠单抗联合替莫唑胺治疗（2 周方案）。经过两周期化疗后，再次复查增强磁共振，第 3 次复发的病灶明显缩小，疗效评价部分缓解（partial response，PR），且鞍上－松果体区肿瘤以及额部病变异常信号影，均较前明显好转。

患者在行第 3 周期化疗过程中，出现食欲降低，饮食差，在家突然去世，后 MDT 讨论患者死亡原因，考虑患者饮食差，乏力，行动不便，未及时到内分泌科诊治，不排除内分泌以及电解质紊乱，造成心源性猝死，或因肺栓塞去世。患者生存期为 15 个月余，已超过 14.6 个月的平均生存期，且患者生活质量高。

三、疾病介绍

脑胶质瘤是指起源于脑神经胶质细胞的肿瘤，是最常见的原发性颅内肿瘤，2021 年版 WHO 中枢神经系统肿瘤分类将脑胶质瘤分为Ⅰ～Ⅳ级，Ⅰ、Ⅱ级为低级别脑胶质瘤，Ⅲ、Ⅳ级为高级别脑胶质瘤。脑胶质瘤临床表现主要包括颅内压增高、神经功能及认知功能障碍和癫痫发作三大类。低级别脑胶质瘤自然病程变化较大，部分患者不治疗的情况下可以存活多年，部分患者尽管接受积极治疗仍进展很快。高级别脑胶质瘤，尤其胶质母细胞瘤病程发展快，预后差。目前标准治疗方案为最大限度的手术切除、联合替莫唑胺的同步放化疗以及序贯替莫唑胺化疗，即接受 Stupp 方案。临床试验 EORTC26981 中新诊断胶质母细胞瘤患者的中位总生存期（median overall survival，mOS）为 14.6 个月，1 年生存率（35.7%）和 5 年生存率（5.1%），如果同步放化疗后序贯电场治疗（TTFields）的新 Stupp 方案，且每日佩戴电场贴片的依从性＞90% 的患者生存获益最大，5 年生存率高达 29.3%[3]。积极给予患者及时有效的治疗对改善预后有重要意义。

脑胶质瘤确诊需要通过肿瘤切除手术或活检手术获取标本，进行组织病理和分子病理整合诊断，确定病理分级和分子亚型。分子标志物对脑胶质瘤的个体化治疗及临床预后判断具有重要意义。第 5 版《WHO 中枢神经系统肿瘤分类》根据组织学和分子病理学特点将胶质瘤分为 5 个组别：①成人型弥漫性胶质瘤；②儿童型弥漫性低级别胶质瘤；③儿童型弥漫性高级别胶质瘤；④局限性星形胶质瘤；⑤室管膜肿瘤。脑胶质瘤治疗需要神经外科、神经影像科、放射治疗科、神经肿瘤科、病理科和神经康复科等多学科合作，遵循循证医学原则，采取个体化综合治疗，优化和规范治疗方案，以期达到最大治疗效益，尽可能延长患者的无进展生存时间和总生存时间，提高生存质量[4-5]。

脑胶质瘤治疗以手术切除为主，结合放疗、化疗等综合治疗方法。脑胶质瘤手术治疗原则是最大范围安全切除，其基本目的包括：解除占位征象和缓解颅内高压症状；解除或缓解因脑胶质瘤引发的相关症状；获得病理组织和分子病理，明确诊断；降低肿瘤负荷，为后续综合治疗提供条件。脑胶质瘤手术治疗方式主要可分为肿瘤切除术和病理活检术。放射治疗通常是在明确肿瘤病理后，采用 6～10 mV 直线加速器，常规分次，择机进行。手术是基础治疗，放疗、化疗等是不可或缺的重要治疗手段，对于高级别胶质瘤而言，术后放疗可以取得显著的生存获益。

目前高级别脑胶质瘤靶区勾画没有严格的标准，在临床中多遵循 RTOG 及 EORTC 靶区勾画指南，对于特殊部位以及异位、异时多发胶质瘤，多给予个体化靶区勾画。对于多发、多中心胶质瘤，曾经采用全颅放疗联合或者不联合肿瘤局部加量的技术进行放疗，后发现肿瘤调强适形放疗与全颅放疗疗效是一样的，目前认为全颅放疗是没有必要的[6]。总之，靶区剂量原则是在安全的前提下，尽可能保证肿瘤照射剂量 60 Gy。对于胶质母细胞瘤：强烈推荐成人初治者放疗联合替莫唑胺（75mg/m²）同步化疗，并随后 6 周期替莫唑胺（150～200 mg/m²）辅助化疗，在放疗中和放疗后应用替莫唑胺，显著延长患者生存期，这一协同作用在 MGMT 启动子区甲基化患者中最为明显[7]。

四、病例点评

神经病理科付伟伟教授：目前胶质瘤的诊断进入分子病理诊断的时代，本病例遗憾之处是第 1 次术后未行基因检测，第 2 次复发时穿刺标本量少，仅仅明确 IDH1 为野生型，其他重要的分子标志物不明确，第 3 次复发时，未行活检获取病理标本，故无法进行准确的整合诊断，根据两次的病理结果，难以明确患者疾病发生的分子机制，缺乏对临床诊治以及预后指导意义。根据现有的病理指标，患者诊断为高级别脑胶质瘤，胶质母细胞瘤，IDH 野生型，同时伴有异时多发、多中心性胶质瘤，病理类型比较特殊。

神经外科兰小磊教授：患者颅内占位首发主要位于鞍上－松果体区域，影像学检查难以预测和判断病理类型，在保留功能的情况下最大限度地切除肿瘤是外科手术的原则，在解除对周围重要器官的压迫同时，可明确病理类型，对后续治疗以及预后提供理论依据。即使患者初诊时，不排除已存在多灶性病变，手术治疗的意义仍然很大。有研究认为，肿瘤大部分切除术是多灶、多中心型高级别脑胶质瘤改善结局的独立预测因子[8]，故在三博脑科医院进行的手术治疗是本患者能够较长时间生存的重要一环，是成功的，意义重大。

内分泌科孙晓方教授：患者发病部位特殊，肿瘤侵犯下丘脑，肿瘤侵犯、手术损伤及后续放射治疗均可影响下丘脑功能，进而造成患者内分泌功能紊乱。治疗肿瘤的同时，密切监测和纠正垂体及下丘脑损伤造成激素失调、水电解质紊乱，规范化进行垂体功能的重建，是保证患者较高的生活质量和长期生存的前提。

肿瘤内科侯和磊教授：本病例罕见，胶质母细胞瘤的标准治疗方案是口服替莫唑胺的同步放化疗，序贯辅助替莫唑胺治疗，即 Stupp 方案，如果出现疾病复发或者存在放射性脑坏死的情况下，有应用贝伐珠单抗的适应证，可见替莫唑胺以及贝伐珠单抗在高级别胶质瘤综合治疗中占有重要地位。且从本病例第 3 次肿瘤异位复发时，提示贝伐珠单抗联合替莫唑胺短疗程方案，对于复发胶质母细胞瘤有一定治疗价值，值得进一步探索。

肿瘤放疗科陆海军教授：患者发病时，肿瘤主要位于鞍上-松果体区，紧邻视交叉，并部分突入第三脑室，部位特殊，如果视交叉进行严格放疗限量的情况下，常规术后辅助放疗 PTV 处方剂量为 60 Gy 的放疗难以实施。本患者初始放疗，凭借 CT/MRI 融合精确勾画靶区，个体化处方剂量及 CBCT 图像引导下精确施治，病变得到有效控制的同时，避免患者视力受损，满足了患者的愿望，提高了患者生活质量。鉴于患者为异时多发、多中心胶质瘤病变，本患者采用多次局部调强放疗技术，而未行全颅放疗，也是目前该类患者，治疗的主流策略。患者经姑息手术、两次同步放化疗以及后续替莫唑胺联合贝伐珠单抗内科治疗，患者生存超过预期，达 15 个月余，且患者生活质量高，是一个成功的病例。

总之，该患者的治疗方式值得借鉴，在内科保驾护航的情况下，积极地给予颅脑肿瘤的放化疗是必要的。制订放疗计划时一定要考虑放疗剂量以及靶区的大小，避免出现严重的放射性损伤，影响患者的生活质量，缩短患者的生存期。

（病例提供：徐名金　青岛大学附属医院；陆静钰　北京大学肿瘤医院）

（点评专家：付伟伟　兰小磊　孙晓方　侯和磊　陆海军　青岛大学附属医院）

参考文献

[1]Fogh SE，Andrews DW，Glass J，et al.Hypofractionated stereotactic radiation therapy：an effective therapy for recurrent high-grade gliomas[J].Journal of Clinical Oncology，2010，28（18）：3048-3053.

[2]Cabrera AR，Cuneo KC，Desjardins A，et al.Concurrent stereotactic radiosurgery and bevacizumab in recurrent malignant gliomas：a prospective trial[J].International journal of radiation oncology，biology，physics，2013，86（5）：873-879.

[3] 中国抗癌协会脑胶质瘤专业委员会，胶质母细胞瘤的肿瘤电场治疗专家共识撰写组 . 胶质母细胞瘤的肿瘤电场治疗专家共识 [J]. 中华神经外科杂志，2021，37（11）：1081-1089.

[4] 国家卫生健康委员会医政医管局，中国抗癌协会脑胶质瘤专业委员会，中国医师协会脑胶

质瘤专业委员会 . 脑胶质瘤诊疗指南（2022 版）[J]. 中华神经外科杂志，2022，38（8）：757-777.

[5] 中国医师协会神经外科医师分会脑胶质瘤专业委员会 . 胶质瘤多学科诊治（MDT）中国专家共识 [J]. 中华神经外科杂志，2018，34（2）：113-118.

[6] Patil CG, Eboli P, Hu J. Management of multifocal and multicentric gliomas[J]. Neurosurgery clinics of North America, 2012, 23（2）：343-350.

[7] Hegi ME, Diserens AC, Gorlia T, et al. MGMT gene silencing and benefit from temozolomide in glioblastoma[J]. The New England journal of medicine, 2005, 352(10): 997-1003.

[8] Di Carlo DT, Cagnazzo F, Benedetto N, et al. Multiple high-grade gliomas: epidemiology, management, and outcome. A systematic review and meta-analysis[J]. Neurosurgical review, 2019, 42（2）：263-275.

病例 3　鼻窦 NUT 癌的综合治疗

一、病历摘要

（一）病史简介

患者女性，40 岁。

主诉：左侧鼻腔肿物 2 个月，鼻腔癌化疗后术后 1 周。

现病史：患者于 2 个月前发现左侧鼻腔肿物，伴鼻塞、流涕，伴鼻出血，血为鲜血、量不多，伴嗅觉下降，无发热，无牙齿松动，无面颊部不适，无张口困难，无复视及视力下降，无眼痛，无耳鸣，无听力下降，无头痛、头晕。在外院行病理检查提示左侧鼻前庭黏膜糜烂，考虑伴睾丸核蛋白（nuclear protein of the testis，NUT）基因重排的中线癌可能性大。后于另一家医院行 PET-CT 检查提示左颈淋巴结（Ⅱ、Ⅲ区）代谢轻度增高（病例 3 图 1），建议先行化疗治疗后手术。遂于我科行 2 个周期 EP 方案化疗，过程顺利。化疗后肿物缩小，在气管插管、全身麻醉下行鼻内镜下左侧鼻腔肿瘤切除术。术中见左侧中鼻道肿物，表面呈桑葚样，质脆，蒂部位于鼻中隔前上，冰冻病理切缘阳性，进一步扩大切除肿瘤组织及周围黏膜。进一步行术后辅助放化疗，遂以"鼻腔 NUT 肿瘤（左）"收入院。患者自发病以来，精神好，饮食、睡眠尚可，大小便无明显异常，体重增加 4 kg。

既往史：患者平素身体健康，否认肝炎、结核、疟疾等传染病史及其密切接触史，否认高血压、心脏病、糖尿病、脑血管疾病、精神疾病史。13 年前因妊娠行剖宫产手术，术后恢复良好。无外伤、输血、过敏史，其他预防接种史不详。

个人史：生于山东省青岛市，久居本地，无疫区、疫情、疫水接触史，无牧区、矿山、高氟区、低碘区居住史，无化学性物质、放射性物质、有毒物质接触史，无吸毒、吸烟、饮酒史，无特殊药物服用史，无冶游史。

月经及生育史：13 岁初潮，6 天 /28 天，经量一般，无痛经现象，经期规则。26 岁结婚，妊娠 1 次，育有 1 女，体健。

家族史：父母体健，否认家族中有遗传倾向性疾病及传染性疾病。

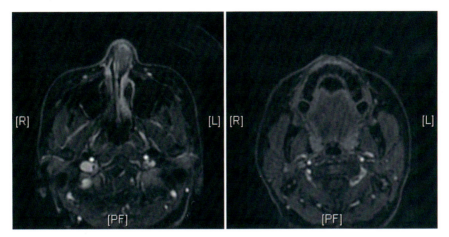

病例 3 图 1　治疗前检查提示鼻前庭肿物及左颈部 Ⅱ 区小淋巴结

（二）体格检查

ECOG PS 1 分，NRS 0 分，营养风险筛查（nutritional risk screening 2002, NRS-2002）评分 0 分。双侧颈部及锁骨上未触及明显肿大淋巴结。双侧耳郭对称，无畸形，无裂伤，无红肿及牵拉痛。外耳道通畅，无闭锁，清洁，无红肿，无分泌物。鼓膜无穿孔，无充血。双侧乳突无红肿、压痛。外鼻无畸形，无皮肤裂伤。左侧鼻前庭可见肿物，表面糜烂红肿，双侧鼻窦区无压痛。悬雍垂居中，咽部黏膜无充血，双侧扁桃体无肿大，表面光滑，无充血，无脓栓。咽后壁少许淋巴滤泡增生。双侧梨状隐窝对称、清洁，无积液及新生物。会厌无卷曲，黏膜无红肿，抬举欠佳，声门未窥清。

（三）辅助检查

疑难病理会诊（2023 年 10 月 18 日）：（左侧鼻前庭）黏膜糜烂，间质内见退变异型细胞浸润，意见为恶性肿瘤，结合免疫组化结果，考虑 NUT 癌可能性大。必要时上级医院检测 NUT 基因进一步确诊。

组织病理学检查与诊断（2023 年 11 月 14 日）：（左侧鼻腔肿物活检）低分化恶性肿瘤，细胞异型明显伴坏死，局灶呈栅栏样排列。加做免疫组化提示：CK（弱+），P40（+），NUT（+），P63（+），SMA（局灶+），Syn（−），CgA（−），Ki-67（+，约 40%），S-100（−），Brg1（+），INI-1（+），CD99（膜弱+），MLH1（+），MSH2（+），MSH6（+），PMS2（+），HER-2（0），EGFR（部分弱+）。EBER（原位杂交）（含阳性对照）（−）。结合上述免疫组化结果，考虑 NUT 癌可能性大。必要时上级医院检测 NUT 基因进一步确诊。

鼻窦 MRI 平扫（2023 年 11 月 14 日）：左侧鼻腔前部占位性病变，请结合临床，左侧轻度上颌窦炎，请结合临床。

鼻窦 MRI 动态增强扫描（2023 年 11 月 14 日）：左侧鼻腔前部占位性病变，符合恶性肿瘤表现，请结合临床，左侧轻度上颌窦炎，请结合临床。

颈部 MRI 增强扫描（2023 年 11 月 14 日）：未见明显异常，结合临床必要时复查或进一步检查。

鼻窦 MRI 动态增强扫描（2023 年 12 月 18 日）：（化疗后）左侧鼻腔前部占位性病变，考虑恶性肿瘤性病变可能大，较前体积略减小，请结合临床，左侧轻度上颌窦炎，请结合临床。

鼻窦 MRI 平扫（2023 年 12 月 30 日）：左侧鼻腔前部见斑片状长 T_1 长 T_2 信号影，边界欠清，边缘毛糙，病变大小约 13 mm×23 mm×12 mm，较前（2023 年 12 月 18 日）大致相仿，与邻近结构分解欠清。鼻中隔尚居中。各鼻窦发育良好，左侧上颌窦黏膜略增厚，双侧窦口鼻道复合体通畅。临床提示：鼻腔癌治疗后复查术后，左侧鼻腔内异常信号较前范围大致相仿，请结合临床综合诊断；左侧上颌窦炎。

颈部 MRI 平扫（2023 年 12 月 30 日）：口咽、喉咽形态未见明显异常，亦未见明显异常信号影。双侧咽旁间隙未见明显异常。双侧颌下腺、腮腺未见明显异常信号影。双侧颈部见多发小淋巴结影。双侧颈部多发小淋巴结，请结合临床综合诊断。

全身 PET-CT（2024 年 03 月 21 日）：①鼻腔肿瘤术后，鼻中隔左侧壁黏膜增厚，鼻腔斑片状不均匀代谢增高，SUVmax 为 5.6，建议随访观察；②L_1 椎体结节状代谢增高，SUVmax 为 4.3，CT 未见明显骨质破坏，请结合 MRI 检查；③双侧颈部 I 区轻度增大淋巴结，密度较高，代谢轻度增高，SUVmax 为 4.1，建议随访观察；④左侧乳腺内上象限点状钙化灶；⑤肝左内叶斑片状低密度影，未见代谢增高，建议随访；子宫肌瘤；⑥双侧硬化性骶髂关节炎；左侧上颌窦炎。

（四）诊断

1. 恶性肿瘤术后放射治疗；

2. 恶性肿瘤术后化学治疗；

3. 鼻腔恶性肿瘤；

4．颈部淋巴结肿大；

5．慢性鼻窦炎；

6．甲状腺结节。

（五）诊疗经过

患者于 2023 年 11 月 16 日、2023 年 12 月 12 日行 2 周期 EP 方案化疗：依托泊苷 190mg/m²d1 ～ 3 ＋顺铂 70 mg/m² d1 ～ 2，过程顺利。化疗后肿物缩小（病例 3 图 2），疗效评价为 PR。2023 年 12 月 22 日在气管插管、全身麻醉下行鼻内镜下左侧鼻腔肿瘤切除术。术中见左侧中鼻道肿物，表面桑葚样，质脆，蒂部位于鼻中隔前上，冰冻病理切缘阳性，进一步扩大切除肿瘤组织及周围黏膜。术后病理同活检病理。术后复查鼻窦 MRI 符合术后表现（病例 3 图 3）。术后于 2024 年 01 月 18 日至 2024 年 03 月 05 日行放疗，靶区范围包括鼻腔、筛窦、蝶窦、左侧上颌窦及左颈部ⅠB ～Ⅲ区淋巴引流区（病例 3 图 4），具体方案：95% DT PTV-TB 66 Gy/33F，PTV 60 Gy/33F。放疗期间分别于 2024 年 01 月 19 日、2024 年 02 月 16 日同步 2 周期化疗，具体方案：顺铂 40 mg/m² d1 ～ 3。放疗期间无 3 级及以上不良反应。

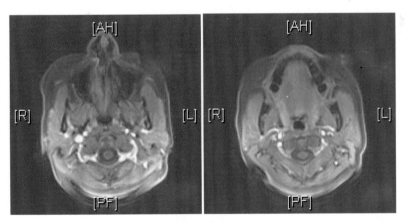

病例 3 图 2　2 周期化疗后术前检查提示鼻前庭肿物及左颈部Ⅱ区小淋巴结较前减小

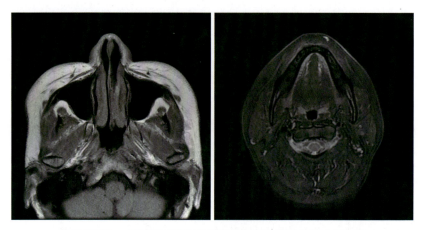

病例 3 图 3　术后检查提示鼻前庭肿物及左颈部Ⅱ区小淋巴结

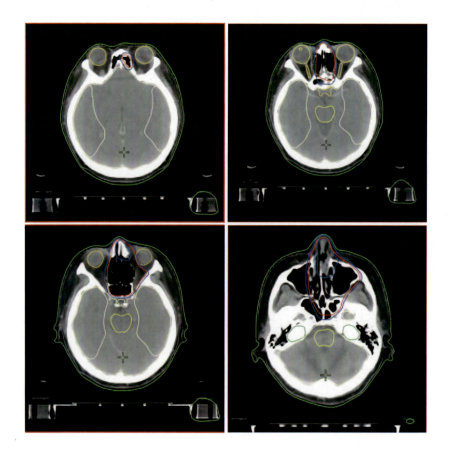

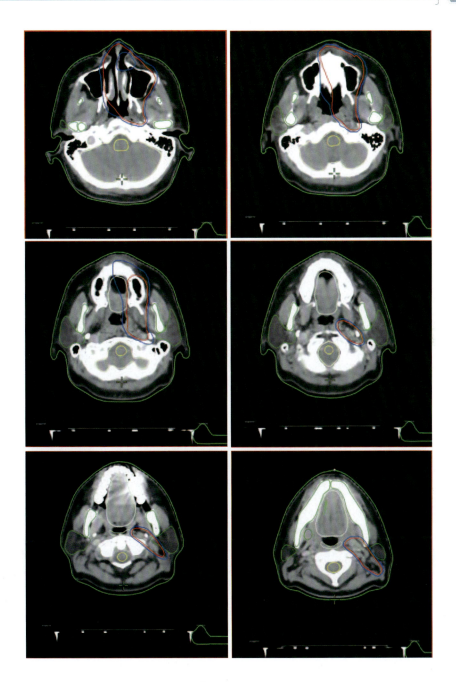

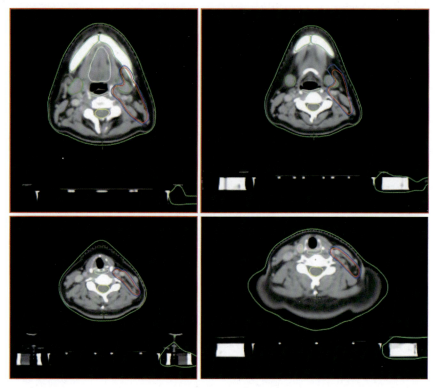

病例 3 图 4　靶区勾画范围

（六）随访

患者于 2024 年 03 月 05 日复查鼻窦及颈部 MRI、2024 年 03 月 21 日复查颈部 CT（病例 3 图 5）、2024 年 04 月 25 日复查 PET-CT 均未见明显肿瘤复发及转移征象。

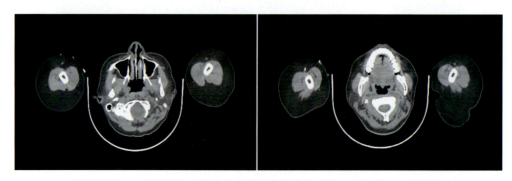

病例 3 图 5　放疗后检查提示未见明显鼻前庭肿物及左颈部Ⅱ区小淋巴结

二、病例分析

该例患者为中年女性，鼻腔恶性肿瘤，NUT 癌，该病理类型罕见，具有高度侵袭性且预后差。目前针对 NUT 癌尚无具体的分期系统。

患者肿瘤位于鼻前庭，如行手术治疗会造成毁容，患者不能接受。经过多学科讨论，建议行新辅助化疗，根据疗效决定后续手术或根治性放化疗。因 NUT 病例罕见，故尚无指南指导治疗，因此针对该病例送检了全基因组高通量测序技术（NGS）检测以指导后续治疗。根据基因检测结果选择相对敏感的化疗药物，给予 2周期 EP 方案（依托泊苷联合顺铂）化疗，化疗后评价肿瘤退缩良好，根据《中线（NUT）癌诊断与治疗专家共识（2023 版）》推荐首选手术治疗。根据影像科、耳鼻咽喉外科、肿瘤放疗科讨论，PET-CT 提示左颈部淋巴结 SUV 代谢值升高不显著，且化疗后原发灶退缩明显，淋巴结几乎无变化，结合患者对于缩小手术范围的意愿，决定行鼻腔肿物扩大切除术，未行颈部淋巴结清扫，术后进行辅助同步放化疗。患者治疗后保留鼻部外观，且达到了理想的治疗效果，截止目前，无进展生存期 6 个月，进一步随访中。

综上，该例患者为罕见鼻腔 NUT 癌，因保留器官需行新辅助化疗、手术及术后同期放化疗，未见肿瘤复发转移征象，保留外观且生活质量良好。

三、疾病介绍

伴睾丸核蛋白基因重排的中线癌又称 NUT 癌，是一种罕见的高度侵袭性肿瘤，根据 NUT 中线癌家族成员 1（NUT midline carcinoma family member 1，NUTM1）基因发生重排或突变定义。该病于 1991 年首次被报道，随后报道的病例多见于头颈部及纵隔等人体中线结构，因此命名为中线癌[1]。NUT 癌也可发生在人体其他器官（如肺、膀胱、肾、胰腺、骨骼、鼻腔、腮腺、中枢神经系统、生殖系统、软组织等），因此 WHO 将中线癌更名为"NUT 癌"[2]。NUTM1 基因重排曾被认为是 NUT癌的独特分子变化。近年来，在圆形梭形细胞肉瘤、急性白血病、汗孔瘤、汗孔癌等肿瘤中也发现了 NUTM1 重排，拓宽了此类肿瘤的疾病谱。目前发现可与 NUTM1发生融合的伴侣基因有多种，包括溴结构域蛋白家族、MAX 二聚体家族、CIC 转录因子、转录增强子结构域活化因子等，而且可形成 X∷NUTM1 融合蛋白。X∷NUTM1 融合蛋白的羧基端保留近乎完整的 NUT 蛋白，提示 NUT 对组蛋白乙酰化的表观遗传学调控对此类肿瘤发病机制有普遍意义。NUT 癌病理组织学形态特征特异性较低，临床诊断主要通过免疫组织化学检测（immunohistochemistry，IHC）NUT 在核内过表达，或通过荧光原位杂交（fluorescence in situ hybridization，FISH）或 NGS 证明 NUTM1 基因（15q14）拷贝重排或与常见伴侣基因融合。NUT 癌可发生在任何年龄段，但以年轻人群为主 [3]。该病具有高度侵袭性，在诊断时通常已处于晚期，多数病例已出现远处转移，预后较差 [4]，且其预后与 NUTM1 不同融合伴侣等因素密切相关 [5]。NUT 癌放疗及化疗效果不佳，短时间内便可快速进展。现有研究提示溴结构域和末端结构域抑制剂（bromodomain and extra terminal domain inhibitor，BETi）及组蛋白去乙酰化酶靶向抑制剂（histone deacetylase，HDACi）是治疗 NUT 癌具有潜力的新的治疗方法 [6-7]。

1. NUT 癌的治疗　由于 NUT 癌侵袭性高，预后极差，建议特别重视 MDT 及分子肿瘤专家委员会（molecular tumor board，MTB）的作用，由多个学科的专家共同分析患者的临床表现、影像、病理和分子生物 / 分子遗传学资料，对患者的一般状况、疾病诊断、侵犯范围、预后做出最全面的评估，并根据现有治疗规范及循证医学证据，结合现有治疗手段，同时在治疗过程中根据患者情况变化及时调整方案，为患者制订最适合的治疗策略。NUT 癌可发生于全身各类器官，目前 NUT 癌暂无特定的具体分期系统，NUT 癌的分期系统可采用美国癌症联合会（American joint committee on cancer，AJCC）最新分期系统，与相应部位的其他种类肿瘤相同。在一项纳入 124 例 NUT 癌患者的研究中，NUT 癌对手术、放疗和化疗的客观缓解率为 49%。NUT 癌可手术患者应优选手术，不可手术及术后辅助治疗可根据患者情况采用放疗及系统性全身治疗（化疗、靶向治疗等），或鉴于 NUT 癌进展快、恶性程度高、对于预后较差的分型，例如携带 BRD4 ∷NUTM1 融合基因的患者，建议考虑同期联合参加临床试验。治疗后病灶稳定可根据既往治疗继续维持治疗。若患者进展，可根据高通量测序结果选择敏感药物，并可根据既往治疗情况选择相应的治疗方案，必要时参加 MDT 指导下一步诊疗。鼓励患者参加前瞻性的临床试验并积极探索潜在的治疗手段。

（1）NUT 癌的放疗：鉴于 NUT 癌恶性程度高，具有极强侵袭性，容易复发，非肿瘤完全切除（R0）、淋巴结阳性、接受新辅助治疗的术后 NUT 癌患者建议接受术后辅助治疗，如同期放化疗、序贯放化疗、化疗、靶向治疗等。首次就诊的 NUT

癌患者大多无手术机会，同期放化疗是不可切除 NUT 癌患者的有效治疗选择之一。目前并没有实现对 NUT 癌的肿瘤放疗剂量标准化。放疗计划应至少采取三维适形，推荐采用调强放疗。放疗剂量及靶区范围可根据患者一般情况、肿瘤累及部位、肿瘤分期等并参照相应部位局部晚期其他类型恶性肿瘤放疗剂量及靶区范围。放疗多采用根治性放疗剂量，但若邻近重要器官，或患者无法耐受等，可采用姑息放疗剂量。放疗的剂量多在 50 ～ 70 Gy，研究表明接受超过 50 Gy 照射量的 NUT 癌患者具有更高的生存率[8]。建议对原发肿瘤区域进行 65 ～ 70 Gy 照射，选择性区域淋巴结照射剂量为 50 ～ 54 Gy[9]。放疗剂量需要根据局部疾病的累及程度（边缘、神经血管侵犯）进行调整。放疗靶区应包括尽可能多的微病灶，建议对扩展的原发肿瘤部位和任何受累淋巴结区域进行照射。

（2）NUT 癌的化疗：NUT 癌对化疗反应率约为 40%，且无论使用哪种化疗类型都容易耐药[10]。蒽环类、顺铂、烷化剂、长春新碱、吉西他滨、长春瑞滨和紫杉烷类等药物联合应用于 NUT 癌均有报道，但几乎所有化疗方案都只能短暂起效甚至无治疗反应[11]。部分研究表明化疗与生存率提高相关[12]，但关于最佳化疗方案及化疗时机尚未达成共识。只依靠单纯化疗多数不能有效控制 NUT 癌进展。目前，结合手术、放疗、靶向治疗等多模式治疗后能达到一定程度有效缓解的化疗方案主要基于蒽环类药物、烷化剂及铂类[13]。目前病例报道中多数有效的化疗方案为肉瘤相关化疗方案，但有关 NUT 癌化疗有效案例数较少，仍需要进一步探索。可以考虑基于蒽环类药物、烷化剂及铂类药物并结合 NUT 癌相应部位其他类型恶性肿瘤化疗方案选取化疗药物。建议患者积极考虑行高通量测序获取潜在敏感的个体化用药方案。

（3）免疫治疗：NUT 癌由 NUT 融合癌蛋白驱动，它通常以低肿瘤突变负荷为特征，因此其在免疫学上为冷肿瘤，对常规免疫疗法不敏感[14]，仅部分 NUT 癌患者表达程序性细胞死亡蛋白配体 -1（programmed cell death 1 ligand 1，PD-L1）。除部分病例报道外，目前暂无免疫治疗可改善 NUT 癌生存的前瞻性随机对照研究。部分研究显示 PD-L1 阴性的 NUT 癌患者在接受了免疫检查点抑制剂后肿瘤缩小，少数患者显示部分缓解及完全缓解，但这些反应均不能长期维持，病灶很快复发或转移[15]。此外，也有免疫治疗与溶瘤病毒联用缓解了患者原发灶及转移灶的案例[16]。

（4）靶向治疗：在常规治疗缺乏长期疗效的背景下，前期研究显示 BET 或组蛋白去乙酰化酶抑制剂可诱导 NUT 癌细胞的上皮分化并阻止细胞增生[17]，而对 NUT 癌致病机制的进一步了解促进了靶向治疗的发展。HDAC 抑制剂可诱导组蛋白的高乙酰化，阻断细胞周期调控及细胞分裂的关键基因转录激活，将细胞转录恢复到正常水平，从而发挥抗肿瘤活性[18]。HDAC 抑制剂如伏立诺他可导致组蛋白乙酰化、鳞状分化和生长停滞。对现有的 BET 抑制剂的相关临床试验进行统计汇总，结果显示肿瘤控制率为 75%～87.5%，临床试验中最高控制率为 87.5%，显著高于化疗[19-21]。此外，仍有数项有关 BET 抑制剂的临床试验（NCT02516553、NCT03936465 等）正在进行，目前暂未见有关 NUT 癌的正式数据报道。考虑到传统治疗预后不佳，BET 抑制剂有望成为一线治疗的重要选择，但也需要注意除了有血小板降低等不良反应外，血 - 脑屏障可限制 BET 抑制剂入脑从而影响其疗效[22-23]。NUT 癌常规治疗预后不佳，易复发及转移，而 BET 抑制剂等靶向治疗相比常规治疗具有更好的控制率，是治疗 NUT 癌具有潜力的新的治疗方法。可考虑在适宜手术切除的 NUT 癌患者术后辅助治疗期间、不宜手术 NUT 癌患者放疗、系统性全身治疗（化疗、靶向治疗等）期间使用，建议参加临床研究，尤其是携带 BRD4：：NUTM1 融合基因的患者。鉴于 NUT 预后差，多数患者生存时间较短，不适宜再次手术的术后复发或远处转移患者除完善高通量测序选择合适的敏感药物外，优先考虑在放疗、系统性全身治疗（化疗、靶向治疗等）期间同时参加 BET 抑制剂、HDAC 等临床试验。此外，当患者治疗出现进展后，可完善高通量测序并根据结果选择合适的药物，并积极考虑参与 BET 抑制剂、HDAC 等临床试验。

2. 预后　NUT 癌预后差，进展迅速，中位生存期为 6.7～9.5 个月，患者多因局部病灶进展及远处转移而失去手术机会[24]。7～16 岁 NUT 癌青少年患者的 mOS 为 8 个月（4.5 个月至 2.4 年），其中 60% 原发于胸部（4.5～15 个月），40%位于头颈部及脊柱旁（10 个月至 2.4 年）[25]。Chau NG 等人纳入 124 例患者的研究中指出胸部原发 NUT 癌预后相比其他部位 NUT 癌更差，易发生远处转移，瘤体＞6 cm 且难以完整切除，OS 仅为 4.4 个月，2 年生存率为 5%。其中，携带 BRD4：：NUTM1 融合基因的胸部 NUT 癌患者预后最差[26]，未携带 BRD4：：NUTM1 融合基因（如 BRD3：：NUTM1 和 NSD3：：NUTM1）的非胸部 NUT 癌患者预后最佳，2 年生存率为 64%，OS 为 36.5 个月。BRD4：：NUTM1 融合的非胸部 NUT 癌肿瘤 OS 为 10 个月。

头颈部 NUT 癌患者预后优于肺部和其他部位 NUT 癌患者（OS：16 个月 vs 6 个月）[27]。

四、病例点评

NUT 中线癌是一种非常罕见的肿瘤，进展迅速，预后差，尚无规范的诊疗指南，全球病例数不多。该病例为初治鼻腔 NUT 癌患者，根据专家共识首选手术治疗，但是患者具有保留器官、外观的需求，结合多次 MDT 讨论，并送检全基因组 NGS 测序结果，对于患者选择适合的化疗方案，取得了较好的新辅助治疗效果，并实施手术治疗，因不能进行 R0 手术，术后对患者进行同步放化疗，取得了较好的治疗效果，还需进一步随访复查。

（病例提供：冯　辉　丁　晓　青岛大学附属医院）

（点评专家：陆海军　青岛大学附属医院）

参考文献

[1] Kees UR, Mulcahy MT, Willoughby ML. Intrathoracic carcinoma in an 11-year-old girl showing a translocation t（15；19）[J]. Am J Pediatr Hematol Oncol, 1991, 13（4）: 459-464.

[2] Travis WD, Brambilla E, Burke AP, et al. Introduction to the 2015 world health organization classification of tumors of the lung, pleura, thymus, and heart[J]. J Thorac Oncol, 2015, 10（9）: 1240-1242.

[3] French CA. Pathogenesis of NUT midline carcinoma[J]. Annu Rev Pathol, 2012, 7: 247-265.

[4] Chau NG, Ma C, Danga K, et al. An anatomical site and genetic-based prognostic model for patients with nuclear protein in testis（NUT）midline carcinoma: analysis of 124 patients[J]. JNCI Cancer Spectr, 2020, 4（2）: pkz94.

[5] Scherman N, Wassermann J, Tlemsani C, et al. Possible primary thyroid nuclear protein in testis carcinomas with NSD3 : : NUTM1 translocation revealed by RNA sequencing: a report of two cases[J]. Thyroid, 2022, 32（10）: 1271-1276.

[6] Yu D, Liang Y, Kim C, et al. Structural mechanism of BRD4-NUT and p300 bipartite interaction in propagating aberrant gene tran-scription in chromatin in NUT carcinoma[J]. Nat Commun, 2023, 14（1）: 378.

[7] Tontsch-Grunt U, Traexler PE, Baum A, et al. Therapeu-tic impact of BET inhibitor BI 894999 treatment:backtranslation from the clinic[J]. Br J Cancer, 2022, 127（3）: 577-586.

[8]Giridhar P, Mallick S, Kashyap L, et al.Patterns of care and impact of prognostic factors in the outcome of NUT midline carcinoma : a systematic review and individual patient data analysis of 119 cases[J].Eur Arch Otorhinolaryngol, 2018, 275 (3) : 815-821.

[9]Lemelle L, Flaadt T, Fresneau B, et al.NUT carcinoma in Children and Adolescents: the expert european standard clinical practice harmonized recommendations[J].J Pediatr Hematol Oncol, 2023, 45 (4) : 165-173.

[10]Napolitano M, Venturelli M, Molinaro E, et al.NUT midline carcinoma of the head and neck : current perspectives[J].Onco Targets Ther, 2019, 12 : 3235-3244.

[11]Sopfe J, Greffe B, Treece AL.Metastatic NUT midline carcinoma treated with aggressive neoadjuvant chemotherapy, radiation, and resection : a case report and review of the literature[J].J Pediatr Hematol Oncol, 2021, 43 (1) : 73-75.

[12]Chau NG, Hurwitz S, Mitchell CM, et al.Intensive treatment and survival outcomes in NUT midline carcinoma of the head and neck[J].Cancer, 2016, 122 (23) : 3632-3640.

[13]Vulsteke C, Lurquin E, Deniec-Rychter M, et al.First evidence of treatment efficacy in metastatic carcinoma of the parotid gland with BRD4/NUT translocation[J].J Chemother, 2016, 28 (3) : 242-246.

[14]Lee JK, Louzada S, An Y, et al.Complex chromosomal rear-rangements by single catastrophic pathogenesis in NUT midline carcinoma[J].Ann Oncol, 2017, 28 (4) : 890-897.

[15]Li X, Shi H, Zhang W, et al.Immunotherapy and targeting the tumor microenvironment : current place and new insights in primary pulmonary NUT carcinoma[J].Front Oncol, 2021, 11 : 690115.

[16]Kloker LD, Calukovic B, Benzler K, et al.Case report : immunovirotherapy as a novel add-on treatment in a patient with thoracic NUT carcinoma[J].Front Oncol, 2022, 12 : 995744.

[17]Jimenez I, Baruchel A, Doz F, et al.Bromodomain and extra-terminal protein inhibitors in pediatrics : a review of the literature[J].Pediatr Blood Cancer, 2017, 64 (5) : 26334.

[18]Mottamal M, Zheng S, Huang TL, et al.Histone deacetylase inhibitors in clinical studies as templates for new anticancer agents[J].Molecules, 2015, 20 (3) : 3898-3941.

[19]Shapiro GI, Lorusso P, Dowlati A, et al.A phase 1 study of RO6870810, a novel bromodomain and extra-terminal protein inhibitor, in patients with NUT carcinoma, other solid tumours, or diffuse large B-cell lymphoma[J].Br J Cancer, 2021, 124 (4) : 744-753.

[20]Piha-Paul SA, Hann CL, French CA, et al.Phase 1 study of molibresib (GSK525762), a bromodomain and extra-terminal domain protein inhibitor, in NUT carcinoma and other solid tumors[J].JNCI Cancer Spectr, 2020, 4 (2)：pkz93.

[21]Lewin J, Soria JC, Stathis A, et al.Phase ib trial with bira bresib, a small-molecule inhibitor of bromodomain and extraterminal proteins, in patients with selected advanced solid tumors[J].J Clin Oncol, 2018, 36 (30)：3007-3014.

[22]French CA.Small-Molecule targeting of BET proteins in cancer[J].Adv Cancer Res, 2016, 131：21-58.

[23]Baneckova M, Cox D.Top 10 basaloid neoplasms of the sinonasal tract[J].Head Neck Pathol, 2023, 17 (1)：16-32.

[24]Luo W, Stevens TM, Stafford P, et al.NUTM1-Rearranged neoplasms-a heterogeneous group of primitive tumors with expanding spectrum of histology and molecular alterations-an updated review[J].Curr Oncol, 2021, 28 (6)：4485-4503.

[25]Carter T, Crook M, Murch A, et al.Incidence of NUT carcinoma in western australia from 1989 to 2014：a review of pediatric and adolescent cases from Perth Children's Hospital[J].BMC Cancer, 2021, 21 (1)：740.

[26]Costa BA, Maraveyas A, Wilkoff MH, et al.Primary pulmonary NUT carcinoma：case illustration and updated review of litera-ture[J].Clin Lung Cancer,2022,23 (4)：296-300.

[27]Virarkar M, Mallery M, Saleh M, et al.Clinical, radiographic, pathologic characterization and survival outcomes of nuclear protein of the testis carcinoma[J].J Comput Assist Tomogr, 2021, 45 (3)：431-441.

病例 4　下咽癌术后放疗

一、病历摘要

（一）病史简介

患者男性，45 岁。

主诉：发现颈部肿物 5 个月，下咽癌术后 1 个月。

现病史：患者于 5 个月前无明显诱因发现左侧颈部肿物，呈进行性增大，于 2023 年 09 月 14 日行左侧颈部肿大淋巴结活检，提示低分化癌。2023 年 09 月 18 日行 PET-CT 提示：①下咽肿物，左侧梨状隐窝消失，SUVmax ＝ 8.6；②左侧锁骨上区见软组织密度影，大小约 5.1 cm×3.2 cm，SUVmax ＝ 5.7。10 月 06 日病理会诊提示"低 - 中分化鳞状细胞癌"。10 月 11 日喉镜检查提示"下咽部左侧梨状隐窝可见菜花样肿物，向下未侵及食管入口。环后区基本平整，下咽后壁和右侧梨状隐窝基本光滑。向前与左侧披裂和杓会厌皱襞关系密切"。10 月 12 日颈部超声提示"左颈Ⅲ、Ⅳ区颈动脉浅面肌层内见多发低回声，边界欠清，大者约 1.0 cm×0.7 cm，考虑转移"。治疗前分期：下咽鳞状细胞癌 $cT_1N_{2b}M_0$ ⅣA 期。2023 年 10 月 13 日至 2023 年 12 月 04 日行 2 周期化疗联合免疫治疗（白蛋白结合型紫杉醇 450 mg/m² d1 静脉滴注＋顺铂 130 mg/m² d1 静脉滴注＋替雷利珠单抗 200 mg d1 静脉滴注，21 天一个周期）后进行疗效评价，查喉镜、CT、MRI 均提示肿瘤及颈部淋巴结退缩明显。2024 年 01 月 29 日在全麻下行左梨状隐窝切除＋左颈Ⅱ～Ⅳ区清扫＋气管切开术。术后病理提示：①左侧梨状隐窝低分化鳞状细胞癌。肿瘤最大径约 1.8 cm，未累及骨组织，未见明确神经侵犯。切缘均未见癌。②（下咽后壁肿物）未见肿瘤。淋巴结未见转移性癌（0/57）。新辅助治疗后分期：$pT_1N_0M_0$ Ⅰ期。现为行下咽癌术后放疗入院。患者自发病以来，精神好，饮食一般，大小便基本正常，体重无明显变化。

既往史：痛风 5 年，自服药物控制，效果好。

个人史：有吸烟史，20 支 / 日 ×40 年，已戒断 3 个月。

家族史：否认肿瘤家族史。

（二）体格检查

颈部手术切口愈合良好，心、肺、腹部查体未见明显异常。

（三）辅助检查

淋巴结活检病理（2023 年 09 月 14 日）：（颈部肿物）低分化癌，伴广泛坏死，局灶区域形态学及免疫组化结果提示鳞状分化，剩余大部分区域细胞大小较一致，P40 及 P63 阴性表达；首先考虑转移性癌，建议临床结合影像学检查除外转移后再考虑原发，是否合并其他组织学类型肿瘤须再加做免疫组化进一步明确；另见淋巴结 1 枚，未见癌转移。免疫组化结果：P40（局灶 +），P63（局灶 +），Ki-67（约80%+），P53（无义突变），P16（－）。

病理检查（2024 年 01 月 26 日）：①左侧梨状隐窝低分化鳞状细胞癌（非 HPV 相关型），伴高级别鳞状上皮内瘤变，考虑为轻度治疗后改变。肿瘤最大径约 1.8 cm，未累及骨组织，未见明确神经侵犯。切缘均未见癌。②（咽后壁肿物）未见肿瘤。淋巴结未见转移性癌（0/57）。ypTNM：ypT_1N_0。免疫组化结果显示：EGFR（1+），Ki-67（70% +），P16（－），P53（－），PD-L1（22C3）（CPS ＝ 40），PD-L1（22C3Neg）（－），VEGF（－）。原位杂交结果显示：EBER（－）。

（四）诊断

1. 下咽鳞状细胞癌诱导化免治疗后术后

　　分期：$cT_1N_{2b}M_0$　ⅣA 期→ $ypT_1N_0M_0$　Ⅰ期；

2. 痛风。

（五）诊疗经过

患者发现左侧颈部肿物进行性增大，于 2023 年 09 月 14 日行左侧颈部肿大淋巴结活检，提示低分化癌。PET-CT 提示：①下咽肿物。②左侧锁骨上区见软组织密度影。10 月 06 日病理会诊提示"低 - 中分化鳞状细胞癌"。治疗前分期：下咽鳞状细胞癌 $cT_1N_{2b}M_0$　ⅣA 期。后行 2 周期化疗联合免疫治疗。2024 年 01 月 29 日在全麻下行左梨状隐窝切除＋左颈Ⅱ～Ⅳ区淋巴结清扫＋气管切开术。术后病理提示：左侧梨状隐窝低分化鳞状细胞癌。新辅助治疗后分期：$pT_1N_0M_0$　Ⅰ期。现为行下咽癌术后放疗入院。

二、病例分析

1. 首次评估（病例 4 图 1）

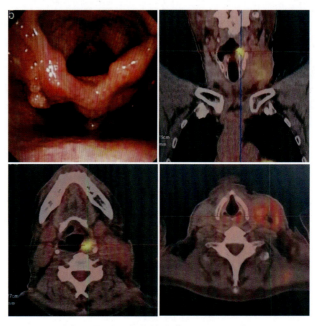

病例 4 图 1　内镜检查及 PET-CT 检查

肿瘤位于左侧梨状隐窝，左颈Ⅲ、Ⅳ区存在多发转移淋巴结。

2. 靶区勾画（病例 4 图 2 至病例 4 图 5）

原发肿瘤瘤床：GTVtp：诱导化疗前 PET-CT、CT、MRI 所见左侧梨状隐窝肿瘤；pGTVtb：在 GTVtp 的基础上三维外扩 3 mm。

阳性淋巴结瘤床：GTVnd-tb：诱导化疗前 CT、MRI、PET-CT 所见阳性淋巴结；

CTV1：在 GTVtb 的基础上三维外扩 1.0 cm ＋左颈Ⅰ、Ⅲ、Ⅳ、Ⅴ区，右颈部平原发肿瘤层面部分Ⅱ区；

PTV1：CTV1 的基础上三维外扩 3 mm；

CTV2：右侧Ⅱ（部分）、Ⅲ区；

PTV2：CTV2 的基础上三维外扩 3 mm。

同时根据周围解剖结构及危及器官适当修正。6MV-X 线，采用容积弧形调强放疗（VMAT）技术，各 PTV 减至皮下 3 mm。

剂量：95% pGTVtb ＝ 66 Gy/2 Gy/33F，GTVnd-tb ＝ 66 Gy/2 Gy/33F，PTV1 ＝ 60.06 Gy/1.82 Gy/33F，PTV2 ＝ 50.96 Gy/1.82 Gy/28F。

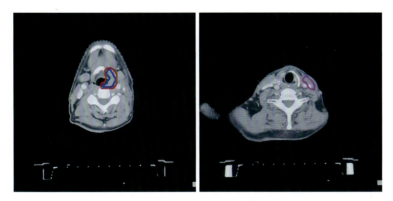

病例 4 图 2　原发肿瘤层面及阳性淋巴结层面

参考诱导治疗前 PET-CT、CT、MRI 及本次 MRI 影像，勾画术床及阳性淋巴结术床。

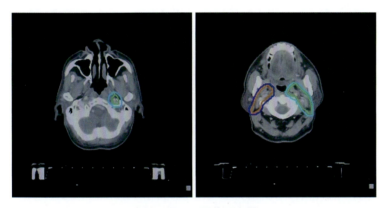

病例 4 图 3　颈 Ⅱ 区上界

患侧至颅底，对侧无阳性淋巴结，上界设为第一颈椎横突水平。

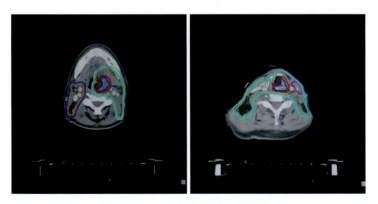

病例 4 图 4　右侧全颈淋巴结引流区

作为高危淋巴结引流区，肿瘤层面的部分左颈 Ⅱ 区亦纳入高危淋巴结引流区。对侧 Ⅱ 区（大部分）、Ⅲ 区作为低危淋巴结引流区。

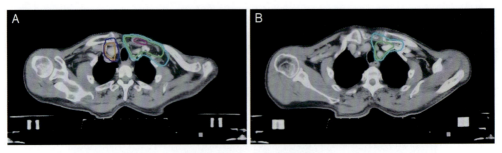

病例 4 图 5　淋巴结引流区

A. 低危淋巴结引流区下界；B. 高危淋巴结引流区下界。

三、疾病介绍

1. 解剖学位置　下咽始于会厌咽皱襞水平，终于环状软骨下缘，与颈段食管相连，相当于第 3～6 颈椎水平。下咽分为三个区域：首先是梨状隐窝区，它由内侧壁和外侧壁组成，内侧壁包括杓状会厌襞和喉侧壁，外侧壁则由甲状软骨翼组成；其次是环后区，即环状软骨后缘的区域，范围从杓状会厌襞上延至环状软骨下缘，与梨状隐窝相邻；最后是咽后壁区，位于会厌溪的底部至环状软骨下缘之间的区域。

2. 临床特点　下咽癌相对罕见，约占所有头颈部鳞状细胞癌的 3%。不幸的是，下咽癌是所有头颈部恶性肿瘤中预后最差的癌症之一，据报道 5 年总生存率为 30%～35%[1]。就发病部位而言，梨状隐窝癌是最常见的，其次是咽后壁癌，而环后区癌相对较少见。在病理学上，95% 以上的病例为鳞癌，并且其分化程度通常较低。下咽癌往往会侵犯周围结构，并沿着黏膜下层蔓延。由于下咽区域具有丰富的淋巴网络，因此下咽癌很容易转移到颈部淋巴结，这种转移往往在早期就会出现。常见的转移部位包括颈部 Ⅱ、Ⅲ、Ⅴ 和Ⅶ区。需要注意的是，不同部位起源的下咽癌对咽后淋巴结的转移率不同：起源于下咽后壁、外侧壁和梨状隐窝外侧壁的肿瘤通常咽后淋巴结转移率较高，而起源于环后区的下咽癌则咽后淋巴结转移较为少见[2-3]。

下咽癌有一种特性，可以沿着黏膜蔓延至较远的距离，尤其是在下咽后壁、外侧壁和梨状隐窝外侧壁发生的肿瘤[4]。此外，下咽癌合并食管第二原发癌的概率相当高，这两种癌症可以同时或是在不同时间发生。因此，在进行下咽癌内镜检查时，务必包括纤维鼻咽喉镜检查和胃镜结合碘染色检查。这样做可以提高发现早期食管癌，包括原位癌的机会，其发现率可高达 30%[5]。

3. 治疗原则　对于下咽癌的治疗主要包括手术和放疗。在 $T_{1\sim2}$ 早期病变的情况下，在早期下咽癌中，保留器官放疗后的总体生存率和疾病特异性生存率与手术后相当，而对于 $T_{3\sim4}$ 病变，初始手术加术后辅助放疗的结果优于单纯放化疗。发现隐匿性淋巴结转移的发生率超过 20%，选择性颈部清扫术切除 Ⅱ～Ⅳ区颈部淋巴结是临床 N0 患者的首选手术。涉及梨状隐窝内侧壁、环状软骨后区域或后壁的肿瘤及具有同侧可触及的淋巴结转移和临床 Ⅳ 期疾病的肿瘤也可以考虑对侧淋巴结清除。经口腔机器人手术作为治疗下咽癌的微创手术具有潜在的价值[6]。如果外科手术能够保留喉功能，可以首先进行手术，然后进行术后放疗；如果无法保留喉功能，可以考虑术前同步放化疗，达到 50 Gy 时评估疗效，如肿瘤缩小超过 70% 以上，则追加剂量至根治性剂量，否则休息 1 个月后进行手术切除。对于无法保留喉的局部晚期下咽癌，也可以考虑应用 2～3 周期的诱导化疗，如有效（CR + PR）则进行放疗；效果不明显者先进行手术，然后进行术后放疗。

下咽癌患者的生存率自采用以保喉为基础的治疗方案以来并未降低[7]。近期的大型数据库研究（如 SEER 和 NCDB）表明，接受器官保留策略治疗的喉癌患者的生存趋势恶化，但下咽癌生存率并未下降[8-9]。尽管有关喉癌和下咽癌的保喉治疗有强有力的证据，但是缺少对于下咽癌患者的有针对性的临床试验，这导致其最佳方案未能达成一致意见。诱导化疗后接受放射疗法已被证明是不错的选择，尤其是对化疗反应良好试图保喉的患者。此外，对于局部晚期的下咽癌，首选的临床方法是进行明确的同步放化疗。此疗法的毒性不容忽视，长期胃造瘘依赖、气管造瘘、吸入和吞咽困难会导致这一人群中 40%～50% 的显著晚期毒性，并导致死亡[10]。

更精确的放射治疗（调强放疗、分子成像引导治疗、自适应治疗和质子束治疗）有可能降低放射治疗的长期毒性[11]。西妥昔单抗被美国食品药品监督管理局（food and drug administration，FDA）批准用于多种 HNSCC 的治疗。在复发和转移性 HNSCC 患者中，使用西妥昔单抗单药治疗有 13% 的应答率。在一线化疗中加入西妥昔单抗改善了反应率和无进展生存率。最后，在局部晚期疾病患者中，西妥昔单抗加放疗比单纯放疗改善 OS（49.0 个月 vs 29.3 个月）[12]。抗程序性细胞死亡蛋白 1（programmed cell death protein 1，PD-1）治疗，目前批准用于铂难治性复发和转移性头颈部鳞状细胞癌，比传统的细胞毒性化疗实现了长期缓解，并有望推进早期的治疗方案[13]。

四、病例点评

该病例涵盖了早期下咽癌患者详细的基本情况、治疗经过及疾病介绍。

1. 病历摘要和基本信息　病史表述清晰，包含了患者的主诉、现病史、既往史、个人史和家族史等方面。尤其值得注意的是，患者存在吸烟史，多年的吸烟史可能会对预后产生影响。

2. 体格检查和辅助检查　检查结果详实，能够提供诊断和治疗的重要依据。特别是 MRI 和 PET-CT 等多模态检查结果对病情评估起到了关键作用。

3. 诊断和治疗经过　病例中清晰地描述了患者的诊断过程和治疗经过，包括手术、化疗和放疗等治疗手段的选择和效果评估。尤其是在治疗方案的选择上，结合了患者的病情特点和临床实践经验，体现了个体化治疗的理念。

4. 疾病介绍和治疗原则　对下咽癌的解剖、临床特点及治疗原则进行了详细介绍，使读者对该疾病有了更加全面的了解。同时，对保留喉功能的治疗策略、诱导化疗和放疗的应用及治疗后的毒性反应等问题进行了深入讨论，为临床实践提供了有益的参考。

综合来看，该病例全面、详实地记录了早期下咽癌患者的基本情况、治疗过程和毒副反应评估，对肿瘤临床医生对下咽癌的诊断和治疗决策提供了重要参考。

（病例提供：宋海涛　日照市人民医院）

（点评专家：孟　芹　日照市人民医院）

参考文献

[1]Garneau JC，Bakst RL，Miles BA.Hypopharyngeal cancer：a state of the art review[J].Oral Oncol，2018，86：244-250.

[2]Chung EJ，Lee SH，Baek SH，et al.Pattern of cervical lymph node metastasis in medial wall pyriform sinus carcinoma[J].Laryngoscope，2014，124（4）：882-887.

[3]Kim SY, Rho YS, Choi EC, et al.Clinicopathological factors influencing the out comes of surgical treatment in patients with T_{4a} hypopharyngeal cancer[J].BMC Cancer, 2017, 17 (1): 904.

[4]Jager EA, Ligtenberg H, Caldas-Magalhaes J, et al.Validated guidelines for tumor delineation on magnetic resonance imaging for laryngeal and hypopharyngeal cancer[J].Acta Oncol (Madr), 2016, 55 (11): 1305-1312.

[5]Piazza C, Paderno A, Ravanelli M, et al.Clinical and radiological evaluation of hypopharyngeal carcinoma[J].Adv Otorhinolaryngol, 2019, 83: 35-46.

[6]Chan JY, Wei WI.Current management strategy of hypopharyngeal carcinoma[J].Auris Nasus Larynx, 2013, 40 (1): 2-6.

[7]Newman JR, Connolly TM, Illing EA, et al.Survival trends in hypopharyngeal cancer: a population-based review[J].Laryngoscope, 2015, 125 (3): 624-629.

[8]Masuda M, Wakasaki T, Toh S, et al.Utility of chemoradioselection for the opti mization of treatment intensity in advanced hypopharyngeal and laryngeal carcinoma[J].Mol Clin Oncol, 2017, 7 (6): 965-970.

[9]Hoffman HT, Karnell LH, Shah JP, et al.Hypophayrngeal cancer patient care evaluation[J].Laryngoscope, 1997, 107 (8): 1005-1017.

[10]Machtay M, Moughan J, Farach A, et al.Hypopharyngeal dose is associated with severe late toxicity in locally advanced head-and-neck cancer: an RTOG analysis[J].Int J Radiat Oncol Biol Phys, 2012, 84 (4): 983-989.

[11]Cramer JD, Burtness B, Le QT, et al.The changing therapeutic landscape of head and neck cancer[J].Nat Rev Clin Oncol, 2019, 16 (11): 669-683.

[12]Vermorken JB, Mesia R, Rivera F, et al.Platinum-based chemotherapy plus cetuximab in head and neck cancer[J].N Engl J Med, 2008, 359 (11): 1116-1127.

[13]Harrington KJ, Ferris RL, Jr GB, et al.Nivolumab versus standard, single-agent therapy of investigator's choice in recurrent or metastatic squamous cell carcinoma of the head and neck (CheckMate 141): health-related quality-of-life results from a randomised, phase 3 trial[J].Lancet Oncol, 2017, 18 (8): 1104-1115.

病例5 HPV阳性口咽癌的治疗

一、病历摘要

（一）病史简介

患者女性，53岁。

主诉：声嘶5个月余，咽部异物感2个月。

现病史：患者于5个月余前无明显诱因出现声音嘶哑，无吞咽疼痛，无饮水呛咳，无吞咽困难，未扪及颈部包块，未予诊疗。2个月前出现咽部异物感，遂就诊于我院，行电子纤维喉镜检查见舌根肿物（病例5图1），活检病理提示：（舌根肿物活检）黏膜呈慢性炎，复层鳞状上皮较增生，灶状区域内见核大深染异型细胞片状排列，结合免疫组化结果，考虑低分化鳞状细胞癌。口咽分泌物人乳头瘤病毒（Human papillomavirus，HPV）核酸检测为HPV16（高危型）。完善颈部MRI增强扫描提示舌根左侧占位，考虑恶性肿瘤伴左侧颈部多发淋巴结转移可能性大，可疑累及会厌（病例5图2）。进一步完善胸腹部CT、全身骨显像未见远处转移。

既往史：患者既往体健，否认吸烟、饮酒史，无肿瘤家族史。

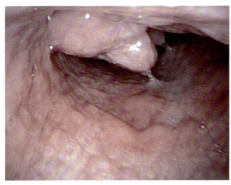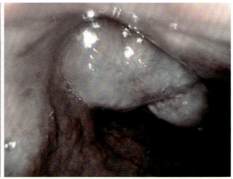

病例5图1　治疗前喉镜表现

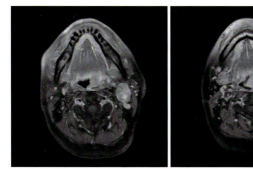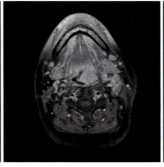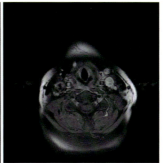

病例 5 图 2　治疗前颈部 MRI 增强扫描

（二）体格检查

ECOG PS 1 分，NRS-2002 0 分，NRS 0 分，静脉血栓栓塞症（venous thromboembolism，VTE）风险评估为低危。左侧颈部Ⅱ区触及肿大淋巴结，大小约 2.5 cm×2.0 cm，质韧，活动差，无压痛。右侧颈部及锁骨上未扪及肿大淋巴结，颈部对称，颈软，颈动脉搏动正常，颈静脉无怒张。气管居中，肝颈静脉回流征（−）。甲状腺无肿大，无压痛，未扪及包块，未闻及血管杂音。

（三）辅助检查

电子纤维喉镜检查：鼻腔进镜顺利，双侧咽隐窝清晰，顶后壁平整，咽鼓管咽口开放可。舌根偏左见菜花样肿物，外生性生长，表面欠光滑，挤压会厌。双侧披裂对称，声带光滑、活动好，双侧梨状隐窝对称。舌根肿物待病理。

舌根肿物活检病理：黏膜呈慢性炎，复层鳞状上皮较增生，灶状区域内见核大深染异型细胞片状排列，结合免疫组化结果，考虑低分化鳞状细胞癌。免疫组化：CKpan（+），CK5/6（+），P40（+），LCA（−），P16（+），EGFR（+），EBER（原位杂交）（−），PD-L1（22C3）（CPS 约 95）。

口咽分泌物人乳头瘤病毒核酸检测（2022 年 04 月 27 日）：HPV16（高危型）。

颈部增强MRI（病例 5 图 2）：舌根左侧可见不规则结节状短 T_1 信号影，边界不清，范围约 22 mm×20 mm×27 mm，信号欠均匀，与会厌分界不清，口咽腔及会厌前间隙变窄。左侧颈部见多发肿大淋巴结影，较大者短径约 19 mm，强化较明显。双侧颈部见多发小淋巴结。双侧上颌窦、蝶窦黏膜增厚。结论：舌根左侧占位，考虑恶性肿瘤伴左侧颈部多发淋巴结转移可能性大，可疑累及会厌，请结合喉镜检查；双侧颈部多发小淋巴结，建议随访复查；双侧上颌窦、蝶窦炎。

颈部增强CT：舌根左侧可见不规则结节状软组织密度影，边界不清，范围约22 mm×20 mm，密度欠均匀，增强可见强化，与会厌分界不清，口咽腔及会厌前间隙变窄。左侧颈部见多发肿大淋巴结影，较大者短径约19 mm，呈不均匀明显强化。甲状腺右侧叶见小结节状低密度影。双侧颈部见多发小淋巴结。双侧上颌窦、蝶窦黏膜增厚。结论：舌根左侧占位，考虑恶性肿瘤伴左侧颈部多发淋巴结转移可能性大，可疑累及会厌，请结合喉镜检查；甲状腺右侧叶小结节，建议超声协诊；双侧颈部多发小淋巴结，建议随访复查。

细胞角蛋白19片段：4.82 ng/mL。

胸部＋全腹CT：双肺慢性炎症可能性大；右肺上叶胸膜下磨玻璃结节；甲状腺改变，请结合超声；肝囊肿可能性大。

甲状腺结节：考虑结节性甲状腺肿（TI-RADS 3类），左侧颈部肿大淋巴结，考虑转移性。

（四）诊断

1. 口咽恶性肿瘤（舌根鳞癌 HPV 阳性 $cT_2N_2M_0$ Ⅱ期）；

2. 颈部淋巴结继发恶性肿瘤；

3. 结节性甲状腺肿；

4. 右肺结节；

5. 双肺慢性炎症；

6. 肝囊肿；

7. 鼻窦炎。

（五）诊疗经过

患者经多学科会诊后收入我院肿瘤放疗科病房，于2022年05月18日行第1周期TP方案诱导化疗，具体方案：白蛋白结合型紫杉醇300 mg/m² d1＋顺铂60 mg/m² d1～2，并于2022年05月31日至2022年07月17日行头颈部TOMO放疗，靶区范围：pGTV1包括原发灶＋左颈部转移淋巴结（病例5图3），PTV1-hr包括原发灶＋左侧Ⅱ区、Ⅲ区淋巴结引流区[1]，PTV1-lr包括原发灶＋左侧Ⅱ～Ⅴ区＋右侧Ⅱ～Ⅲ区淋巴结引流区。处方剂量：pGTV1 66 Gy/2.2 Gy/30F，PTV1-hr 60 Gy/2 Gy/30F，PTV1-lr 54 Gy/1.8 Gy/30F，放疗期间于2022年06月13日、2022年07月09日行同步单药顺铂40 mg/m² d1 ～ 3 化疗。放疗后于 2022 年 08 月 08 日复查颈部强化 CT 示：上次 CT 所示舌根左侧不规则结节状软组织密度影此次显示欠清；左侧颈部见多发小淋巴结，轻度强化，较前明显减少、减小（病例 5 图 4）。2022 年 08 月 11 日电子纤维喉镜检查：舌根肿瘤治疗后，舌根黏膜光滑，未见明显异常增生（病例 5 图 5），疗效评价接近 CR。放疗后行 2 周期免疫联合 TC 方案化疗，具体方案：白蛋白结合型紫杉醇 300 mg/m^2 d1 ＋卡铂 450 mg/m^2 d1 ＋帕博利珠单抗 200 mg/m^2 d1。后给予帕博利珠单抗 200 mg 免疫维持治疗。

患者化疗期间发生 Ⅱ ～Ⅲ度骨髓抑制，给予升白细胞治疗后好转，Ⅰ ～Ⅱ度神经毒性反应，治疗完成后逐渐好转，放疗不良反应主要为放射性黏膜炎，给予激素、维生素、漱口水和中药汤剂对症治疗。总体不良反应可耐受，治疗过程无中断。

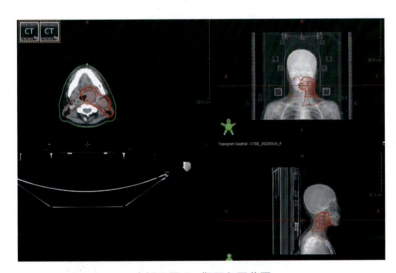

病例 5 图 3　靶区勾画范围

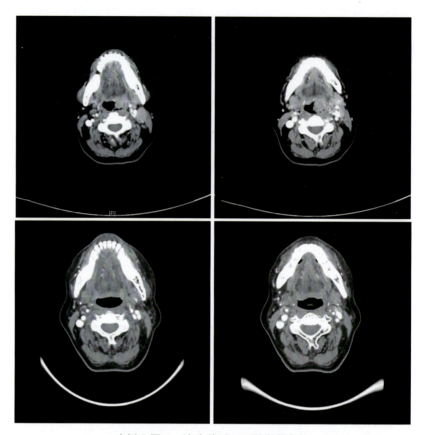

病例 5 图 4　治疗前后 CT 影像学变化

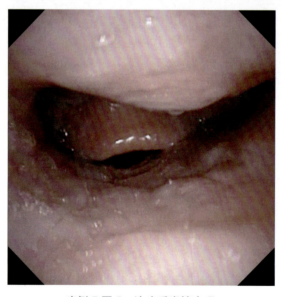

病例 5 图 5　治疗后喉镜表现

（六）随访

患者分别于 2022 年 10 月 19 日、2022 年 12 月 21 日、2023 年 04 月 12 日、2023 年 08 月 17 日、2023 年 12 月 13 日复查颈部强化 CT（病例 5 图 6），均未见肿瘤复发征象。

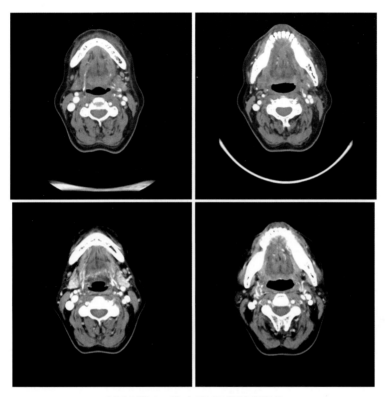

病例 5 图 6　治疗后 CT 影像学随访

二、病例分析

患者为中年女性，隐匿起病，因"咽部异物感"就诊，行电子纤维喉镜检查发现舌根肿物，活检病理诊断为口咽癌。免疫组化 P16（＋）和人乳头瘤病毒核酸检测 HPV16（高危型），两者均提示为 HPV 阳性口咽癌。根据 AJCC 第八版分期，影像学检查可见原发肿瘤位于舌根，范围约 22 mm×20 mm×27 mm，喉镜示肿物挤压会厌部并未侵犯，为 T_2，双侧颈部淋巴结肿大，左侧为著，最大径线＜6 cm，为 N_2，相关检查未见远处转移，为 M_0。故诊断为口咽恶性肿瘤（舌根鳞癌 HPV 阳性 $cT_2N_2M_0$ Ⅱ期）。

　　诊断明确后组织口腔外科、肿瘤放疗科、影像科、病理科会诊制订诊疗方案。患者属于局部晚期 HPV 阳性口咽癌，诊疗策略可选择根治性手术或根治性放化疗[2-3]。手术包括原发灶切除和颈部淋巴结清扫，范围大，创伤重，风险高，会损伤器官功能，影响患者生活质量。根治性放化疗，疗效确切，损伤小，可保留器官功能，大大提高患者生活质量[4]。HPV 阳性口咽癌一般预后更好，有更长的生存期，治疗毒性和生活质量应得到更多关注，可考虑选择根治性放化疗，并且患者原发灶范围较大，淋巴结固定，不建议手术。研究表明 HPV 阳性口咽癌的患者预后显著优于阴性患者，本例患者经过放化疗后肿瘤得到很好控制，证实了这一结论。目前 PD-1 单抗已在晚期头颈部鳞癌的治疗中取得良好的疗效，该患者为 PD-L1 高表达，可联合免疫治疗。

三、疾病介绍

　　口咽癌的常发部位包括扁桃体、舌根、软腭、口咽后壁，其中以扁桃体区最常见。由于口咽癌位置深，发病相对隐匿，有些患者只表现为轻微咽部不适、吞咽异物感等，不容易被察觉。随着肿瘤进展开始出现咽痛，后逐渐出现吞咽困难、张口困难、听力下降及舌麻木等症状，同时可伴有颈部淋巴结转移，以颈部 II 区和 III 区为主。

　　我国的流行病学调查显示，2008—2012 年我国口咽癌年发病率是 3.28/10 万，男性多于女性，好发于 50 ～ 60 岁人群。口咽癌的高危因素主要有吸烟、饮酒、HPV 感染等[5-6]。复旦大学附属肿瘤医院放射治疗中心统计数据显示，我国口咽癌中 HPV 阳性率总体为 57.6%，其中扁桃体癌的 HPV 阳性率更是高达 68.8%。根据 HPV 状态，临床将口咽癌分为 HPV 阳性口咽癌和 HPV 阴性口咽癌，不同类型对应不同分期。HPV 阳性口咽癌的临床诊断常用方法有应用免疫组化检测活检肿瘤组织的 P16 蛋白表达、利用聚合酶链反应（polymerase chain reaction，PCR）检测 HPV 相关遗传物质及原位杂交的方法。

　　对于初诊患者需要完善局部和全身检查。局部检查包括口咽部和颈部的 MRI 或 CT，以及内镜检查并获取组织病理用来评估肿瘤侵犯范围及有无区域淋巴结转移。全身检查包括胸腹部 CT 和骨扫描评估有无远处转移，有条件的患者也可选择 PET-CT 全身检查。检查完善后根据 AJCC 第八版进行分期。

　　口咽癌的治疗原则为在保证肿瘤局部控制率和生存期的前提下，尽量保留口咽部功能，提高患者生活质量。早期口咽癌可选择根治性手术或放疗治疗方式，两者的总体疗效相近，放疗更有助于保全器官功能。对于局部晚期口咽癌，应组织多学科病例讨论决定治疗方式，治疗方式包括手术联合术后放化疗或根治性放化疗，两者缺乏前瞻性的大样本临床研究。

口咽癌的放疗推荐精确的调强放疗。对于局部晚期口咽癌，放疗联合顺铂是标准的治疗模式。根治性放疗剂量通常为 66～70 Gy。放疗靶区包括原发灶和 Ⅱ～Ⅳ区颈部淋巴结，根据肿瘤侵犯情况调整靶区范围[7]。术后辅助放疗应在术后 6 周内进行，具有一般高危因素者（$T_{3～4}$、$N_{2～3}$、淋巴结位于Ⅳ或Ⅴ区、脉管侵犯、周围神经浸润）建议术后放疗，切缘阳性/不足或淋巴结包膜外侵者建议同期放化疗。

研究发现 HPV 阳性口咽癌患者的预后显著优于阴性患者[8]。大量研究探索在保证疗效的前提下能否降低 HPV 阳性口咽癌患者治疗强度，包括放疗剂量、照射范围和联合药物。但目前指南尚未明确推荐降低 HPV 阳性口咽癌患者的治疗强度，尚需大量循证医学证据。但这一类人群普遍预后较好，生存期长，应该更多关注治疗毒性和患者的生活质量。选择根治性放化疗，相较于根治性手术，患者的生活质量可以明显提高，可能对这类患者来说是更优的选择。

四、病例点评

近年来，HPV 阳性口咽癌的发病率呈上升趋势，因此，这类人群的治疗早就成为头颈部鳞癌的研究热点。研究方向主要为降低治疗强度，但 HPV 阳性口咽癌的预后还与淋巴结分期和吸烟状态等有关，需要长时间随访来判断预后，尚不能单纯依据 HPV 状态决定治疗策略。对于这类预后好、长生存的患者，我们更应该选择人性化治疗决策，以降低治疗毒性和提高生活质量，根治性放化疗可能更能被患者所接受。

（病例提供：谭　叶　王效军　青岛大学附属医院）

（点评专家：陆海军　青岛大学附属医院）

参考文献

[1] 中国医师协会放射肿瘤治疗医师分会，中华医学会放射肿瘤治疗学分会，中国抗癌协会肿瘤放射治疗专业委员会．中国头颈部肿瘤放射治疗指南（2021年版）[J]．国际肿瘤学杂志，2022，49（2）：65-72．

[2]Zhong Jiangtao, Zhou Shuihong. Interpretation of updated NCCN guidelines for head and neck cancer, version 1.2023[J]. Journal of Practical Oncology, 2023, 38（3）：203-210.

[3] 中国临床肿瘤学会．CSCO头颈部肿瘤诊疗指南（2024版）[M]．北京：人民卫生出版社，2024．

[4] 李晔雄．肿瘤放射治疗学[M]．第5版．北京：中国协和医科大学出版社，2018．

[5]Maxwell JH, Grandis JR, Ferris RL. HPV-associated head and neck cancer：unique features of epidemiology and clinical management[J].Annu Rev Med, 2016, 67：91-101.

[6]Marur S, Forastiere AA. Head and neck squamous cell carcinoma：update on epidemiology, diagnosis, and treatment[J].Mayo Clin Proc, 2016, 91（3）：386-396.

[7] 南希·李．肿瘤放射治疗靶区勾画与射野设置（适形及调强放射治疗实用指南）[M]．陆嘉德，译．天津：天津科技翻译出版公司，2014．

[8]Taberna M, Mena M, Pavon MA, et al.Human papillomavirus-related oropharyngeal cancer[J].Ann Oncol, 2017, 28（10）：2386-2398.

病例6　鼻咽癌放化疗

一、病历摘要

（一）病史简介

患者男性，46岁。

主诉：发现左侧下颌部肿物约10年余。

现病史：患者约10年余前无明显诱因触及左侧下颌部肿物，于2022年03月31日在日照市岚山区人民医院耳鼻咽喉科住院，并行左颌下腺肿物切除术，鼻咽镜提示"鼻咽部肿瘤"，病理提示"（左右侧咽隐窝）送检组织内见少量核大、深染异型细胞，首先考虑鼻咽癌（非角化型鳞状细胞癌）"。鼻咽部＋颈部MRI增强扫描提示：①鼻咽部占位性病变，符合鼻咽癌MRI表现，周围多发小淋巴结，建议密切随诊复查（青大附院专家会诊意见）；②考虑颅底骨质破坏；③双侧颈后外侧组、Ⅰ区、Ⅱ区淋巴结肿大；④左侧颌下区术后表现。颈部CT平扫＋增强提示：①鼻咽部占位，符合鼻咽癌CT表现；②斜坡内斑片状高密度，转移不除外；③双侧颈后外侧组、Ⅰ区、Ⅱ区及双侧锁骨下肿大淋巴结，建议密切随诊除外转移；④左侧颌下区术后表现，建议结合临床相关病史。免疫组化：P63（＋），P40（＋），CK7（－），CK20（－），CK（＋），EGFR（＋），CD56（－），LCA（淋巴细胞，＋），Ki-67（约80%＋），EBV原位杂交（＋）。（颌下肿物）结合咽隐窝肿瘤形态、颌下肿瘤形态及免疫组化：鼻咽癌（非角化型鳞状细胞癌）。

既往史：既往体健，无高血压、糖尿病、冠心病病史。

个人史：生于原籍，无外地居住史，无工业毒物、粉尘及放射性物质接触史。平素生活规律，无吸烟、饮酒史，无冶游史。

家族史：父母平素身体健康，无兄弟姐妹，家族中无与患者类似疾病，无遗传病史，无传染病史。

（二）体格检查

功能状态评分（karnofsky performance status, KPS）90分，NRS 0分。神志清楚，精神尚可，左侧颌下可触及质硬淋巴结，无触痛，双肺呼吸音清，未闻及干、湿性啰音。心律规整，心音无异常，各瓣膜听诊区未闻及病理性杂音。腹平软、无压痛，双下肢无水肿。

（三）辅助检查

鼻咽镜：鼻咽部左、右侧壁对称，双侧咽隐窝饱满，顶壁及后壁新生物，表面欠光滑，质脆易出血，表面可见黄色分泌物附着，肿物表面可见少许新鲜血迹，向前累及双侧后鼻孔约1/4，双侧咽鼓管开口清晰，未累及。镜下诊断：鼻咽部肿瘤。

鼻咽部＋颈部MRI增强扫描（病例6图1）：①鼻咽部占位性病变，符合鼻咽癌MRI表现，周围多发小淋巴结，建议密切随诊复查（青岛大学附属医院专家会诊意见）；②考虑颅底骨质破坏；③双侧颈后外侧组、Ⅰ区、Ⅱ区淋巴结肿大；④左侧颌下区术后表现。

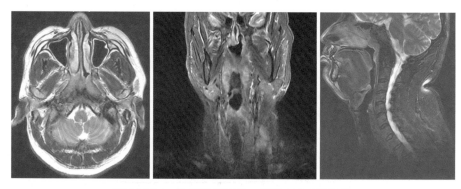

病例6图1　治疗前鼻咽部＋颈部MRI增强扫描

血常规、血生化、肿瘤标志物均未见明显异常。

（四）诊断

1. 鼻咽恶性肿瘤（非角化型鳞状细胞癌 $cT_3N_3M_0$ ⅣA期）；

2. 淋巴结继发恶性肿瘤。

（五）诊疗经过

患者于2022年04月27日、2022年05月21日先行2周期诱导化疗，具体方案：尼妥珠单抗300 mg d0＋紫杉醇脂质体300 mg/m² d1＋顺铂60 mg/m² d1～2，50 mg/m² d3＋替吉奥60 mg/m² 2次/日 d1～14。2022年06月08日行头颈肩膜制作和放疗定位（病例6图2至病例6图6）。2022年06月13日开始行调强放射治疗鼻咽病灶区域为GTVt，颈部转移阳性淋巴结为GTVn，CTV-hr包括为GTVt、GTVn区域和颈部淋巴结引流区Ⅰb～Ⅲ区和部分Ⅴ区，CTV-1r包括CTV-hr和颈部淋巴引流区Ⅳ区；GTVt、GTVn外扩1 mm为相应的pGTV-t、pGTV-n，CTV-hr和

CTV-lr 外放 3 mm 为相应的 PTV-hr 和 PTV-lr。边界根据解剖结构适当修正，处方剂量：95% Dt：PGTV-t 总量至 72.6 Gy/33F，2.2 Gy/F，5F/W；PGTV-n 总量至 69.3 Gy/33F，2.1 Gy/F，5F/W；PTV-hr 总 量 至 66 Gy/33F，2 Gy/F，5F/W；PTV-lr 总量至 59.4 Gy/33F，1.8 Gy/F，5F/W；危及器官受量：脊髓 Dmax 43.1 Gy，脑干 Dmax 53.9 Gy，左腮腺 V_{50} 35%，右腮腺 V_{50} 37%，口腔 V_{60} 8.5%，喉 Dmean 50.8 Gy，左中耳 Dmax 62.7 Gy，右中耳 Dmax 56.1 Gy，左侧眼球 Dmax 39.1 Gy，右侧眼球 Dmax 35.8 Gy，左视神经 Dmax 53 Gy，右视神经 Dmax 58.4 Gy，视交叉 Dmax 53.6 Gy，垂体 Dmax 60.1 Gy，双侧下颌关节 Dmax ≤ 62 Gy。放疗期间给予甘氨双唑钠 1.25g/m^2 d1，d3，d5 放疗增敏，给予尼妥珠单抗 200 mg 1 次 / 周靶向治疗并给予顺铂 60 mg/m^2 1 次 / 周放疗增敏。2022 年 08 月 01 日完成全部放疗计划。

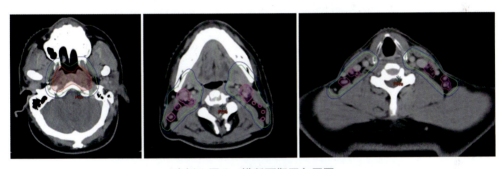

病例 6 图 2 横断面靶区勾画图

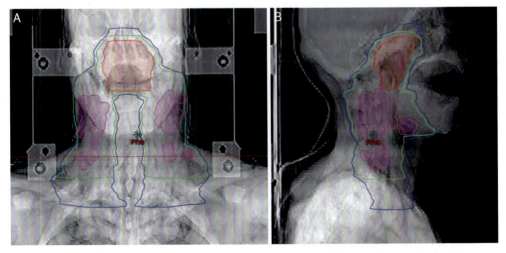

病例 6 图 3 冠状位及矢状位靶区勾画图

A. 冠状位；B. 矢状位。

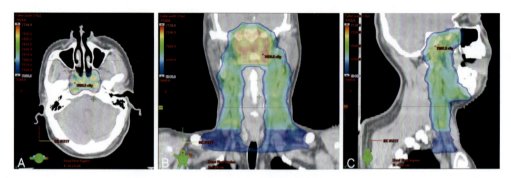

病例 6 图 4 剂量分布图

A. 横断面剂量分布；B. 冠状面剂量分布；C. 矢状面剂量分布。

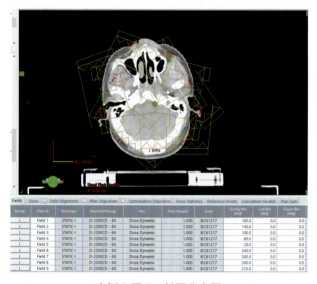

病例 6 图 5 射野分布图

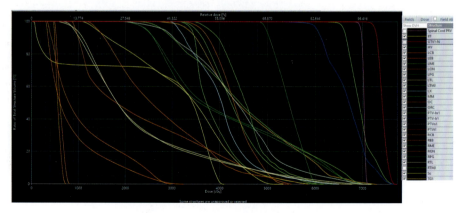

病例 6 图 6 靶区及危及器官 DVH 图

2022 年 08 月 16 日放疗后复查（病例 6 图 7）：鼻咽癌肿块体积较前变小，双侧颈后外侧组、Ⅰ区、Ⅱ区肿大淋巴结，较前缩小。

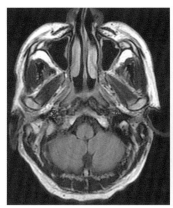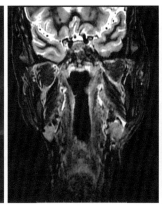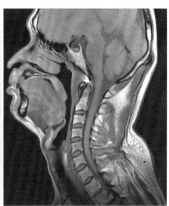

病例 6 图 7　放疗结束后第 1 次复查

放疗结束后，分别于 2022 年 09 月 02 日、2022 年 09 月 27 日、2022 年 10 月 28 日、2022 年 11 月 22 日继续行 4 周期 TP 方案化疗，后定期随诊复查。

（六）随访

随访至 2024 年 03 月 11 日，患者病情稳定，未见复发及新发转移。

二、病例分析

本例患者为中年男性，年龄较轻，病变累及双侧咽旁间隙，压迫双侧颈长肌，双侧岩尖底部及斜坡前部信号不均，双侧颈后外侧组、Ⅰ区、Ⅱ区淋巴结考虑转移，临床分期 $cT_3N_3M_0$　ⅣA 期，属于鼻咽癌局部晚期。局部晚期鼻咽癌（Ⅲ～ⅣA 期）的标准治疗是以同步放化疗为基础的放化综合治疗，相比于同步放化疗后辅助化疗的低耐受性，诱导化疗能及早消除亚临床病灶，减轻肿瘤负荷，因此临床上易于接受诱导化疗后同步放化疗的治疗选择。目前诱导化疗方案多采用 TPF（多西他赛＋顺铂＋5-Fu）、GP（吉西他滨＋顺铂）及 PF（顺铂＋5-Fu）等方案，本案例中我们予 TPF 方案诱导化疗＋尼妥珠单抗 200 mg 靶向治疗 2 周期，后鼻咽增强 MRI 评估疗效部分缓解，予同步放化疗＋尼妥珠单抗 200 mg　1 次／周靶向治疗。本例患者的治疗过程无中断，放射性口腔黏膜炎、口干及放射性皮炎均与同期放化疗相似，患者耐受性良好，无明显骨髓抑制。

三、疾病介绍

鼻咽癌（nasopharyngeal carcinoma，NPC）是起源于鼻咽黏膜的上皮性恶性肿瘤，具有侵袭性高、远端转移率高等特点，组织学分型根据 WHO 鼻咽癌分类（2003版）标准，分为角化型鳞状细胞癌、非角化型鳞状细胞癌（分化型和未分化型）和基底细胞样鳞状细胞癌[1]。其他类型鼻咽癌包括腺癌、腺样囊性癌、黏液表皮样癌及恶性多形性腺瘤[2]。我国鼻咽癌患者基数庞大，约占全球鼻咽癌的50%。在每年新诊断的129 000 例鼻咽癌患者中，70% 以上的患者确诊时已是局部晚期。我国鼻咽癌的发病有显著的地域差异，呈南高北低趋势，以华南、西南各省高发，如广东、广西、海南、香港特别行政区、澳门特别行政区和江西一带较多，华北、西北地区较少；男女发病率比例为2.5∶1；40 ～ 59 岁为发病高峰年龄。病因目前尚不明确，公认的较为可靠的因素主要有 EB 病毒感染、遗传因素、化学致癌因素、饮食因素和环境因素等。鼻咽癌对放化疗比较敏感，Ⅰ期患者5 年总生存率高达95%，而Ⅳ期约为60%，但因本病起病隐匿，难以做到一级预防，因此，早期诊断、早期治疗显得尤为重要[3]。

（一）鼻咽癌的临床表现

鼻咽癌所引起的症状主要是由于肿瘤增大引起的"占位效应"。根据鼻咽癌所侵犯的部位和范围、淋巴结转移及远处转移等不同情况，临床表现复杂多变，以鼻塞、鼻出血、耳鸣、听力下降、头痛和面部麻木等为主要表现[4]。

1. 局部症状

（1）鼻出血或回吸性涕血：当肿瘤位于鼻咽顶后壁时，用力回吸，软腭背面与肿瘤相互摩擦，出现血涕，或由于原发病灶的浸润，瘤体表面黏膜破溃、感染、水肿而导致鼻出血。

（2）鼻塞：当肿瘤浸润至后鼻孔区发生机械性堵塞，引起鼻塞症状，尤其是肿瘤合并感染、水肿时，症状更加明显，而且进行性加重。

（3）耳鸣及听力下降：当肿瘤位于鼻咽侧壁和咽隐窝时，随着肿瘤的生长浸润，压迫咽鼓管，鼓室内形成负压，出现渗出性中耳炎体征，机械堵塞引起传导性听力障碍。

（4）头痛及面部麻木：常表现为持续性偏头痛，以颞部、顶部和枕部为多，产生的原因一般认为与颅底骨质受侵破坏、三叉神经第一支末梢在硬脊膜处受压及刺激、颈部淋巴结转移压迫颈内静脉导致回流障碍、鼻咽癌合并炎症感染等有关。当肿瘤侵犯颅底骨质或侵犯颅神经时，疼痛剧烈，难以缓解。

（5）张口困难：当肿瘤侵犯累及翼内肌、翼外肌、翼腭窝时，出现张口受限。

2. 颅内神经受侵临床表现　人体内 12 对脑神经均有可能受鼻咽肿瘤压迫出现相应症状，最常见的有侵犯嗅神经可出现嗅觉减退；侵犯视神经可出现单侧或双侧视力减退；侵犯三叉神经可出现患侧面部感觉异常、咀嚼肌萎缩、张口障碍；侵犯外展神经，眼球不能外展，产生复视、斜视；侵犯舌咽神经，患侧软腭下塌，悬雍垂偏向健侧，发"啊"音时软腭不能收缩，同时咽部及舌后 1/3 感觉减退。少数患者可有舌咽神经痛，疼痛为阵发性，与三叉神经痛类似，可由咳嗽、吞咽所诱发，始于咽喉，并可放射至咽鼓管区和耳后部；侵犯舌下神经，伸舌时舌尖向患侧偏，可见患侧舌肌萎缩和肌纤维震颤。

3. 颈部淋巴结转移引起的临床症状　最典型的表现是耳垂下方无痛性、进行性淋巴结肿大。开始呈无痛性、活动的小结节，逐渐增大，发展至后期可与周围组织粘连、浸润，甚至侵犯皮肤，发生溃破；也可向下颈、锁骨上窝扩展。

4. 远处转移引起的临床症状　鼻咽癌常见的远处转移有骨转移、肺转移、肝转移等。当出现骨质破坏，主要表现为局部固定性疼痛及牙痛，肺转移可出现咳嗽、咳血丝痰、胸痛等，肝转移可出现肝区疼痛、肝大、肝功能异常等。

（二）鼻咽癌的诊断

1. 影像学诊断　对于原发肿瘤，推荐行鼻咽部 MRI 平扫＋增强，扫描序列包括 T_1、T_2、T_1 增强及 T_1 压脂增强，扫描范围上至颅顶，下至第 2 颈椎上缘。MRI 能更好地识别早期鼻咽癌，且对于邻近软组织浸润、颅底骨质侵犯、脑神经浸润及咽后淋巴结受累等具有更出色的显示能力[5-6]。对于区域淋巴结评估，推荐行颈部 MRI 平扫＋增强，扫描序列包括 T_1、T_2、T_1 增强及 T_1 压脂增强，扫描范围上至第 1 颈椎横突，下至胸锁关节下缘。CT 检查层厚较薄，Z 轴分辨率高，较 MRI 而言，更易发现可疑的小淋巴结，且对于成骨性颅底骨质破坏，CT 较 MRI 有更好的显示。另外，^{18}F-FDG PET-CT 在鼻咽癌中有具有较高的准确率和灵敏度，对于隐匿性鼻咽癌活检具有重要意义，不推荐作为原发病灶侵犯范围评估的首选检查手段，对于

MRI 不达标的小淋巴结，如 PET-CT 检测为阳性，则视其为转移淋巴结。对于远处转移的评估，推荐胸部 CT 平扫＋增强、腹部超声或上腹部 MRI 以及 CT 平扫＋增强、放射性核素骨显像、PET-CT。

2. 病理学诊断　鼻咽镜下肿块活检行病理学诊断，进一步分亚型。行免疫组化或原位杂交检测，进行分子辅助诊断。

（三）鼻咽癌的分期

本书采用国际抗癌联盟（union for international cancer control, UICC）/AJCC TNM 分期系统（第 8 版）[7]，见病例 6 表 1、病例 6 表 2。

病例 6 表 1　鼻咽癌分期

原发肿瘤（T）

T_x　原发肿瘤无法评价

T_0　无原发肿瘤证据，但具有 EBV 阳性的颈部淋巴结累及 T 原位癌

T_1　肿瘤局限于鼻咽，或侵犯口咽和（或）鼻腔，无咽旁间隙累及

T_2　肿瘤侵犯咽旁间隙和（或）邻近软组织累及（翼内肌、翼外肌、椎前肌）

T_3　肿瘤侵犯颅底骨质、颈椎、翼状结构和（或）鼻旁窦

T_4　肿瘤侵犯颅内，累及脑神经、下咽、眼眶、腮腺和（或）广泛的软组织区域浸润并超过翼外肌外侧缘

区域淋巴结（N）

N_x　区域淋巴结无法评价

N_0　无区域淋巴结转移

N_1　单侧颈部淋巴结转移和（或）单侧或双侧咽后淋巴结转移，最大径≤ 6 cm，环状软骨尾侧缘以上水平

N_2　双侧颈部淋巴结转移，最大径≤ 6 cm，环状软骨尾侧缘以上水平

N_3　单侧或双侧颈部淋巴结转移，最大径＞ 6 cm，和（或）侵犯环状软骨尾侧缘以下水平

远处转移（M）

M_0　无远处转移

M_1　有远处转移

病例 6 表 2　总体分期

	T	N	M
0 期	T_{is}	N_0	M_0
Ⅰ 期	T_1	N_0	M_0
Ⅱ 期	T_{0-1}	N_1	M_0
	T_2	N_{0-1}	M_0
Ⅲ期	T_{0-2}	N_2	M_0
	T_3	N_{0-2}	M_0
ⅣA 期	T_4	N_{0-2}	M_0
	任何 T	N_3	M_0
ⅣB 期	任何 T	任何 N	M_1

（四）鼻咽癌的治疗

手术并不是治疗鼻咽部肿瘤的常用方法，手术常用于切除颈部转移淋巴结，这种类型的手术称为颈清扫术。95% 鼻咽癌属于未分化或低分化鳞癌，对于放化疗有较高的敏感性。对于 Ⅰ 期（$T_1N_0M_0$）鼻咽癌，采取单纯根治性放疗的方式即可获得满意的治疗效果，无须化疗[8]。放疗联合化疗目前被认为是局部晚期鼻咽癌标准的治疗模式[9]。对于 Ⅱ 期（$T_{0\sim2}N_{0\sim1}M_0$）鼻咽癌患者，在根治性放疗的基础上是否加用同期化疗存在较大争议。《中国临床肿瘤学会（CSCO）鼻咽癌诊疗指南2024》中指出，对于 T_2N_0，如无 EBV DNA ≥ 4000 copies/mL、肿瘤体积大等不良预后因素，Ⅰ 级推荐单纯放疗。但对于 $T_{1\sim2}N_1$ 的患者具有较高的远处转移发生风险，提示更应该联合顺铂为主的同期化疗[10]。对于局部晚期（Ⅲ～ⅣA 期）鼻咽癌，《中国鼻咽癌放射治疗指南（2022 版）》推荐在放疗基础上联合系统性治疗，《中国临床肿瘤学会（CSCO）鼻咽癌诊疗指南 2024》则推荐分期为 T_3N_0 患者行同期放化疗，但此类患者中如无 EBV DNA ≥ 4000 copies/mL、肿瘤体积大等不良预后因素，Ⅱ 级推荐可行单纯放疗。对于 Ⅲ～ⅣA 期（除外 T_3N_0），推荐诱导化疗＋同期放化疗或诱导化疗＋同期放化疗＋节拍辅助化疗（高复发／转移风险患者）。常用的诱导化疗方案有：多西他赛＋顺铂＋5- 氟尿嘧啶[11, 12]、吉西他滨＋顺铂[13]、紫杉醇＋顺铂＋卡培他滨[14] 等。同期化疗以应用顺铂或洛铂为主。对于初始转移性鼻咽癌（ⅣB 期），应遵循全身治疗与局部治疗并重的原则；对于治疗后转移的患者，合理的分层治疗、系统治疗结合局部治疗是其主要方式。

《中国临床肿瘤学会（CSCO）鼻咽癌诊疗指南 2024》中表明，目前在全球范围内，获批鼻咽癌适应证且已经发表Ⅲ期随机对照临床试验证实疗效的抗 PD-1 单抗有特瑞普利单抗、卡瑞利珠单抗和替雷利珠单抗。吉西他滨＋顺铂（GP）方案联合特瑞普利单抗、卡瑞利珠单抗和替雷利珠单抗是目前复发或转移性鼻咽癌一线治疗中作为Ⅰ级推荐的三种免疫联合化疗策略。

除了放疗、化疗、免疫治疗外，随着分子生物学机制研究的推进，越来越多的靶向药物开始作为鼻咽癌的治疗手段之一，其中抗 EGFR 靶向药物较为突出。硝唑尼特是一种高度人源化的 EGFR 抗体，与同类型的西妥昔单抗相比，具有中等亲和力的特质，与人体正常细胞结合不稳定，不良反应发生率较低，为临床治疗Ⅲ～ⅣA 期鼻咽癌提供了新的选择。

四、病例点评

传统时代具有里程碑意义的 Intergroup0099 随机试验确定了同步放化疗后辅助放疗是局部晚期鼻咽癌（Ⅲ～ⅣA 期）的标准治疗，但在调强治疗时代，荟萃分析发现同期放化疗后辅助放疗并无生存上的获益。近年来来自广州的几项随机多中心对照实验，证实了 TPF、GP 诱导化疗后续同步放化疗可以提高 PFS 和 OS 的获益。

本例患者为局部晚期（$T_3N_3M_0$　ⅣA 期），治疗的亮点在于采用改良 TPF 方案联合尼妥珠单抗，诱导疗效评价 PR，后续同步放化疗中药物采用了甘氨双唑钠、顺铂及尼妥珠单抗增敏，取得了持续大 PR 的疗效。本病例通过在诱导化疗及同步化疗加强药物强度的方式，取得较好疗效，如果后续对类似病例，通过监测治疗前后 EBV DNA 拷贝数的变化，来调整放化疗期间药物的强度及后续辅助治疗的时间及方式，可能会有更好的指导意义。

（病例提供：魏　鑫　沈　莲　邵学微　日照市岚山区人民医院）

（点评专家：何信佳　青岛大学附属医院）

参考文献

[1]Wang HY, Chang YL, To KF, et al. A new prognostic histopathologie classification of nasopharyngeal ca arcinoma[J]. Chin J Cancer, 2016, 35：41.

[2]Chen YP, Chan ATC, Le QT, et al. Nasopharyngeal carcinoma[J]. Lancet, 2019, 394（10192）：64-80.

[3]陈明远. 鼻咽癌诊疗手册[M]. 北京：人民卫生出版社，2022：26-27.

[4]Ding RB, Chen P, Rajendran BK, et al. Molecular landscape and subtype-specific therapeutic response of nasopharyngeal carcinoma revealed by integrative pharmacogenomics[J]. Nat Commun, 2021, 12（1）：3046.

[5]Sun XS, Liu SL, Luo MJ, et al. The association between the development of radiation therapy, image technology, and chemotherapy, and the survival of patients with nasopharyngeal carcinoma：a cohort study from 1990 to 2012[J]. Int J Radiat Oncol Biol Phys, 2019, 105（3）：581-590.

[6]Liao XB, Mao YP, Liu LZ, et al. How does magnetic resonance imaging influence staging according to AJCC staging system for nasopharyngeal carcinoma compared with computed tomography[J]？ Int J Radiat Oncol Biol Phys, 2008, 72（5）：1368-1377.

[7]Amin MB, Edge SB, Greene FL, et al. AJCC cancer staging manual[M]. 8th ed. New York：Springer, 2017.

[8]中国医师协会放射肿瘤治疗医师分会，中华医学会放射肿瘤学分会. 中国鼻咽癌放射治疗指南（2022版）[J]. 中华肿瘤防治杂志，2022，29（9）：613.

[9]Yiny X, Zhou ZY, Liz R, el al. Efficacy of concurrent chemora- diotherapy plus Endostar compared with concurrent chemoradiotherapy in the treatment of locally advancet nasopharyngeal eareinoma：a ret-rospective study[J]. Radiat Oncol, 2022, 17（1）：135.

[10]Chen QY, Wen YF, Guo L, et al. Concurrent chemoradiotherapy vs radiotherapy alone in stag Ⅱ nasopharyngeal carcinoma：phase Ⅲ randomized trial[J]. J Natl Cancer Inst, 2011, 103（23）：1761-1770.

[11]Li WF, Chen NY, Zhang N, et al. Concurrent chemoradiotherapy with/without induction chemotherapy in locore-gionally advanced nasopharyngeal carcinoma：long-term results of phase 3 randomized controlled trial[J]. Int J Cancer, 2019, 145（1）：295-305.

[12]Sun Y, Li WF, Chen NY, et al. Induction chemotherapy plus concurrent chemoradiotherapy versus concurrentchemoradiotherapy alone in locoregionally advanced nasopharyngeal carcinoma：a phase 3, multicentre, randomised controlled trial[J]. Lancet Oncol, 2016, 17（11）：1509-1520.

[13]Zhang Y, Chen L, HU GQ, et al.Gemcitabine and cisplatin induction chemotherapy in nasopharyngeal carcinoma[J].N Engl J Med, 2019, 381 (12): 1124-1135.

[14]Li WZ, Lv X, Hu D, et al.Effect of induction chemotherapy with paclitaxel, cisplatin, and capecitabine vs cisplatin and fluorouracil on failure-free survival for patients with stage ⅣA to ⅣB nasopharyngeal carcinoma: a multicenter phase 3 randomized clinical trial[J].JAMA Oncol, 2022, 8 (5): 706-714.

病例 7　诱导化疗后次优反应鼻咽癌的治疗

一、病历摘要

（一）病史简介

患者男性，37 岁。

主诉：右颈肿物 2 年余。

现病史：患者于 2 年余前无明显诱因出现右侧颈部肿物，自行口服抗生素治疗，肿物减小后再次逐渐增大，抗炎后略好转。半年前患者饮酒后出现左颈部肿块，渐增大，伴鼻塞、回吸性血涕，偶有鼻出血，轻微头痛，遂就诊于我院。行颈部超声检查提示双侧颈部多发肿大淋巴结。穿刺病理提示（左颈部淋巴结穿刺活检）增生的纤维组织内见恶性肿瘤（低分化癌）浸润。免疫组化结果示 CK5/6（+），P40（+），CK7（-），CK20（-），CDX-2（-），TTF-1（-），Calretinin（-），LCA（-），CD56（-），EBER（原位杂交）（+）。结合免疫组化结果及影像学检查，符合低分化鳞状细胞癌（非角化型癌），考虑来自鼻咽转移可能大。完善喉镜示鼻咽占位，病理提示（鼻咽）恶性病变，意见为非角化型分化性癌。腹部、盆腔、颅脑 MRI 未见明显异常。

既往史：患者平素体健，2019 年行鼻息肉手术；吸烟史 20 年，20 支 / 日，饮酒史 20 年，啤酒 4 ～ 5 瓶 / 日。

（二）体格检查

ECOG PS 1 分，NRS 0 分。右侧颈部 Ⅱ ～ Ⅲ 区触及多发肿大淋巴结，融合成团，总大小约 10 cm×5 cm，左侧颈部锁骨上扪及多发肿大淋巴结，融合成团，总大小约 8 cm×4 cm，质硬固定无压痛。

（三）辅助检查

1. 实验室检查　EB 病毒 DNA、EB 病毒抗体、鳞状细胞癌抗原（squamous cell carcinoma，SCC）、Cyfra21-1 水平升高，血常规、生化、血凝常规、传染性标志物未见明显异常。

2. 影像学检查

（1）颈部超声：双侧颈部及锁骨上均探及多枚肿大淋巴结，右侧大者位于 Ⅱ 区，大小约 3.9 cm×2.4 cm，左侧大者位于 Ⅳ 区，大小约 2.9 cm×1.5 cm，髓质不清，彩色多普勒血流显像（color doppler flow imaging,CDFI）:内血流信号不不明显。

（2）纤维喉镜：鼻咽占位。

（3）鼻咽部 MRI 增强＋平扫（2023 年 05 月 31 日，病例 7 图 1）：左侧咽旁间隙多发肿大淋巴结，增强扫描均匀强化，最大者长径约 12 mm。

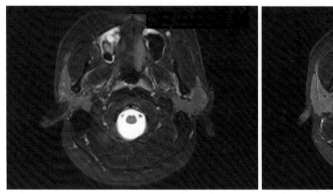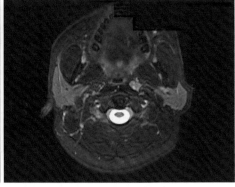

病例 7 图 1　治疗前鼻咽部 MRI 增强＋平扫提示鼻咽部及咽后淋巴结占位性病灶

（4）颈部 MRI 平扫（2023 年 05 月 31 日，病例 7 图 2）：双侧颈部、双侧锁骨上窝可见多发明显肿大淋巴结，部分融合、分界不清，最大截面积约 32 mm×50 mm。

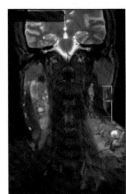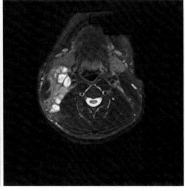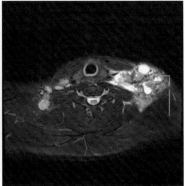

病例 7 图 2　治疗前颈部 MRI 平扫提示双侧颈部及锁骨上淋巴结占位性病灶

（5）胸部、腹部、盆腔 CT 及骨扫描均未见转移征象。

（四）诊断

1. 鼻咽恶性肿瘤　非角化型未分化癌　$cT_1N_3M_0$ IV A 期；

2. 颈部继发恶性肿瘤；

3. 鼻息肉术后。

（五）诊疗经过

1. 诱导化疗　2023 年 05 月 27 日至 2023 年 07 月 25 日行 3 周期 TPF 方案化疗。复查颈部超声及鼻咽、颈部 MRI，疗效评价疾病稳定（stable disease，SD），更换化疗方案，行 1 周期 GP 方案联合泰欣生治疗。

2. 同期放化疗　2023 年 08 月 24 日至 2023 年 10 月 07 日完成根治性放疗（病例 7 图 3），处方剂量：95% pGTV1-n 72.6 Gy/2.2 Gy/33F，95% pGTV1-t 67.65 Gy/2.05 Gy/33F，95% PTV1 66 Gy/2 Gy/33F，放疗期间同步 2 周期顺铂单药化疗，且每周同步泰欣生 200 mg 靶向治疗（共 6 周），放疗不良反应：2 级皮肤损伤、2 级口腔黏膜损伤、中度口干、吞咽疼痛。放疗结束后 1 个月复查鼻咽＋颈部 MRI，疗效评价部分缓解（PR）（病例 7 图 4）。

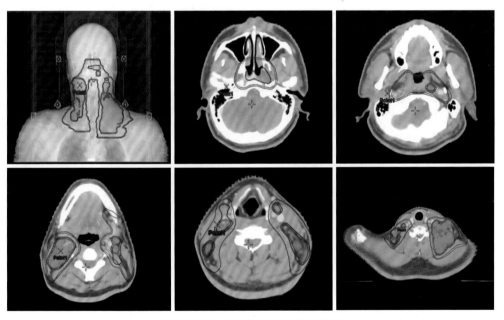

病例 7 图 3　根治性放疗靶区勾画图

GTV-t 包括鼻咽病灶、左侧咽后淋巴结；GTV-n 包括双侧颈部及锁骨上转移淋巴结；CTV 包括双侧颈部 II～V 区淋巴结引流区，右侧颈部 I b 区淋巴结引流区。pGTV-t、pGTV-n、PTV 分别由 GTV-t、GTV-n、CTV 外扩 2～5 mm 产生。

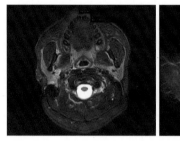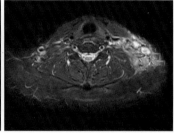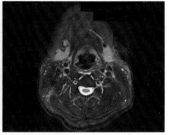

病例 7 图 4　放疗结束后复查鼻咽 + 颈部 MRI

3. 放疗结束后行卡培他滨节拍化疗。

（六）随访

患者于 2024 年 03 月 27 日复查鼻咽 + 颈部 MRI（病例 7 图 5），疗效评价持续 PR。

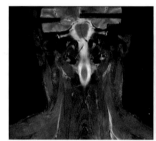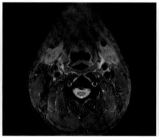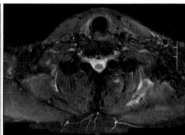

病例 7 图 5　复查鼻咽 + 颈部 MRI

二、病例分析

该病例为青年男性，因"右颈肿物 2 年余"入院，完善检查后确诊局部晚期鼻咽癌。患者鼻咽部病灶小，右侧颈部 Ⅱ～Ⅲ 区、左侧锁骨上有较大融合淋巴结，行 2 周期 TPF 方案诱导化疗后，复查颈部超声，双侧颈部淋巴结较初诊时略大，疗效评价 SD，认为该患者诱导化疗反应不佳。考虑患者第 3 周期化疗到期及放疗定位至开始放疗的时间窗问题，先行 1 周期 GP 方案再诱导化疗，后续于 2023 年 08 月 24 日至 2023 年 10 月 07 日完成根治性放疗，放疗期间同步 2 周期顺铂单药化疗，且每周同步尼妥珠单抗 200 mg 靶向治疗增敏。放疗结束后复查鼻咽、颈部 MRI，颈部淋巴结明显缩小，疗效评价 PR，后行卡培他滨节拍化疗。

三、疾病介绍

鼻咽癌高发于中国南方地区，尤其是广东省，具有明显的地区聚集性、种族易感性及家族高发倾向，其危险因素有 EB 病毒感染、环境因素、遗传因素及不良生活习惯等。鼻咽癌好发于咽隐窝，侧壁常见，其次是顶后壁。鼻咽癌以鳞癌最为常见（95% 以上），病理分为以下三种类型：角化型癌、非角化型癌及基底细胞样鳞状细胞癌，以非角化型未分化癌为主。鼻咽癌容易向周围浸润及发生区域淋巴结转移，最常见的临床表现包括颈部包块、回吸性血涕、鼻塞、耳鸣和听力减退、头痛、张口困难及面部麻木、复视、伸舌受限等脑神经受累的相关症状[1]。由于鼻咽癌发病的隐匿性，约 70% 的患者就诊时已为局部晚期，这部分患者远处转移的发生率较高[2]。

以铂类为基础的同步放化疗是局部晚期鼻咽癌的标准治疗模式。相对于直接进行放化疗，诱导化疗能够缩小肿瘤体积，快速缓解症状；消灭亚临床病灶，预防远处转移；避免放疗后肿瘤区组织纤维化，增强肿瘤对化疗的敏感性；缩小照射野，更好地保护正常组织[3]。因此，根据 CSCO 与美国临床肿瘤学会（American society of clinical oncology, ASCO）指南，诱导化疗后同步放化疗已成为局部晚期鼻咽癌治疗的新标准[4]。在两项大型Ⅲ期临床试验中，GP 和 TPF 诱导化疗方案呈现出显著的生存改善，治疗强度也高出其他方案[5-6]。同时诱导化疗的周期数也会影响后续放疗的时机及患者的生存率，诱导化疗与放疗时间间隔的延长与鼻咽癌预后不良相关[7]。根据目前的临床实验得出，要根据患者局部侵犯程度及淋巴结大小选择合适的诱导化疗周期数，并关注毒性反应。

另外，诱导化疗的有效性是局部晚期鼻咽癌患者无病生存期（disease free survival，DFS）和 OS 的独立预后因素，诱导化疗后疗效评价为 SD 或疾病进展（progressive disease，PD）的患者局部复发风险较高，因此如何提高诱导化疗耐药局部晚期鼻咽癌患者的疗效是目前临床医师关注的重点[8-9]。中山大学一项回顾性研究发现，对于初始诱导化疗获得次优反应（疾病稳定或进展）的患者，再诱导治疗与较差的局部无复发生存期（local recurrence free survival，LRFS）、PFS 相关，并且显著增加毒性反应，因此对于这类患者建议直接进行放疗[10]。

EGFR 在约 85% 的鼻咽癌患者中高表达，是一个预后不良的因素，通过下游信号传导通路导致细胞增生和凋亡障碍。尼妥珠单抗是一个以 EGFR 为靶点的人源性单克隆抗体，在"尼妥珠单抗联合放化疗治疗局部晚期鼻咽癌的前瞻、随机、双盲、对照、多中心Ⅲ期临床研究（NCT01074021）"中，共纳入483例Ⅲ～Ⅳ期鼻咽癌患者，研究结果显示可评价人群的CR率、5年OS显著提高，死亡风险显著下降，且安全性良好。2023年复旦大学附属肿瘤医院王孝深、胡超苏教授发表了EGFR单抗联合放化疗治疗诱导化疗耐药的局部晚期鼻咽癌：一项前瞻性Ⅱ期研究，共入组了56例经TP或GP方案诱导化疗后疗效评价为稳定或进展的患者，在同步放化疗期间每周给予尼妥珠单抗200 mg，证实尼妥珠单抗联合同步放化疗治疗诱导化疗耐药的局部晚期鼻咽癌有效且耐受性好[11]。

局部晚期鼻咽癌患者有很高的复发风险，标准治疗后需要额外的辅助治疗来进一步降低复发的风险。卡培他滨是一种口服的氟尿嘧啶类药物，一项采用卡培他滨节拍化疗的前瞻性随机对照研究发现显著提高了高危局部晚期鼻咽癌患者的无失败生存率，且安全性可控[12]。上述结果支持节拍化疗在鼻咽癌辅助治疗中的潜在作用。

四、病例点评

诱导化疗后次优反应（疾病稳定或进展）的患者，再次诱导化疗与较差的LRFS、PFS相关，并且显著增加毒性反应，建议直接进行放疗。同步放化疗过程中，每周同步尼妥珠单抗200 mg靶向治疗，在诱导化疗耐药的局部晚期鼻咽癌有效且耐受性好。诱导化疗后次优反应的患者，复发风险较高，标准治疗后需要额外的辅助治疗来进一步降低复发的风险，可选择辅助卡培他滨节拍化疗。

（病例提供：王欣桐　青岛大学附属医院）
（点评专家：陆海军　青岛大学附属医院）

参考文献

[1]Chen YP,Chan ATC,Le QT,et al.Nasopharyngeal carcinoma[J].Lancet,2019,394（10192）:64-80.

[2]Tang LL, Chen YP, Mao YP, et al.Validation of the 8th edition of the UICC/AJCC staging system for nasopharyngeal carcinoma from endemic areas in the intensity-modulated radiotherapy era[J].J Natl Compr Canc Netw, 2017, 15（7）:913-919.

[3]Zhao C, Miao JJ, Hua YJ, et al.Locoregional control and mild late toxicity after reducing target volumes and radiation doses in patients with locoregionally advanced nasopharyngeal carcinoma treated with induction chemotherapy（IC）followed by concurrent chemoradiotherapy：10-year results of a phase 2 study[J]. International Journal of Radiation Oncology Biology Physics, 2019, 104（4）：836-844.

[4]Chen YP, Ismaila N, Chua MLK, et al.NPC chemotherapy in combination with radiation ASCO and CSCO guideline[J].J Clin Oncol, 2021, 39（7）：840-859.

[5]Sun Y, Li WF, Chen NY, et al.Induction chemotherapy plus concurrent chemoradiotherapy versus concurrent chemoradiotherapy alone in locoregionally advanced nasopharyngeal carcinoma：a phase 3, multicentre, randomised controlled trial[J].The Lancet Oncology, 2016, 17（11）：1509-1520.

[6]Zhang Y, Chen L, Hu GQ, et al.Gemcitabine and cisplatin induction chemotherapy in nasopharyngeal carcinoma[J].New England Journal of Medicine, 2019, 381（12）：1124-1135.

[7]Peng L, Liu JQ, Xu C, et al.The prolonged interval between induction chemotherapy and radiotherapy is associated with poor prognosis in patients with nasopharyngeal carcinoma[J].Radiation Oncology, 2019, 14（1）：9.

[8]Peng H, Chen L, Zhang Y, et al.The tumour response to induction chemotherapy has prognostic value for long-term survival outcomes after intensity-modulated radiation therapy in nasopharyngeal carcinoma[J].Scientific Reports, 2016, 6（1）：24835.

[9]Liu SL, Sun XS, Yan JJ, et al.Optimal cumulative cisplatin dose in nasopharyngeal carcinoma patients based on induction chemotherapy response[J].Radiotherapy and Oncology, 2019, 137：83-94.

[10]Liu SL, Sun XS, Yan JJ, et al.Management of suboptimal response to induction chemotherapy in locoregionally advanced nasopharyngeal carcinoma：reinduction therapy or direct to radiotherapy[J] ? Radiotherapy and Oncology, 2021, 163：185-191.

[11]Niu X, Liu P, Zhou X, et al.Anti-epidermal growth factor receptor（EGFR）monoclonal antibody combined with chemoradiotherapy for induction chemotherapy resistant locally advanced nasopharyngeal carcinoma：A prospective phase Ⅱ study Ⅱ [J].Translational Oncology, 2024, 39：101797.

[12]Chen YP, Liu X, Zhou Q, et al.Metronomic capecitabine as adjuvant therapy in locoregionally advanced nasopharyngeal carcinoma：a multicentre, open-label, parallel-group, randomised, controlled, phase 3 trial[J].The Lancet, 2021, 398（10297）：303-313.

病例 8 上段食管癌的综合治疗

一、病历摘要

（一）病史简介

患者男性，67 岁。

主诉：进行性进食梗阻 2 个月。

现病史：患者于 2 个月前无明显诱因出现进食梗阻感，无饮水呛咳，无发热寒战，无胸背部疼痛，无咳嗽咳痰，无声音嘶哑，无腹痛腹泻。未行特殊治疗，后进食梗阻感加重，只可进半流食，进食量较前减少，遂就诊于我院。患者自发病以来，神志清楚，精神差，饮食如前所述，二便可，睡眠如常，体重下降 5 kg（约 4%）。

既往史：否认高血压、糖尿病、冠心病、脑血管病史。

个人史：吸烟史 30 余年，平均 10 支 / 日，已戒烟 2 年，饮酒史 30 年余，约 100 g 酒精 / 日。

家族史：父母已故，父亲患有"肺癌"，兄弟姐妹体健。

（二）体格检查

身高 167 cm，体重 65 kg，体重指数（body mass index，BMI）23.31，体表面积（body surface area，BSA）1.72m²；生命体征平稳；ECOG PS 1 分，双侧颈部未触及明显肿大淋巴结；胸、腹部查体未见明显阳性体征。

（三）辅助检查

食管内镜：食管上段距门齿约 17 ～ 23 cm 处见一环周 1/2 周不规则溃疡，底部不平整，边缘不规则堤样隆起（病例 8 图 1）。

食管超声内镜：食管腔狭窄，距门齿约 17 ～ 23 cm 处见病灶处食管壁正常结构破坏，低回声病变局部突破外膜，厚度约 15 mm，食管见壁外 1 枚淋巴结肿大，所见最大截面积约 8.2 mm×6.4 mm（病例 8 图 2）。

上消化道 X 线造影：食管上段管壁增厚、僵硬，管腔狭窄，对比剂通过受阻，长约 64 mm（病例 8 图 3）。

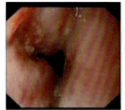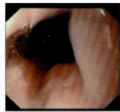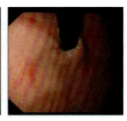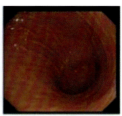

病例 8 图 1　食管内镜

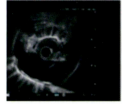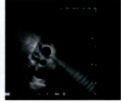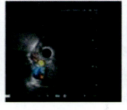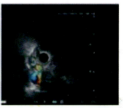

病例 8 图 2　食管超声内镜

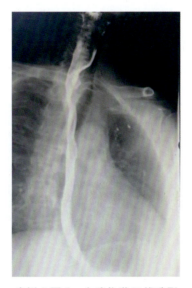

病例 8 图 3　上消化道 X 线造影

PET-CT：①颈段 - 胸上段食管（约 $T_{1\sim4}$ 椎体水平）管壁不均匀增厚，累及长度约 71 mm，管腔狭窄，外缘毛糙，部分层面向前推压气管后壁，代谢增高，SUVmax 约 14.1；②纵隔内右侧气管食管旁沟增大淋巴结，代谢增高，SUVmax 约 8.7；以上考虑食管癌并上述淋巴结转移（病例 8 图 4）。

病理检查：鳞状细胞癌。

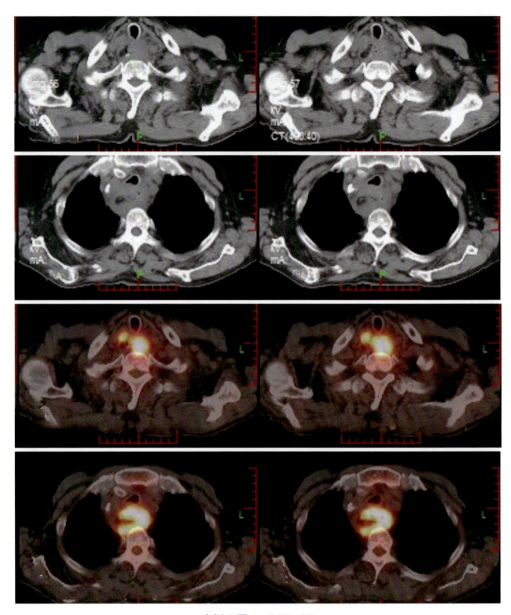

病例 8 图 4　PET-CT

（四）诊断

1. 上段食管恶性肿瘤（鳞癌，$cT_{4b}N_1M_0$，c Ⅳ A 期）（UICC/AJCC 第 8 版）；

2. 右侧下颈区气管旁淋巴结转移。

（五）诊疗经过

患者于 2021 年 03 月 10 日就诊于我院肿瘤放疗科，完善相关检查后，联合胸外科、化疗科、放射科进行了多学科会诊，会诊意见：患者诊断明确，食管颈段＋胸上段手术难度大、并发症多、预后差，不建议手术治疗，根据 PET-CT 提示肿瘤病灶侵及气管，存在气管 - 食管瘘的风险，行 4 周期化疗后复查，根据检查结果决定能否行同期放化疗。2021 年 03 月 18 日至 2021 年 06 月 01 日行 4 周期 TP 方案化疗，具体方案：白蛋白结合型紫杉醇 200 mg/m² 静脉注射 d1、d8 ＋顺铂 60 mg/m² 静脉注射 d1、d8　1 次 /3 周。复查颈胸部 CT 提示食管病灶较前减轻，纵隔淋巴结较前明显减小；颈部见多发肿大淋巴结（病例 8 图 5）。颈部超声示双侧颈部见多发肿大淋巴结，大者位于左侧颈部Ⅳ区，大小约 1.2 cm×0.6 cm，门髓不清，考虑转移。超声穿刺病理提示鳞癌，转移自食管可能性大。疗效评价为 PD。重新进行临床分期为上段食管恶性肿瘤（鳞癌，$cT_{4b}N_1M_1$，c Ⅳ B 期）、右侧下颈区气管旁淋巴结、颈部Ⅳ区淋巴结转移。

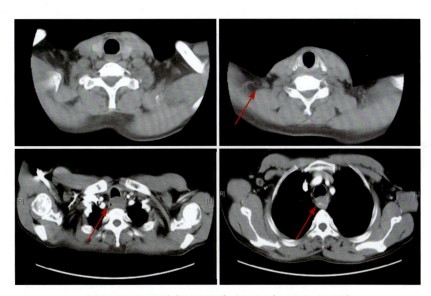

病例 8 图 5　颈胸部 CT 图像（2021 年 06 月 23 日）

2021 年 06 月 27 日经放疗科、化疗科、影像科 MDT 讨论，意见为病情较前进展，更换治疗方案为卡瑞利珠单抗＋卡培他滨治疗，治疗 6 周期后评估治疗效果，若病情稳定给予食管癌同期放化疗。2021 年 06 月 25 日至 2021 年 11 月 20 日行 6 周期卡瑞利珠单抗 200 mg 静脉注射 1 次 /3 周＋卡培他滨 1.5g 口服，2 次 /日，d1 ～ 14，1 次 /3 周。2021 年 10 月 08 日复查颈胸部 CT 示病灶较前相仿，疗效评价为 SD。2022 年 01 月 02 日至 2022 年 02 月 28 日给予食管病灶、颈部和纵隔转移淋巴结及锁骨上 / 下颈部淋巴引流区、食管旁、Ⅱ区、Ⅳ区、Ⅶ区淋巴结引流区，Ⅶ野调强放疗，6MV-X 线，95% PTV 50.4 Gy/1.80 Gy/28F，95% pGTV 60.20 Gy/2.15 Gy/28F，同期联合卡培他滨治疗。2022 年 04 月 03 日复查颈胸部 CT 提示病灶较前明显减轻，疗效评价为 PR（病例 8 图 6）。

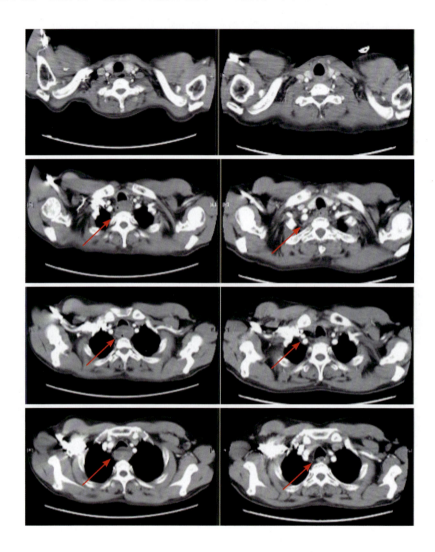

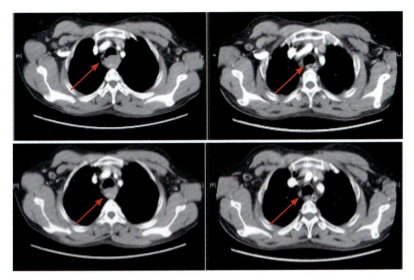

病例 8 图 6 复查胸部 CT （2022 年 04 月 03 日）

后卡瑞利珠单抗 200 mg 1 次 /3 周维持治疗至 2023 年 06 月。后规律随访，复查结果为持续 PR（病例 8 图 7）。

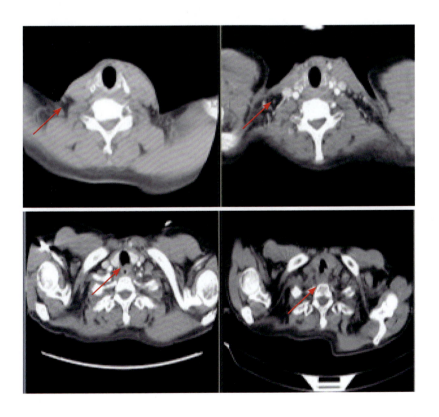

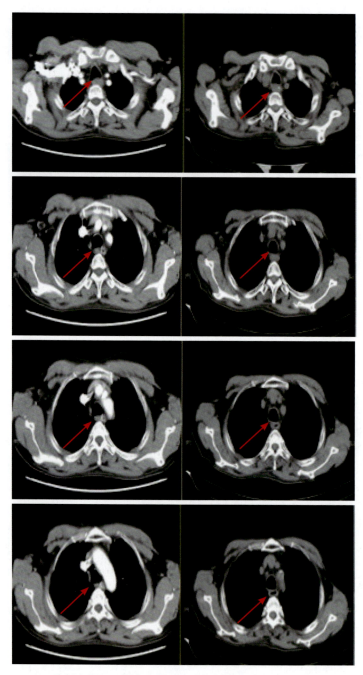

病例 8 图 7　复查胸部 CT（2024 年 03 月 01 日）

二、病例分析

肿瘤精准治疗的前提是精准分期。该患者如何临床分期？食管癌的临床分段包括：①颈段食管：上自下咽，下达胸廓入口即胸骨上切迹水平，周围毗邻气管、颈血管鞘和脊椎，内镜下通常距门齿 15 ～ 20 cm；②胸上段食管：上起胸廓入口，下至奇静脉弓下缘（即肺门水平之上），其前面被气管、主动脉弓的 3 个分支及头臂静脉包围，后面毗邻脊椎，内镜下通常距门齿 20 ～ 25 cm；③胸中段食管：上起奇静脉弓下缘，下至下肺静脉下缘（即肺门水平之间），其前方夹在两肺门之间，左侧与胸降主动脉为邻，后方毗邻脊椎，右侧游离直接与胸膜相贴，内镜下通常距门齿 25 ～ 30 cm；④胸下段食管：上起自下肺静脉下缘，下至食管胃结合部（即肺门水平之下），内镜下通常距门齿 30 ～ 40 cm[1]。临床上需综合多种影像学与内镜学检查结果，以病变中心位置所处食管分段进行诊断。颈段和胸上段合称为上段。PET-CT 提示食管气管间隙消失、气管后壁不规则、气管后壁因肿瘤压迫引起隆起，提示食管癌侵犯气管[2]，并且有食管气管瘘可能。根据患者主诉、现病史、辅助检查，诊断为上段食管恶性肿瘤侵及气管（鳞癌，$cT_{4b}N_1M_0$，c ⅣA 期）、右侧下颈区气管旁淋巴结转移、气管食管瘘可能。

肿瘤规范治疗的最佳途径是多学科诊疗模式。2021 年 03 月 18 日进行胸外科、放疗科、化疗科、影像科 MDT 讨论。胸外科认为食管颈段＋胸上段，手术难度大、并发症多、预后差，不建议手术治疗。放疗科认为可以进行 4 周期诱导化疗后观察病情变化，决定下一步能否行根治性同步放化疗，基于以下依据：① RTOG8501 研究奠定了同步放化疗在不可手术局部晚期食管癌治疗中的基石地位[3]；② NCCN 指南（2021 年）、中国卫生健康委员会食管癌诊疗规范（2021 年版）指出对于侵犯椎体、气管、主动脉、心脏等重要脏器的食管癌建议行单纯化；2021 年《CSCO 食管癌诊疗指南》指出，对于侵犯气管的食管癌患者Ⅰ级推荐是进行单纯化疗，但另外还指出，"对于肿瘤不可切除，如气管、大血管、喉返神经受侵等，可行根治性同步放化疗，但需要高度警惕穿孔、出血的可能"；《中国食管癌放射治疗指南（2021 年版）》指出，$cT_{4b}N-/N+$ 期患者Ⅰ级推荐行根治性同步放化疗（ⅠA 类证据）、Ⅱ级推荐行单纯放疗，并没有指出侵犯气管的食管癌患者不可行根治性同步放化疗，禁忌证中指出穿孔征象非常明显的患者禁止行食管癌放疗。通过分析患者病情并结合临床指南、经典临床研究，患者标准治疗方案是根治性同步放化疗，但是患者有发生气管食管瘘的可能。该患者能否诱导化疗后行根治性同步放化疗呢？刘孟忠教授研究发现，诱导化疗后行同期放化疗非劣效于同期放化疗[4]；

葛红教授研究食管鳞癌患者同期放化疗与诱导化疗联合同期放化疗疗效发现诱导化疗联合同期放化疗组 3 年 OS、3 年 PFS、mOS、mPFS 均显著高于同期放化疗组[5]。故肿瘤放疗科认为该患者诱导化疗后行根治性同步放化疗。化疗科建议化疗方案选择 TP 方案即白蛋白结合型紫杉醇 125 mg/m² 静脉注射 d1，d8 ＋顺铂 75 mg/m² 静脉注射 d1 1 次 /3 周。

经过 4 周期 TP 方案诱导化疗后发现食管病灶及纵隔淋巴结较前明显减小，但是颈部出现新发转移淋巴结，重新临床分期为：上段食管恶性肿瘤（鳞癌，$cT_{4b}N_1M_1$，c Ⅳ B 期）、右侧下颈区气管旁淋巴结、颈部Ⅳ区淋巴结转移，疗效评价为 PD。下一步如何进行治疗呢？2020 年 Keynote590 首次公布研究结果显示，帕博利珠单抗联合化疗一线治疗晚期食管癌的客观缓解率（objective response rate，ORR）、PFS 和 OS 都显著优于含铂化疗方案[6]。2021 年 ASCO 年会公布了 Check Mate-648 研究，这是一项Ⅲ期、随机、全球临床研究，评估了纳武利尤单抗（O 药）为基础的免疫联合疗法对比单独化疗（5- 氟尿嘧啶＋顺铂）用于晚期或转移性食管鳞癌一线治疗的疗效，发现在所有随机患者中，O 药＋化疗组的 mOS 13.2 个月，化疗组为 10.7 个月，且具有显著统计学意义，表明 O 药＋化疗获益不受 PD-L1 表达限制[7]。RATIONALE-306 是一项探索替雷利珠单抗联合化疗一线治疗晚期或转移性食管鳞癌的全球、多中心、随机、安慰剂对照、Ⅲ期临床研究，研究显示替雷利珠单抗联合治疗组患者 mOS 达 17.2 个月，单纯化疗组为 10.6 个月，提示不论 PD-L1 表达如何，均可行替雷利珠联合化疗方案中获益[8]。以上临床研究提示免疫治疗联合化疗在转移性食管癌一线治疗中的重要作用。根据 2022 年 CSCO 食管癌诊疗指南，给予患者 6 周期卡瑞利珠单抗 200 mg 静脉注射 1 次 /3 周＋卡培他滨 1.5 g 口服，2 次 / 日 d1 ～ 14 1 次 /3 周，疗效评价为 SD。

该患者能否行同步放化疗呢？对于晚期食管癌患者，推荐使用双药或三药联合的标准化疗，主要目的是缓解症状、控制肿瘤生长和改善生活质量。目前推荐对原发病灶进行短期姑息放疗（30 ～ 35 Gy），以缓解患者的吞咽困难、疼痛、出血和瘘等症状。但是越来越多的证据表明，针对原发病灶的积极治疗可能与生存获益相关。2017 年，Guttmann 等人[9]进行了一项观察性队列研究，评估了在化疗基础上同步原发病灶的放疗及放疗剂量对 12 683 例晚期食管癌患者生存的影响，结果显示与单纯化疗相比，化疗联合高剂量放疗（≥ 50.4 Gy）可以提高 mOS（11.3 个月 vs 8.3 个月，$P \leqslant 0.001$），而化疗联合低剂量放疗（< 50.4 Gy）的预后较差，mOS 为 7.5 个月。2022 年，Ji 等人[10] 的回顾性分析也进一步显示，与单独化疗相比，同步原发病灶的积极放疗（56 ～ 66 Gy）显著增加了晚期食管癌患者的生存获益，mOS 为 12.9 个月 vs 9.3 个月，5 年生存率为 17.6% vs 8.2%（$P = 0.029$）。这些数据表明，放疗与化疗联合治疗晚期食管癌，需要对原发病灶进行高剂量照射（≥ 50.4 Gy），尽快控制原发肿瘤，才能提高患者的生存获益。对原发病灶进行积极的放疗可以显著提高晚期食管癌患者的生存获益，这可能是得益于针对原发肿瘤的放疗可以减轻吞咽困难的症状或减缓吞咽困难的进展，从而改善患者的营养状况及心理状态。同时，放疗可以促进肿瘤抗原的释放并激活树突状细胞，增强肿瘤抗原的交叉呈递，诱导特异性抗肿瘤免疫反应，激发远隔效应[11]。后给予患者食管病灶、颈部纵隔转移淋巴结及锁骨上 / 下颈部淋巴引流区、食管旁、Ⅱ区、Ⅳ区、Ⅶ区淋巴结引流区Ⅶ野调强放疗，6MV-X 线，95% PTV 50.40 Gy/1.80 Gy/28F，95% pGTV 60.20 Gy/2.15 Gy/28F。放疗结束后 1 个月复查，疗效评价为 PR。之后卡瑞利珠单抗维持治疗至 2023 年 06 月，截止患者最后一次复查，患者达到 38 个月的总生存期。

该患者初诊为上段食管恶性肿瘤侵及气管（鳞癌，$cT_{4b}N_1M_0$，c Ⅳ A 期）、右侧下颈区气管旁淋巴结转移、伴有气管食管瘘可能。临床认为是不可切除的局部晚期食管癌，并且因为有气管食管瘘可能不可直接进行同步放化疗。根据指南推荐、临床研究结果给予 4 周期 TP 方案化疗，疗效评价为 PD。遂给予卡瑞利珠联合卡培他滨治疗 6 个周期，治疗效果是 SD。后给予患者食管癌放疗，疗效评价为 PR，后用卡瑞利珠单抗维持治疗。目前患者疾病稳定，OS 达 38 个月，患者获益显著。

三、疾病介绍

1. 概述　食管癌是目前常见的恶性肿瘤之一，据 2020 年全球癌症统计，食管癌的新发病人数达 60.4 万，死亡人数达 54.4 万[12]。中国是食管癌高发地区，虽然中国食管癌的发病率及死亡率均呈下降趋势，但依旧是威胁我国居民健康的主要恶性肿瘤。我国食管癌主要的组织学类型为鳞状细胞癌，已知其发病与饮食、生活习惯密切相关，包括烫食、热茶、饮酒、吸烟等，此外还包括食品霉变、炭烤或烟熏制备方式、饮用水、土壤成分或环境微生物菌群等因素[13]。

2. 症状 因为食管壁有弹性，病灶小的时候症状不显著，随着肿瘤增大多数患者是因为出现吃饭有哽噎（阻挡感）就诊，尤其是硬一点的食物，如果不在意会进行性加重，最后会出现饮水无法咽下[14]。部分患者会有胸骨后烧灼感，比如溃疡型肿瘤。吞咽伴疼痛、黑便、声音嘶哑、咳嗽、颈部淋巴结也可以是食管癌的症状。

3. 诊断 病理是确诊的金标准，常见病理组织学类型包括鳞癌、腺癌、神经内分泌肿瘤等，一般是通过胃镜取得活检组织。超声内镜可以帮助分期。影像学检查也很重要，测量大小、范围、分期及后续疗效评估，上消化道造影或钡餐、增强CT、PET-CT是常用的手段。血液肿瘤标志物如细胞角蛋白片段19(Cyfra21-1)、癌胚抗原、鳞状上皮细胞抗原等具有诊断意义。

4. 大体分型 一般是根据肉眼看到或影像学所进行的"宏观"分型，包括髓质型（食管壁均匀增厚）、蕈伞型（像蘑菇一样突入管腔）、溃疡型（边缘隆起、中间黏膜形态缺失）、缩窄型（食管弹性变差，食管管腔像是额外增加了一条松紧带）、腔内型（宽基底，向管腔内突出）[15]。大体分型是肿瘤本身生物学行为的结果，与治疗结局有一定关系。

5. 分段

（1）颈段食管：上自下咽，下达胸廓入口即胸骨上切迹水平。周围毗邻气管、颈血管鞘和脊椎。内镜下通常距门齿15～20 cm。

（2）胸上段食管：上起胸廓入口，下至奇静脉弓下缘（即肺门水平之上）。其前面被气管主动脉弓的3个分支及头臂静脉包围，后面毗邻脊椎。内镜下通常距门齿20～25 cm。

（3）胸中段食管：上起奇静脉弓下缘，下至下肺静脉下缘（即肺门水平之间）。其前方夹在两肺门之间，左侧与胸降主动脉为邻，后方毗邻脊椎，右侧游离直接与胸膜相贴。内镜下通常距门齿25～30 cm。

（4）胸下段食管：上起自下肺静脉下缘，下至食管胃结合部（即肺门水平之下）。内镜下通常距门齿30～40 cm。

6. 治疗

（1）外科治疗：是食管癌的主要根治性手段之一。在2000年以前我国食管癌外科治疗的主要入路以左胸入路为主，由于左胸主动脉弓遮挡和弓上三角狭小导致上纵隔淋巴结清扫不完全，因此，食管癌左胸入路治疗后下颈和上纵隔淋巴结复发率高达 30% ~ 40%，严重影响长期生存。导致我国以左胸入路外科治疗食管癌术后 5 年生存率近 30 年来一直徘徊在 30% ~ 40%[16]。随着近年我国食管癌规范化治疗的进步和食管癌胸、腹腔镜微创手术的推广应用，右胸入路逐渐增多。右胸入路由于没有主动脉弓的遮挡，淋巴结清扫较为彻底。大部分医院颈部淋巴结清扫为选择性。相比较左胸入路，经右胸入路行完全胸、腹 II 野或颈、胸、腹 III 野淋巴结清扫能降低术后颈部和胸部淋巴结转移复发率，可明显提高 5 年生存率[17]。此外，局部进展期食管癌的单纯外科治疗模式已经被以手术为主的多学科综合治疗模式替代，后者包括术前新辅助与术后辅助治疗，涉及化疗、放化疗与免疫治疗等。

（2）放射治疗：是食管癌综合治疗的重要组成部分，涉及术前新辅助、术后辅助、根治性及姑息性治疗多个方面。对于 $cT_{is \sim 2}N_{1 \sim 3}M_0$ 或 $cT_{3 \sim 4a}N_{any}M_0$ 期食管癌拟行手术者，推荐术前新辅助放化疗以提高根治性切除率（RP）、病理完全缓解率（pathologic complete response, pCR）、局部肿瘤控制率，进而改善术后长期生存[18]；非计划手术或拒绝手术治疗者，推荐行根治性同步放化疗[19]；术后经病理学评估为非根治性切除（R1 或 R2），或者虽为 R0 切除，但为（y）$pT_4N_{any}M_0$ 期者，可根据患者恢复情况考虑行术后辅助同步放化疗[20]。浅表型食管癌经内镜下食管黏膜切除术，病理学评估为 T_{1b} 期或 T_{1a} 期合并脉管癌栓、神经受累、低分化或未分化癌或非 R0 切除者，首选食管切除术，经外科评估不适合手术或拒绝手术者，可考虑行辅助放疗或同步放化疗；经外科评估不可切除的 $cT_4N_{any}M_0$ 期食管癌患者，或拒绝手术治疗者，推荐行根治性同步放化疗。术后局部复发、晚期食管癌合并食管梗阻、广泛性淋巴结转移、合并远隔脏器转移（肺、骨、脑等）经全身系统性药物治疗后评估疾病稳定或退缩者，可考虑姑息性放射治疗[21]。

放疗后评估及随访指南：①术前新辅助放疗后评估：推荐于术前新辅助放疗结束 1 个月后评估疗效，复查项目包括增强 CT（包含颈部、胸部及腹部区域）及血常规、生化等实验室检查，上消化道造影、全身 PET-CT、骨扫描、颅脑 MRI 可根据病情选择。为准确临床再分期需要，酌情可考虑行食管内镜重复活检、纤维支气管镜检及 EBUS 引导下经支气管镜针吸活检术（endobronchial ultrasound guided transbronchial needle aspiration, EBUS-TBNA) 或超声内镜引导下细针穿刺术 (endoscopic ultrasound fine needle aspiration, EUS-FNA) 区域肿大淋巴结再次活检等有创性检查。建议在放疗结束后 4～8 周实施食管癌根治术。②术后辅助放疗后随访：推荐于术后辅助放疗结束后 3 个月开始随访，推荐频次为初始 2 年内 3 个月复查 1 次，2～5 年每半年复查 1 次，5 年以后每年复查 1 次。包括增强 CT（包含颈部、胸部及腹部区域）及血常规、生化等实验室检查，上消化道造影、全身 PET-CT、骨扫描、颅脑 MRI 可根据病情选择。随访期间若发现吻合口、区域淋巴结或远隔脏器可疑转移灶，酌情可考虑行上消化道内镜检查、纤维支气管镜检及 EBUS-TBNA 或 EUS-FNA 区域肿大淋巴结有创性检查。③根治性放化疗后随访：推荐于根治性放化疗结束后 1～2 个月开始随访，推荐频次为初始 2 年内 3 个月复查 1 次，2～5 年每半年复查 1 次，5 年以后每年复查 1 次。包括增强 CT（包含颈部、胸部及腹部区域）及血常规、生化等实验室检查，上消化道造影、全身 PET-CT、骨扫描、颅脑 MRI 可根据病情选择。随访期间若发现吻合口、区域淋巴结或远隔脏器可疑转移灶，酌情可考虑行上消化道内镜检查、纤维支气管镜检及 EBUS-TBNA 或 EUS-FNA 区域肿大淋巴结有创性检查。

（3）系统性药物治疗：早期食管癌的临床症状不明显，难于发现。大多数食管癌患者在确诊时已为局部晚期或存在远处转移。因此，以控制播散为目的的系统性药物治疗在食管癌的治疗中占有重要的地位。近年来，随着分子靶向治疗、免疫治疗新药的出现和发展，药物治疗在食管癌综合治疗中的作用前景广阔。目前，药物治疗在食管癌中主要应用领域包括针对局部晚期患者的新辅助治疗和辅助治疗，以及针对晚期患者的化疗、分子靶向治疗和免疫治疗。①新辅助治疗：新辅助化疗有利于肿瘤降期、消灭全身微小转移灶，并观察肿瘤对该化疗方案的反应程度，指导术后化疗。对于食管鳞癌，可手术切除的局部晚期患者可考虑行新辅助化疗，包括 $cT_{is\sim2}N_{1\sim3}M_0$ 或 $cT_{3\sim4a}N_{any}M_0$ 期颈、胸段食管癌。可手术切除的局部晚期食管下段及食管胃交界部腺癌推荐围术期化疗或新辅助化疗，包括 $cT_{is\sim2}N_{1\sim3}M_0$ 或 $cT_{3\sim4a}N_{any}M_0$ 期或可疑 cT_{4b} 期食管胃交界部腺癌[22]。②术后辅助治疗：食管鳞癌根治性术后是否常规进行辅助化疗仍存在争议，对于存在高危因素（T_{4a} 及 $N_{1\sim3}$ 期）的患者可考虑行辅助化疗或放化疗。食管下段及食管胃交界部腺癌术后辅助化疗的证据来自于围术期化疗的相关研究，对于术前行新辅助化疗并完成根治性手术的患者，术后可沿用原方案行辅助化疗。对于术前接受过新辅助放化疗的食管癌和食管胃交界部癌（包括鳞癌和腺癌）患者，在根治术后如未达到病理完全缓解，接受纳武利尤单抗治疗1年可显著延长无病生存。目前，国家药品监督管理局尚未批准纳武利尤单抗用于食管或食管胃交界部癌辅助治疗的适应证，待获批后可作为推荐的治疗策略。辅助治疗一般在术后4周以后开始[23]。③复发/转移性食管癌的药物治疗：对初诊晚期转移性食管癌患者，如能耐受，可行系统性药物治疗。转移性食管癌经全身治疗后出现疾病进展，可更换方案治疗。对根治性治疗后出现局部复发或远处转移的患者，如能耐受，可行系统性药物治疗。A. 一线治疗：目前，免疫检查点抑制剂联合化疗已经成为晚期食管癌一线治疗的标准。对于晚期食管癌和食管胃交界部癌（包括鳞癌和腺癌）的患者，一线治疗可在顺铂＋氟尿嘧啶化疗方案的基础上联合帕博利珠单抗[24]；对于晚期食管胃交界部腺癌患者，一线治疗可在奥沙利铂＋氟尿嘧啶类药物的基础上联合纳武利尤单抗；对于晚期食管鳞癌患者，一线治疗可在紫杉醇＋顺铂化疗的基础上联合卡瑞利珠单抗；对于不适合接受免疫检查点抑制剂治疗的患者，可考虑行单纯化疗。晚期食管鳞癌的常用化疗方案包括顺铂＋氟尿嘧啶、紫杉醇＋铂类药物等。晚期食管胃交界部腺癌的常用化疗方案为顺铂或奥沙利铂＋氟尿嘧啶类药物；对于体力状况良好的患者，一线治疗也可以考虑紫杉类＋铂类及氟尿嘧啶类药物的三药联合方案。对于HER-2阳性的晚期食管胃交界部腺癌患者，一线治疗可在顺铂＋氟尿嘧啶类药物的基础上联合曲妥珠单抗。B. 二线及以后治疗：免疫检查点抑制剂已成为化疗失败的晚期食管癌患者的重要治疗选择。对于一线化疗失败的晚期食管鳞癌患者，可选择卡瑞利珠单抗或替雷利珠单抗作为二线治疗药物。目前，国家药品监督管理局尚未批准替雷利珠单抗用于晚期食管或食管胃交界部癌二线治疗的适应证，待获批后可作为推荐的治疗策略。对于一线化疗失败的PD-L1 CPS≥10的食管鳞癌患者，二线治疗可选择帕博利珠单抗单药[25]；对于至少二线化疗失败的食管胃交界部腺癌患者，三线及以后的治疗可以选择纳武利尤单抗。晚期食管胃交界部腺癌患者二线治疗的选择包括紫杉醇单药、伊立替康单药、多西他赛单药化疗。晚期食管鳞癌的二线化疗无标准方案，如不适合接受免疫检查点抑制剂治疗，临床实践中可参考腺癌的方案进行化疗。在靶向治疗方面，对于HER-2阳性的晚期食管胃交界部癌，三线及以后的治疗可选择维迪西妥单抗。抗血管生成的靶向药物也可以作为治疗选择：晚期食管胃交界部癌的三线及以后治疗可选择阿帕替尼；晚期食管鳞癌二线及以后治疗可选择安罗替尼或阿帕替尼[26]。

（4）内镜治疗：与传统食管外科手术相比，内镜下食管黏膜切除术治疗食管癌前病变或早期食管癌的手术创伤较小、围术期并发症风险较低、术后加速康复、医疗经济学效益较高，长期预后近似于根治性食管切除术。内镜下食管黏膜切除术即可兼顾临床诊断与治疗，又可从保留食管脏器角度改善患者生活质量，因此是具有优势的。推荐部分 $cT_{is\sim1a}N_0M_0$ 期食管癌患者选择，包括食管黏膜重度异型增生、侵犯层次局限于食管黏膜上皮层或黏膜固有层的食管癌（M1、M2）；累及黏膜肌层（M3）或黏膜下浅层（SM1）但是不伴脉管瘤栓或神经侵犯，不伴食管周围区域淋巴结肿大者。若病变累及超过 3/4 环周管腔，经验丰富的内镜医生评估后认为术后食管瘢痕狭窄风险较高者不推荐内镜治疗。内镜下食管黏膜切除方式主要包括内镜下黏膜切除术（endoscopic mucosal resection，EMR）、多环套扎黏膜切除术（multi-band mucosectomy，MBM）及内镜黏膜下剥离术（endoscopic submucosal dissection，ESD）。

四、病例点评

食管癌是我国最常见的恶性肿瘤之一，我国食管癌每年新发病例约为 30 万例，约占全球食管癌发病率的 50%。近年来，由于免疫、靶向治疗取得了长足进展，我国的食管癌诊疗水平上升到新台阶。在该例患者治疗过程中多次进行 MDT 讨论，验证了 MDT 诊疗模式在肿瘤治疗全程管理中的重要作用。本例患者的治疗紧跟指南和最新临床研究结果，结合诱导化疗、免疫联合化疗、同期放化疗，探讨了组合拳式食管癌治疗新模式，在提高肿瘤控制率的同时改善了患者生存质量并进行探索性实践。

（病例提供：董银英　青岛大学附属医院）

（点评专家：陆海军　青岛大学附属医院）

参考文献

[1]Waters JK, Reznik SI.Update on management of squamous cell esophageal cancer[J].Curr Oncol Rep, 2022, 24 (3): 375-385.

[2]Yang X, You Z, Mou C, et al.Esophagitis mimicking esophageal cancer on ^{68}Ga-FAPI PET/CT[J].Clin Nucl Med, 2022, 47 (3): 279-280.

[3]Han J, Zhu W, Yu C, et al.Clinical study of concurrent chemoradiotherapy or radiotherapy alone for esophageal cancer patients with positive lymph node metastasis[J].Tumori, 2012, 98 (1): 60-65.

[4]Chen B, Liu S, Zhu Y, et al.Induction chemotherapy followed by definitive chemoradiotherapy versus chemoradiotherapy alone in esophageal squamous cell carcinoma : a randomized phase Ⅱ trial[J].Nat Commun, 2021, 12 (1): 4014.

[5]Yang Y, Ge H.Effective combinations of radiotherapy and immunotherapy in the treatment of esophageal squamous cell carcinoma[J].Future Oncol, 2020, 16 (31): 2537-2549.

[6]Kato K, Shah MA, Enzinger P, et al.KEYNOTE-590 : phase Ⅲ study of first-line chemotherapy with or without pembrolizumab for advanced esophageal cancer[J].Future Oncol, 2019, 15 (10): 1057-1066.

[7]Kato K, Doki Y, Ogata T, et al.First-line nivolumab plus ipilimumab or chemotherapy versus chemotherapy alone in advanced esophageal squamous cell carcinoma : a Japanese subgroup analysis of open-label, phase 3 trial (CheckMate 648/ONO-4538-50) [J].Esophagus, 2023, 20 (2): 291-301.

[8]Xu J, Kato K, Raymond E, et al.Tislelizumab plus chemotherapy versus placebo plus chemotherapy as first-line treatment for advanced or metastatic oesophageal squamous cell carcinoma (RATIONALE-306): a global, randomised, placebo-controlled, phase 3 study[J].Lancet Oncol, 2023, 24 (5): 483-495.

[9]Guttmann DM, Mitra N, Metz JM, et al.Neoadjuvant chemoradiation is associated with improved overall survival in older patients with esophageal cancer[J].J Geriatr Oncol, 2018, 9 (1): 40-46.

[10]Ji Y, Du X, Zhu W, et al.Efficacy of concurrent chemoradiotherapy with S-1 vs radiotherapy alone for older patients with esophageal cancer : a multicenter randomized phase 3 clinical trial[J].JAMA Oncol, 2021, 7 (10): 1459-1466.

[11]Zhang X, Cai X, Yan C.Opportunities and challenges in combining immunotherapy and radiotherapy in esophageal cancer[J].J Cancer Res Clin Oncol,2023,149 (20): 18253-18270.

[12]Huang FL, Yu SJ. Esophageal cancer：risk factors, genetic association, and treatment[J]. Asian J Surg, 2018, 41（3）：210-215.

[13]Zhu H, Ma X, Ye T, et al. Esophageal cancer in China：practice and research in the new era[J]. Int J Cancer, 2023, 152（9）：1741-1751.

[14]Zhou N, Rajaram R, Hofstetter WL. Management of locally advanced esophageal cancer[J]. Surg Oncol Clin N Am, 2020, 29（4）：631-646.

[15]Vaghjiani RG, Molena D. Surgical management of esophageal cancer[J]. Chin Clin Oncol, 2017, 6（5）：47.

[16]Uzunoglu FG, Reeh M, Kutup A, et al. Surgery of esophageal cancer[J]. Langenbecks Arch Surg, 2013, 398（2）：189-193.

[17]Siddiqi A, Johnston FM. The perioperative and operative management of esophageal and gastric cancer[J]. Surg Oncol Clin N Am, 2023, 32（1）：65-81.

[18]Guo XQ, Mao RH, Liu B, et al. Study on esophageal cancer radiotherapy dosimetry and position verification for volumetric modulated arc therapy[J]. Asian J Surg, 2023, 46（1）：120-125.

[19]Li J, Wen Y, Xiang Z, et al. Radical radiotherapy for metachronous oligometastasis after initial treatment of esophageal cancer[J]. Radiother Oncol, 2021, 154：201-206.

[20]Lin SH, Hobbs BP, Verma V, et al. Randomized phase Ⅱ B trial of proton beam therapy versus intensity-modulated radiation therapy for locally advanced esophageal Cancer[J]. J Clin Oncol, 2020, 38（14）：1569-1579.

[21]Takakusagi Y, Kano K, Shima S, et al. Clinical outcomes of radiotherapy in elderly and younger patients with T_4 esophageal cancer：a retrospective single-center analysis[J]. Anticancer Res, 2022, 42（4）：2095-2104.

[22]Kakeji Y, Oshikiri T, Takiguchi G, et al. Multimodality approaches to control esophageal cancer：development of chemoradiotherapy, chemotherapy, and immunotherapy[J]. Esophagus, 2021, 18（1）：25-32.

[23]Fang P, Zhou J, Liang Z, et al. Immunotherapy resistance in esophageal cancer：possible mechanisms and clinical implications[J]. Front Immunol, 2022, 13：975986.

[24]Li Q, Liu T, Ding Z. Neoadjuvant immunotherapy for resectable esophageal cancer：a review[J]. Front Immunol, 2022, 13：1051841.

[25]Dedecker H, Teuwen LA, Vandamme T, et al. The role of immunotherapy in esophageal and gastric cancer[J]. Clin Colorectal Cancer, 2023, 22（2）：175-182.

[26]Wang Z, Shao C, Wang Y, et al. Efficacy and safety of neoadjuvant immunotherapy in surgically resectable esophageal cancer：a systematic review and meta-analysis[J]. Int J Surg, 2022, 104：106767.

病例 9　老年食管癌同步放化疗

一、病历摘要

（一）病史简介

患者男性，73 岁。

主诉：进食梗阻感 1 个月余，确诊食管癌 6 天。

现病史：患者于 1 个月余前出现进食梗阻感，并进行性加重，后于寿光市某医院行胃镜检查提示距门齿 34 cm 见肿物阻塞管腔，表面溃烂，有接触性出血，进镜至 37 cm 无法继续进镜，活检 4 块并予以细胞刷检，诊断为食管下段占位，CA？病理提示（食管下段）鳞状细胞癌。胸腹部增强 CT 提示考虑食管癌，请结合临床；纵隔多发增大淋巴结，请结合临床；双肺轻度间质性改变，双肺支气管炎并肺气肿。家属拒绝手术治疗，后逐渐出现吞咽困难，可进食少量流质饮食，进食后有反酸、呃逆，无声音嘶哑，今为行进一步治疗遂来我院。

既往史：高血压 5 年余，血压最高达 160/100 mmHg，自服药物控可。

个人史：无吸烟、饮酒嗜好。

家族史：否认家族肿瘤病史。

（二）体格检查

全身浅表淋巴结未及肿大，双肺呼吸音粗，未闻及明显干、湿性啰音。

（三）辅助检查

胃镜（2023 年 09 月 17 日）：食管下段占位，CA？

病理（2023 年 09 月 19 日）：（食管下段）鳞状细胞癌。

（四）诊断

1. 食管鳞状细胞癌（$cT_2N_1M_0$ ⅢA 期）；

2. 间质性肺炎；

3. 高血压（2 级，极高危）。

（五）治疗经过

2023 年 09 月 25 日行放射治疗，GTV-t：食管原发病灶，GTV-n：纵隔转移淋巴结，CTV：GTV-t 上下外放 3 cm，前后左右外放 5～6 mm，纵隔淋巴引流区。PTV：CTV 外放 3～5 mm。处方计量：pGTV = 60 Gy/2.0 Gy/30F；PTV = 50.4 Gy/1.8 Gy/28F。

2023 年 09 月 28 日同步 TP 方案化疗 1 周期，放疗过程中出现Ⅲ度骨髓抑制，后续单纯放疗。放疗结束后续贯化疗 TP 方案 5 周期。

二、病例分析

（一）同步放化疗的思路

该例患者放弃手术治疗，按照不可切除局部晚期食管癌的治疗方案治疗。Meta 分析显示同步放化疗在疗效方面比单纯化疗有优势，特别是对病理类型为鳞癌的患者。根治性同步放化疗后的巩固化疗是否获益，目前没有高级别证据，对于身体状况好、淋巴结转移多、分期较晚、低分化的患者，建议巩固化疗。患者进食梗阻严重，放疗前给予营养管置入。

患者肿瘤已发生纵隔淋巴结转移，为局部晚期食管癌患者。根据《中国临床肿瘤学会（CSCO）食管癌诊疗指南 2023》，对于不可切除局部晚期食管癌或放弃手术的局部晚期患者，标准初始治疗为根治性同步放化疗。

（二）靶区勾画

GTV-t：食管原发病灶。

GTV-n；纵隔转移淋巴结。

CTV：GTV-t 上下外放 3 cm，前后左右外放 5 ～ 6 mm，纵隔淋巴引流区。

PTV：CTV 外放 3 ～ 5 mm。

处方计量：pGTV ＝ 60 Gy/2.0 Gy/30F；PTV ＝ 50.4 Gy/1.8 Gy/28F。

部分靶区勾画图见病例 9 图 1。

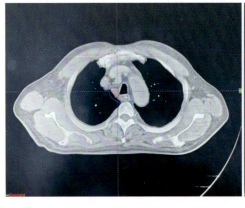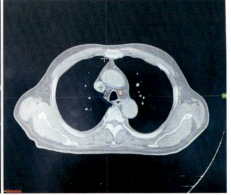

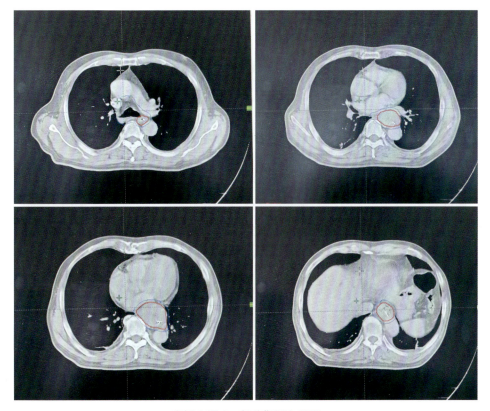

病例 9 图 1　部分靶区勾画图

（三）治疗效果：部分缓解

放疗期间同步 TP 方案化疗 1 周期，具体方案：多西他赛 80 mg/m^2　d1，顺铂 30 mg/m^2　d1 ～ 2，40 mg/m^2　d3。放疗过程中出现Ⅲ度骨髓抑制，后续单纯放疗治疗。放疗结束后续贯化疗。2 个月后复查胸部增强 CT 提示食管管壁增厚，较前好转，强化减弱（病例 9 图 2）。

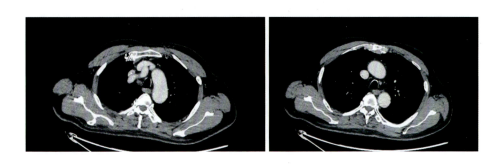

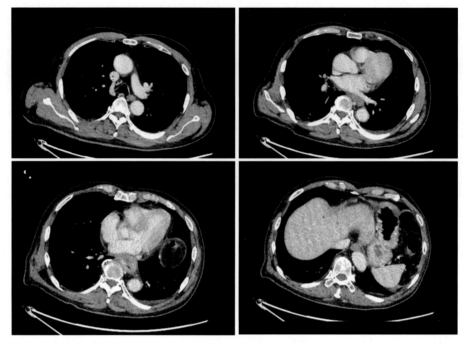

病例 9 图 2　复查胸部增强 CT

三、疾病介绍

1. 解剖结构

（1）肿瘤部位按照肿瘤中心的位置分段：分为上、中、下三段，上段即颈段＋胸上段，中段即胸中段，下段即胸下段＋腹段。颈段长约 5 cm，是指由食管开始端至颈静脉切迹平面的一段，胸段长约 15 cm，上接食管颈段，下至食管裂孔。腹段仅 1 ～ 3 cm，上接胸段，下接胃贲门部，与肝左叶后缘相邻。

（2）食管的组织结构：食管壁分黏膜、黏膜下层、肌层和外膜四层。黏膜包括上皮层和固有腺；黏膜下层由疏松结缔组织组成，内有血管、淋巴管和神经丛；肌层分两层，内层环形，外层纵行；外膜除腹段为浆膜外，其余为纤维膜。

（3）食管的淋巴系统：由食管黏膜、黏膜下层、肌层发出的淋巴输出管，离食管后分两路，短输出管进入食管旁淋巴结，长输出管走行一段距离后进入食管附件淋巴结，了解淋巴的流行方向，有助于了解食管癌经淋巴管转移的规律。

2. 临床特点及治疗　食管癌是最常见的消化道恶性肿瘤之一，在全球的发病率和死亡率分别约为 3.2% 和 5.3%，于所有恶性肿瘤中分别位居第 7 位与第 6 位 [1-2]。

我国是食管癌的高发国家，其发病率居第 6 位[3]。我们都知道早期食管癌的首选治疗方式是手术治疗，但食管癌在早期不易被发现，大多数患者在就诊时就已没有手术治疗的机会[4]。而对于那些晚期可切除的食管癌患者来说，放射治疗缩小了原发病灶的大小，增加了根治性切除的可能性[5-6]；对于晚期不可切除的食管癌患者或不适合手术的患者来说，放化疗是首选治疗方法[7-8]。其中在食管癌患者的放射治疗过程中，肿瘤靶区在治疗的过程中会出现不同原因和不同程度的位移，所以在进行放射治疗后，疾病持续和局部复发是治疗失败的主要模式，特别是在原发肿瘤的区域[9-10]。在食管癌的放射治疗中确定适当的 PTV 对于减少局部复发并限制正常周围组织的毒性尤为重要[11, 12]。食管癌肿瘤靶区位移的确定是食管 PTV 确定与修正的重要依据。所以能够准确的评估食管肿瘤运动对于确定合适的 PTV 是特别重要的。

四、病例点评

目前，可手术进展期食管癌的标准治疗模式是新辅助同步放化疗序贯手术，不愿或不能耐受手术的患者可采用含铂双药根治性同步放化疗，放疗剂量 50 ～ 50.4 Gy/25 ～ 28F。患者食管下段鳞癌，$cT_2N_1M_0$，属于可手术进展期食管鳞癌，但老年男性、不愿手术，适合根治性同步放化疗，优势是无创、保留食管功能，治疗过程中出现Ⅲ度骨髓抑制反应，及时调整治疗方案。放疗同步单周方案或单药方案是另一种安全可行的方案。

（病例提供：殷江霞　寿光市中医医院）

（点评专家：郝福荣　潍坊市人民医院）

参考文献

[1]Sung H, Ferlay J, Siegel RL, et al.Global cancer statistics 2020：GLOBOCAN estimates of incedence and mortality worldwide for 36 cancers in 185 countries[J].CA Cancer J Clin, 2021, 71（3）：209-249.

[2]Siegel RL, Miller KD, Fuchs HE, et al.Cancer statistics, 2022[J].CA Cancer J Clin, 2022, 72（1）：7-33.

[3] 郑荣寿，孙可欣，张思维，等.2015年中国恶性肿瘤流行情况分析[J].中华肿瘤杂志，2019，41（1）：19-28.

[4] Tu CC, Hsu PK. The frontline of esophageal cancer treatment：questions to be asked and answered[J].Ann Transl Med, 2018, 6（4）：83.

[5] Hulshoff JB, Faiz Z, Karrenbeld A, et al.Prognostic value of the circumferential resection margin in esophageal cancer patients after neoadjuvant chemoradiotherapy[J].Ann Surg Oncol, 2015, 22（3）：S1301-S1309.

[6] Eyck BM, van Lanschot JJB, Hulshof MCCM, et al.Ten-year outcome of neoadjuvant chemoradiotherapy plus surgery for esophageal cancer：the randomized controlled CROSS trial[J].J Clin Oncol, 2021, 39（18）：1995-2004.

[7] Tenh AY, Chiu PW, Yeung WK, et al.Long-term surivival outcomes after definitive chemoradiation versus surgery in patients with resectable squamous carcinoma of the esophagus：results from a rendomized controlled trial[J].Ann Oncol, 2013, 24（1）：165-171.

[8] Gwynne S, Hurt C, Evans M, et al.Definitive chemoradiation for oesophageal cancer-a standard of care in patients with non-meta-static oesophageal cancer[J].Clin Oncol（R Coll Radiol）, 2011, 23（3）：182-188.

[9] Welsh J, Settle SH, Amini A, et al.Failure patterns in patients with esophageal cancer treated with definitive chemoradiation[J].Cancer, 2012, 118（10）：2632-2640.

[10] Versteijne E, van Laarhoven HW, van Laarhoven HW, et al.Definitive chemoradiation for patients with inoperable and/or unresectable esophageal cancer：locoregional recurrence pattern[J].Dis Esophagus, 2015, 28（5）：453-459.

[11] Tepper J, Krasna MJ, Niedzwiecki D, et al.Phase Ⅲ trial of trimondality therapy with cisplatin, fluorouracil, radintherapy, and surgery compared with surgery alone for esophageal cancer CALGB 9781[J].J Clin Oncol, 2008, 26（7）：1086-1092.

[12] Zhao KL, Liao Z, Bucci MK, et al.Evaluation of respiratory-induced target motion for esophageal tumors at the gastroesophageal junction[J].Radiother Oncol, 2007, 84（3）：283-289.

病例 10　肺鳞癌多发淋巴结转移的放射治疗

一、病历摘要

（一）病史简介

患者男性，60 岁。

主诉：右肺鳞癌并多发淋巴结转移 4 个月余。

现病史：患者于 2021 年 12 月无意发现左颈部有一肿物，约鸡蛋大小，无明显疼痛感，后肿物逐渐增大，2022 年 02 月 18 日行胸部增强 CT、上腹部 CT 平扫提示：①支气管炎、肺气肿；②双肺微小结节灶，建议随诊观察；③颈部、锁骨上、右肺门及纵隔内肿大淋巴结，建议活检；④主动脉及冠状动脉粥样硬化；⑤上腹部 CT 平扫未见明显异常。2022 年 02 月 25 日在气管插管全身麻醉下行左侧颈部肿物部分切除术，术后病理提示（颈部）鳞状细胞癌。1 号免疫组化:P16（-），CK5/6（+），P53（约 90% +），Ki-67（约 60% +），CD117（少量 +），EBV 原位杂交（-）。2022 年 03 月 02 日行胃镜检查提示食管炎，食管裂孔疝，胃底黏膜下隆起，浅表萎缩性胃炎。后完善 PET-CT 检查,考虑为肺癌多发淋巴结转移,经患者家属同意后,分别于 2022 年 03 月 13 日、2022 年 04 月 03 日、2022 年 04 月 24 日、2022 年 05 月 15 日行"信迪利单抗 200 mg　d0 ＋吉西他滨 1.6 g/m² d1、d8 ＋顺铂 40 mg/m² d1 ～ 3"治疗 4 周期，出现 I 度消化道反应，III 度骨髓抑制。2 周期病情评估为增大的 SD，4 周期后患者颈部肿胀较前明显加重。2022 年 05 月 27 日行 PD-L1 检测提示 TPS ＜ 1%。2022 年 06 月 10 日行"恩度（重组人血管内皮抑制素注射液）210 mg 微量泵入（持续 72 小时）＋白蛋白结合型紫杉醇 200 mg/m² d1、d8 ＋卡铂 0.6mg/m² d2"化疗 1 周期，化疗后出现左侧颈部肿胀，疼痛明显加重。后患者行支气管镜检查提示右上叶尖段支气管新生物，阻塞管腔；病理提示（右上叶）支气管黏膜上皮鳞化伴中度不典型增生。取材表浅，请结合临床。（4R 淋巴结针吸）结合免疫组化结果判断为转移性鳞状细胞癌，免疫组化:TTF-1（-）、NapsinA（-）、CK5/6（+）、P40（+）、Syn（-）；（7 组淋巴结针吸）结合免疫组化结果诊断为转移性鳞状细胞癌。免疫组化：TTF-1（-）、P40（+）。今为行局部放疗入我院。

既往史：否认高血压、冠心病、糖尿病等慢性病史。3 年前因外伤导致肋骨及锁骨骨折。

个人史：有吸烟史，吸烟量 40 支 / 日×30 年，已戒断 4 个月余。无饮酒史。

家族史：否认家族肿瘤病史。

（二）体格检查

左侧颈部可触及肿大淋巴结，大小约 3 cm×5 cm，质硬，局部压痛，活动度差，双肺呼吸音粗，未闻及明显干、湿性啰音。

（三）辅助检查

胸部＋颈部 CT 平扫（2022 年 02 月 17 日）：①颈部左侧类圆形软组织密度影，淋巴结？建议进一步检查；②颈部淋巴结肿大；③食管中上段管壁局部增厚，请结合临床，建议内镜检查；④慢性支气管炎、肺气肿；⑤双肺多发微、小结节，建议随诊复查；⑥双肺纤维灶；⑦右肺门影增大，占位？建议强化；⑧纵隔淋巴结肿大；⑨主动脉及冠状动脉粥样硬化。

鼻咽部 CT 平扫（2022 年 03 月 04 日）：①双颈部多发淋巴结；②右侧下颌骨低密度灶，请结合临床。

PET-CT（2022 年 03 月 11 日）：①右肺上叶近端支气管管壁不均匀增厚，代谢增高，考虑为恶性病变可能性大，建议结合病理；②左侧颈部、双侧锁骨区、纵隔内及右肺门多发高代谢淋巴结，考虑为转移；③双侧扁桃体及左侧声带增厚，代谢增高，倾向炎性改变，建议随诊；④双侧颌下及颈后间隙代谢增高的淋巴结，考虑为炎性淋巴结，建议随诊；⑤左侧甲状腺密度不均，建议结合超声进一步检查；⑥双肺无代谢小结节，请随诊；双肺纤维灶；双肺肺气肿；动脉粥样硬化；⑦考虑腹腔右侧炎性反应性增生淋巴结；前列腺钙化灶；椎体退行性变；⑧全身 PET-CT 断层显像余部未见明显异常代谢。

电子喉镜（2022 年 06 月 30 日）：慢性扁桃体炎，扁桃体肥大，舌根部淋巴组织增生，右侧声带固定。

（四）诊断

1. 右肺鳞癌（$cT_1N_3M_{1b}$ ⅣA 期）

　　颈部淋巴结转移；

　　双侧锁骨区淋巴结转移；

　　纵隔淋巴结转移；

　　右肺门淋巴结转移；

2. 扁桃体Ⅱ度肿大；

3. 食管炎；

4. 萎缩性胃炎；

5. 食管裂孔疝；

6. 肺气肿；

7. 陈旧性肋骨及锁骨骨折。

（五）诊疗经过

1. GTV　颈部及纵隔肿大淋巴结，右肺门病灶。

2. CTV　GTV 外放 0.5 cm 及相关淋巴引流区。

3. PTV　CTV 外放 3 ～ 5 mm。

4. 处方计量　pGTV = 60 Gy/2.0 Gy/30F，PTV = 54 Gy/1.8 Gy/30F。

5. 放疗部分靶区勾画图见病例 10 图 1。

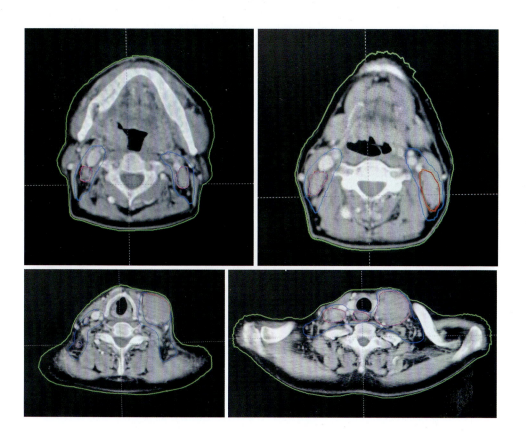

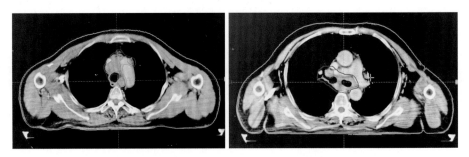

病例 10 图 1　放疗部分靶区勾画图

（六）随访

患者放疗结束后 3 个月复查，颈部淋巴结、纵隔淋巴结较前明显缩小（病例 10 图 2），病情评价 PR。

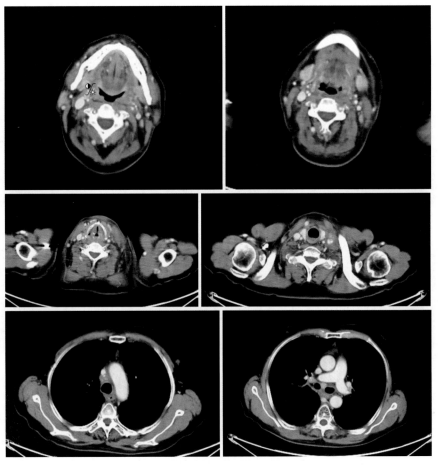

病例 10 图 2　放疗后影像学检查

二、病例分析

该例是以颈部淋巴结肿大为首发症状就诊的患者，颈部淋巴结活检病理为鳞状细胞癌，行喉镜检查排除口咽部病变，行胃肠镜排查胃肠道病变，PET-CT 显示右肺上叶近端支气管管壁不均匀增厚，代谢增高，考虑为恶性病变可能性大，同时伴有多发淋巴结肿大，考虑为肺鳞癌多发淋巴结转移。未行基因检测，基因突变情况未知。按照晚期肺鳞癌一线治疗，给予免疫联合化疗治疗，2 周期后评价为增大的 SD，4 周期后患者自觉左侧颈部淋巴结肿胀较前明显，拒绝原方案化疗，后更改化疗方案，使用恩度联合白蛋白结合型紫杉醇＋卡铂治疗，治疗 1 周期后患者左侧颈部淋巴结红肿热痛明显，后给予局部姑息放疗治疗，放疗过程同步安罗替尼靶向治疗，患者口服安罗替尼 1 周期后，因周身乏力明显，未继续口服。放疗结束后 3 个月复查，影像学评价 PR。

三、疾病介绍

肺癌在世界范围内的恶性肿瘤中死亡率居首位[1]，在中国肺癌也是死亡率和发病率最高的恶性肿瘤[2]。肺癌按组织学分型可分为腺癌、鳞状细胞癌、小细胞癌、大细胞癌。肺鳞癌疾病的起病比较隐匿，使得大多数患者确诊时已属晚期，失去了较好的手术机会[3]。近年来关于肺癌的肿瘤内科靶向治疗发展迅速，但在肺鳞癌独特的分子生物学特征中，其 EGFR 突变率比较低，使得靶向治疗的可能性减少。因此，放疗及药物治疗依然是晚期肺鳞癌患者重要的治疗方法[4]。

四、病例点评

寡转移是恶性肿瘤介于局部晚期和广泛转移之间的过渡阶段。越来越多的证据显示，非小细胞肺癌寡转移在系统治疗有效的基础上，放疗的早期干预可明显改善寡转移患者的 PFS、OS。患者右肺上叶鳞癌除区域淋巴结转移外，合并双侧中上颈部淋巴结多发转移，属于寡转移患者，系统治疗无效，该基层医院给予肺原发灶、区域淋巴结、寡转移淋巴结放疗，个体化治疗及时得当，近期疗效显著，肿瘤治疗理念先进，放疗后联合 PD-L1 或 PRaG 治疗有望进一步改善疗效。另外，支气管镜是初治肺癌患者基本检查项目和评估手段。

（病例提供：陈桂风　朱丽平　寿光市中医医院）

（点评专家：郝福荣　潍坊市人民医院）

参考文献

[1]Siegel RL，Miller KD，Jemal A.Cancer statistics 2020[J].CA：a cancer jourmal for clinicians，2020，70（1）：7-30.

[2]Zheng RS，Sun KX，Zhang SW，et al.Report of cancer epidemiology in China 2015[J].Zhonghua zhong liu za zhi [Chinese iournal of oncology]，2019，41（1）：19-28.

[3]Sato T，Yoo S，Kong R，et al.Epigenomic profiling discovers trans-lineage SOX2 partnerships driving tumor heterogeneity in lung squamous cell carcinoma[J].Cancer Res，2019，79（24）：6084-6100.

[4]Chang J，Tan W，Ling Z，et al.Genomic analysis of oesophageal squamous-cell carcinoma identifies alcohol drinking-related mutation signature and genomic alterations[J].Nat Commun，2017，8：15290.

病例 11 肺鳞癌免疫联合化疗新辅助治疗

一、病历摘要

（一）病史简介

患者男性，65 岁。

主诉：咳嗽、痰中带血 1 个月余，发现肺占位 2 天。

现病史：患者于 1 个月前无明显诱因出现咳嗽、痰中带血，无胸闷、憋气，无头晕、头痛，无恶心、呕吐。在我院门诊行胸部 CT 提示左肺上叶多发团块、结节影伴空洞形成，大小约 10.4 cm×5.4 cm，建议抗炎治疗后复查除外肿瘤。今为求进一步诊治而收入我科。患者自发病以来，神志清楚，精神、饮食、睡眠尚可，大小便正常。体重较前无明显变化。

既往史：糖尿病 9 年余，目前应用"德谷门冬双胰岛素（诺和佳）、苯甲酸阿格列汀"控制血糖，血糖控制可。因糖尿病周围神经病变，平素自服"依帕司他、瑞舒伐他汀、甲钴胺"等药物治疗。否认高血压、冠心病病史，否认肝炎、结核等传染病病史，否认外伤、手术、输血史，否认药物过敏史。预防接种史不详。

个人史：生于原籍，久居当地，未到过疫区及牧区，吸烟史 40 年余，约 40 支 / 日，饮酒史 40 年余，约 250 ~ 500 mL/d。否认性病及冶游史。

婚育史：适龄结婚，育有 2 女，配偶及女儿体健。

家族史：家族中无遗传病史及相关肿瘤疾病史。

（二）体格检查

体温 36.5℃，脉搏 74 次 / 分，呼吸 18 次 / 分，血压 133/78 mmHg。神志清晰，精神可。全身浅表淋巴结未触及肿大。双肺呼吸音清，未闻及干、湿性啰音。心率 74 次 / 分，心律齐，各瓣膜听诊区未闻及杂音。腹部无压痛及反跳痛，肝脾未触及，移动性浊音阴性，双下肢无水肿。

（三）辅助检查

胸部 CT（2023 年 09 月 25 日，病例 11 图 1）：①左肺上叶多发团块、结节影伴空洞形成，大小约 10.4 cm×5.4 cm，建议抗炎治疗后复查除外肿瘤；②双肺肺气肿，双肺少量纤维灶；③双肺坠积性改变；④纵隔增大淋巴结显示；⑤主动脉及冠状动脉、心脏瓣膜区钙化灶。

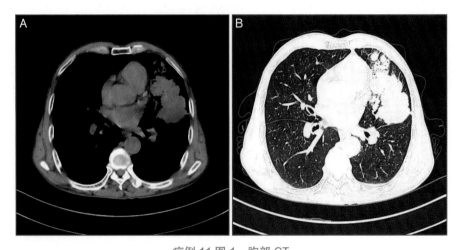

病例 11 图 1　胸部 CT

A. 纵隔窗；B. 肺窗。

（四）初步诊断

1. 诊断

（1）左肺占位性病变（肺癌可能性大）；

（2）2 型糖尿病。

2. 鉴别诊断

（1）肺部恶性肿瘤：患者可有发热、咳嗽、咯血、体重下降等临床不适症状，可完善肿瘤标志物，行纤支镜、肺穿刺检查进一步明确。

（2）肺结核球：大部分患者可表现为低热、盗汗等结核中毒症状，病灶内可出现部分钙化表现，可行结核菌素试验（PPD 试验）、痰找抗酸杆菌明确，必须要规范抗结核治疗才能恢复。

（3）肺部良性肿瘤：患者基本上无临床不适症状，多于体检时发现，一般无须特别处理。

（4）球形肺炎：患者大多数有发热、咳嗽咳痰等临床症状，予以抗感染治疗后病灶可吸收。

（五）诊疗经过

1. 入院后完善相关辅助检查　全腹增强 CT 提示腹腔脏器及淋巴结未见转移。颅脑增强 MRI 提示右侧半卵圆中心区微小血管病变，双侧脑室旁脑白质脱髓鞘改变。椎体及骨盆 MRI 未见骨转移。颈部及锁骨上淋巴结彩超未见明显异常淋巴结。

2．CT 引导下左肺肿块穿刺活检（2023 年 09 月 28 日）　病理：（肺占位）肺组织及坏死组织内查见非小细胞恶性肿瘤，结合免疫组化倾向低分化鳞状细胞癌。免疫组化：CK7（部分 +），TTF-1（－），CK5/6（+），P40（+），P53（－，突变型），Ki-67（60%+）。

3．明确诊断　左肺鳞癌（$cT_4N_3M_0$ ⅢC 期），2 型糖尿病。

4．多学科会诊　肿瘤科建议肿瘤较大，先行新辅助治疗，再考虑手术治疗。胸外科建议左肺癌肿块较大，手术难度大。病理科左肺活检病理提示肺鳞癌。放疗科建议立体定向放疗。影像科提示左肺巨大恶性肿瘤伴有纵隔肿大淋巴结。

5．治疗经过

（1）根据《CSCO 非小细胞肺癌诊疗指南》中不可手术ⅢC 期非小细胞肺癌治疗建议进行治疗（病例 11 表 1）。

病例 11 表 1　不可手术Ⅲ A、Ⅲ B、Ⅲ C 期非小细胞肺癌治疗

分期	分层	Ⅰ 级推荐	Ⅱ 级推荐
不可手术Ⅲ A、Ⅲ B、Ⅲ C 期非小细胞肺癌治疗	PS ＝ 0 ～ 1	1. 多学科团队讨论 2. 根治性同步放化疗 放疗：三维适形调强 / 图像引导适形调强放疗；累及野淋巴结区域放疗 化疗：顺铂＋依托泊苷；顺铂 / 卡铂＋紫杉醇；顺铂＋多西他赛；顺铂或卡铂＋培美曲塞（非鳞癌） 3. 度伐利尤单抗作为同步放化疗后的巩固治疗 4. 舒格利单抗作为同步或序贯放化疗后的巩固治疗	1. 序贯化疗＋放疗（2A 类） 化疗：顺铂＋紫杉醇；顺铂＋长春瑞滨 放疗：三维适形放疗 2. MDT 讨论评价诱导治疗后降期手术的可行性，如能做到完全性切除，诱导治疗后手术治疗

经 MDT 讨论患者暂不适合行手术治疗，建议先行 2 周期免疫治疗联合化疗，评价疗效后制订下一步治疗措施：同步放化疗或手术切除。2023 年 10 月 14 日、2023 年 11 月 02 日给予免疫治疗联合化疗 2 周期，具体用药：替雷丽珠单抗 200 mg d0 ＋白蛋白结合型紫杉醇 400 mg/m² d1 ＋顺铂 40 mg/m² d1 ～ 3。

（2）患者行 2 周期免疫治疗联合化疗后复查评效 PR，肺部肿瘤明显缩小降期，

经胸外科会诊，评估有完全手术切除机会，经与患者家属协商，患者拒绝行同步放化疗，要求继续行 1 周期新辅助治疗后手术治疗。2023 年 11 月 25 日继续给予第 3 周期新辅助治疗，2023 年 12 月 26 日于山东第一医科大学附属肿瘤医院行"左肺上叶切除＋左肺下叶楔形切除＋肺门、纵隔淋巴结清扫术"。术后病理提示左肺上叶，组织学类型为纤维化、炎细胞浸润，组织细胞、多核巨细胞反应，局部脓肿形成，周围肺泡上皮非典型腺瘤样增生。未见明确残留癌。气腔内播散（－），脉管侵犯（－），神经侵犯（－），胸膜侵犯（－）。淋巴结状态：支气管周（0/3），4L组淋巴结（0/3），5 组淋巴结（0/2），7 组淋巴结（0/1），10 组淋巴结（0/1），11 组淋巴结（0/1）。原始瘤床情况：存活肿瘤 0，坏死 5%，间质 95%，CPR 淋巴结情况，无转移无治疗反应 18 个。术后病理分期为左肺鳞癌术后（$ypT_0N_0M_0$ TRG 分级 0 级）。患者术后达到病理完全缓解。

（3）术后于 2024 年 01 月 30 日继续给予原方案治疗 1 周期，具体用药：替雷丽珠单抗 200 mg d0 ＋白蛋白紫杉醇 400 mg/m² d1 ＋顺铂 40 mg/m² d1 ～ 3。

（六）随诊

分别于新辅助治疗 2 周期后（病例 11 图 2）、术后 1 个月（病例 11 图 3）复查胸部 CT 评估疗效。继续给予患者替雷丽珠单抗 200 mg 1 次 /21 天方案免疫维持治疗。

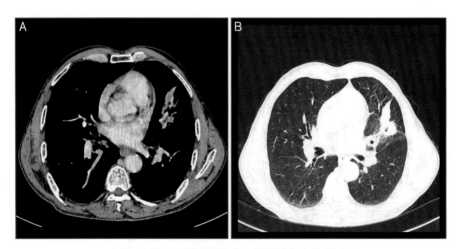

病例 11 图 2　新辅助治疗 2 周期后复查胸部 CT

A．纵隔窗；B．肺窗。

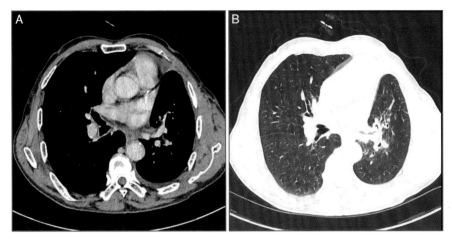

病例 11 图 3　术后 1 个月复查胸部 CT

A. 纵隔窗；B. 肺窗。

二、病例分析

该患者为ⅢC期局部晚期肺鳞癌，无手术切除机会，考虑先给予2周期免疫治疗联合化疗，评价疗效后制订下一步治疗措施。患者接受2周期替雷丽珠单抗免疫治疗联合白蛋白结合型紫杉醇＋顺铂化疗方案后，肺部肿块及纵隔淋巴结明显缩小，T、N分期明显降期，获得可手术切除机会。患者拒绝行同步放化疗，3周期新辅助治疗后行手术切除，术后分期 $ypT_0N_0M_0$，术后病理达到完全缓解。术后继续给予免疫联合化疗1周期，后续给予替雷丽珠单抗维持治疗。

三、疾病介绍

对于不可手术切除的Ⅲ期非小细胞肺癌（non-small cell lung cancer，NSCLC）患者经诱导治疗后可否手术目前存在较多争议，尚无明确的推荐指南。提示对这类患者在治疗开始时应该进行有效的个体化多学科会诊，其重要性可能远胜于一个设计好的精确治疗路径或协议。有研究显示[1]，部分不可切除的Ⅲ期患者经诱导化疗或放化疗后获益，T、N分期明显降期，转变为可手术切除。手术切除和根治性放化疗比较，尽管术后PFS和OS没有增加，但亚组分析显示选择性患者（T_3N_2，$T_4N_{0\sim1}$）有明显的长期生存获益，尤以ⅢB期患者显著。Deng等人[2]回顾性分析了51例ⅢB期不可切除的NSCLC患者经免疫治疗联合化疗后行手术治疗的临床资料，其中31例患者在降期后行根治性手术切除，10例患者达到显著病理缓解（major pathologic response，MPR），降期后手术与降期后未手术，以及未降期、未手术的患者 PFS 分别为 27.5 个月、16.7 个月和 4.7 个月。

四、病例点评

免疫治疗联合化疗一线治疗晚期 NSCLC 已取得显著成效，但在新辅助治疗中，仍处于不断探索阶段。目前包括 Check Mate-816、Lung Mark、RATIONALE 315 等临床试验，探索了 NSCLC 围术期免疫联合化疗新辅助治疗模式，结果提示免疫联合化疗新辅助组较单纯化疗新辅助组在 MPR、pCR、ORR、R0 切除率等指标中取得了全面获益。

（病例提供：付明娜　莱州市人民医院）

（点评专家：陆海军　青岛大学附属医院）

参考文献

[1]Eberhardt WE, Pöttgen C, Gauler TC, et al.Phase Ⅲ study of surgery versus definitive concurrent chemoradiotherapy boost in patients with resectable stage Ⅲ A（N2）and selected Ⅲ B Non-Small-Cell lung cancer after induction chemotherapy and concurrent chemoradiotherapy（ESPATUE）[J]. J Clin Oncol, 2015, 33（35）：4194-4201.

[2]Deng H, Liu J, Cai X, et al.Radical minimally invasive surgery after immuno-chemotherapy in initially-unresectable stage Ⅲ B non small cell lung cancer[J]. Ann Surg, 2022, 275（3）：600-602.

病例 12　老年复合型小细胞肺癌的综合治疗

一、病历摘要

（一）病史简介

患者女性，73 岁。

主诉：体检发现肺部占位 1 周。

现病史：2020 年 12 月在当地医院行胸部 CT 检查发现肺占位，后于我院行 PET-CT 全身检查提示：①左肺下叶后基底段软组织密度结节，边界较清，见分叶，代谢异常增高，SUVmax 约 7.4；考虑左下肺癌并远端阻塞性改变可能性大；②左肺上叶舌段磨玻璃、实性混杂密度结节，边界较清，见分叶、血管集束及胸膜切迹征，轻微代谢增高；右肺下叶后基底段磨玻璃、实性混杂密度结节，见分叶、毛刺及血管连接征，未见异常代谢增高；考虑肺肿瘤可能性大；③左肺门及纵隔主肺动脉窗数个肿大淋巴结，代谢增高，SUVmax 约 5.8，考虑淋巴结转移可能性大。后行左肺下叶结节穿刺活检术（剩余结节穿刺困难），术后病理会诊为（左肺下叶穿刺活检）癌，可见小细胞癌成分（约 70%）及腺癌成分（约 30%），符合复合型小细胞肺癌（combined small cell lung cancer, CSCLC）。注：腺癌成分呈肺肠型腺癌分化。基因检测：EGFR21 外显子 L861Q 突变频率 58.4%，PD-L1 < 1%，BRCA2 缺失。

既往史：银屑病 30 年余，未予治疗。

（二）体格检查

ECOG PS 1 分。双侧颈部未扪及肿大淋巴结，呼吸运动正常，肋间隙无增宽、无变窄，呼吸规整，语颤无增强及减弱，无胸膜摩擦感、无皮下捻发感。叩诊清音，双肺呼吸音清，未闻及干、湿性啰音，语音传导正常，无胸膜摩擦音。

（三）辅助检查

病理会诊:(左肺下叶穿刺活检)癌,可见小细胞癌成分(约 70%)及腺癌成分(约 30%)，符合复合型小细胞癌。免疫组化:小细胞癌:CKpan 核旁点（+），TTF-1（+），SATB2 灶（+），Syn（+），CgA（+），CD56（+），Ki-67（约 95%+）。腺癌:CKpan（+），CK7（+），CK20（+），CDX-2（+），TTF-1（+），NapsinA（+），Ki-67（约 80%+）。注:腺癌成分呈肺肠型腺癌分化。

　　血清肿瘤标志物：神经元特异性烯醇化酶升高达 66.3 ng/mL，其余胃泌素释放肽前体、癌胚抗原、癌抗原 125、鳞状上皮细胞癌抗原均在正常范围内。病理检查如病例 12 图 1 所示。

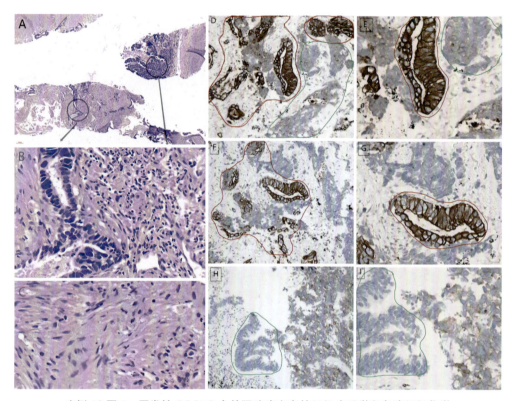

病例 12 图 1　原发性 CSCLC 合并肠腺癌患者的组织病理学和免疫组织化学

　　A. 低倍镜下 HE 染色显示两种不同的组织学特征。B、C. 高倍镜下显示小细胞肺癌（small cell lung cancer, SCLC）和肠腺癌的 HE 染色（40 倍）。D、E. 在肿瘤的两组分中，CK 均有表达。F、G. CK7 在肠腺癌组织中的表达。H、I. Syn 在 SCLC 中的表达。绿色代表肠腺癌，红色代表 SCLC。D～I. 免疫组织化学染色。

（四）诊断

1. 左肺复合型小细胞癌并纵隔淋巴结转移肺内转移（cT$_x$N$_2$M$_1$ Ⅳ期）；

2. 银屑病。

（五）诊疗经过

　　依据 PET-CT 及 MDT 会诊考虑右肺结节为左肺癌肺转移，故分期为Ⅳ期，考虑患者初诊病理和影像资料显示肺部病灶有局部侵袭和肺内转移，建议进一步行基因检测是否有驱动基因突变。治疗建议以化疗等全身治疗为主，病情稳定后可行胸部局部放疗。患者先接受第 1 周期的 EP 化疗。基因检测（2020 年 12 月 24 日）：*EGFR21* 外显子 *L861Q* 突变频率 58.4%，PD-L1 < 1%，*BRCA2* 缺失。1 周期化疗后，患者接受吉非替尼联合 EP 化疗治疗（2020 年 12 月至 2021 年 02 月）。2 周期化疗后根据影像学检查，患者达到了 PR。左原发肺部病变缩小 30% 以上，转移纵隔淋巴结及右肺病灶均较化疗前缩小（病例 12 图 2）。随后，患者继续原治疗（吉非替尼和 EP 化疗）患者 6 周期化疗联合靶向治疗后疗效达 CR，2021 年 07 月 29 日开始行肺部病灶局部放疗，处方剂量：95% 等剂量线包绕靶区 PTV1：50 Gy/25 F/5W。

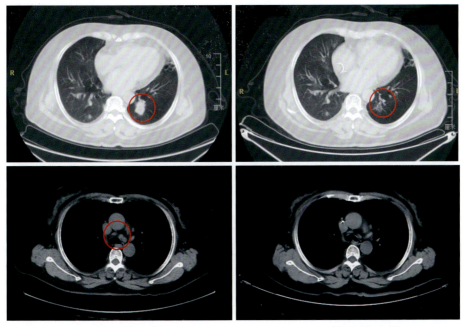

2020 年 12 月 14 日　　　　　　　　　　2021 年 02 月 27 日

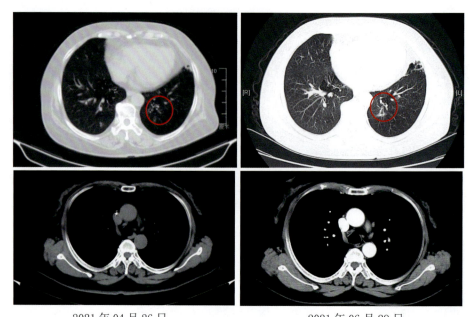

| 2021 年 04 月 26 日 | 2021 年 06 月 29 日 |

病例 12 图 2　EGFR-TKI 联合 EP 化疗前后的影像学评价，肺和纵隔病灶在 CT 上明显缩小

二线：2022 年 04 月 07 日复查胸部 CT 示肺癌治疗后较前进展。行基因检查 *T790M* 为阳性，更换 3 代 TKI 药物奥希替尼靶向治疗联合口服依托泊苷化疗，口服药物期间不良反应轻。

三线：2022 年 07 月 04 日复查胸部 CT 显示肺部病灶稳定（病例 12 图 3）；颅脑 MRI 提示中脑左侧异常信号，转移瘤可能。评估患者病情肺部病灶稳定，脑转移无任何症状，排除化疗禁忌后，于 2022 年 07 月 06 日行第 1 周期 IP 方案化疗，具体用药：伊立替康 100 mg/m² d1，d8 ＋奈达铂 60 mg/m² d1，d8。化疗后出现中度血小板减少，胃肠道反应重，化疗不耐受停止化疗。

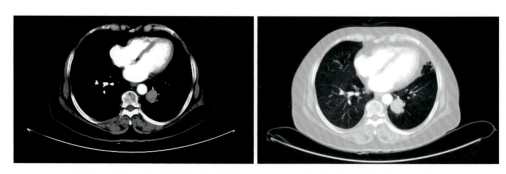

病例 12 图 3　复查胸部 CT：肺癌治疗后，左肺下叶软组织肿块较前相仿

四线：2022 年 08 月 04 日、2022 年 09 月 12 日、2022 年 10 月 09 日行更换单药 T 方案化疗，具体用药：白蛋白结合型紫杉醇 200 mg/m² d1，d8；3 周期化疗后复查胸部 CT（2022 年 10 月 31 日）提示病灶稳定疗效达 SD（病例 12 图 4）。

颅脑增强 MRI 扫描（2022 年 10 月 31 日，病例 12 图 5）提示中脑左侧异常信号，转移瘤可能，较前进展。患者右侧肢体活动障碍，肌力及肌张力减退为Ⅲ级，记忆力减退明显。排除放疗禁忌，2022 年 11 月开始行脑转移病灶放疗，6MV-X 线，调强放疗，转移瘤 pGTV2：48 Gy/20F/4W，全脑 PTV2：40 Gy/20F/4W，放疗期间同步化疗顺铂 1 次，50 mg/m² d1～2，患者耐受性好。放疗结束时间在 2022 年 12 月 03 日，患者活动正常，肌力恢复为Ⅴ级，记忆力恢复。后定期复查，放疗结束 1 个月，于 2023 年 02 月 07 日复查颅脑 MRI（病例 12 图 6）病灶较前明显缩小，至放疗结束近 6 个月复查颅脑 MRI（2023 年 06 月 21 日，病例 12 图 7）示脑转移瘤消失，疗效达 CR。

五线：2023 年 02 月 07 日复查胸部 CT 动态增强扫描示左肺下叶肿块，较前略增大。开始行进展后第 3 周期 EP 方案化疗，具体用药：依托泊苷 150 mg/m² d1～3 ＋卡铂 400 mg/m² d1，化疗后疗效达 SD，因患者Ⅱ度骨髓抑制，暂停化疗。

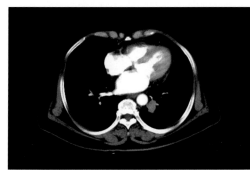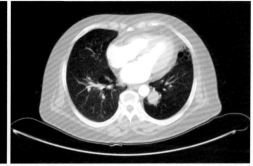

病例 12 图 4　复查胸部 CT（2022 年 10 月 31 日）

骨性胸廓对称，纵隔气管居中。左肺下叶后基底段见软组织密度团块影，边界不清，大小约 21 mm×26 mm，增强扫描中度强化，较前相仿。

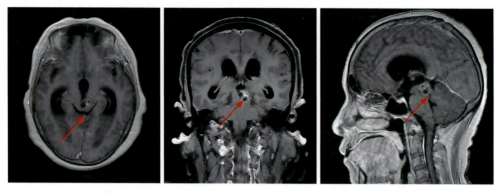

病例 12 图 5　颅脑增强 MRI 扫描（2022 年 10 月 31 日）

中脑左侧见长 T_1 信号影，增强扫描环形强化，大小约 8 mm×9 mm×12 mm，室系统扩张，脑沟脑裂增宽，中线结构无移位。中脑左侧异常信号，转移瘤可能，请结合临床老年性脑改变。

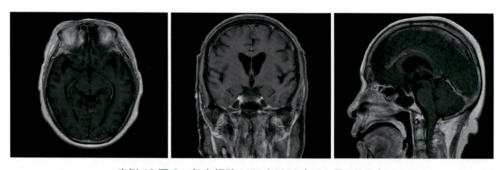

病例 12 图 6　复查颅脑 MRI（2023 年 02 月 07 日）

（大脑导水管左旁）可见斑点状稍短 T_1 信号影，边界欠清楚，大小约 3.3 mm×3.8 mm，与 2022 年 10 月 31 日 MRI 比较，病变明显缩小，幕上脑室扩张明显减轻，脑沟脑裂增宽，中线结构无移位。符合脑转移瘤（中脑，大脑导水管左旁）治疗后改变，病变明显缩小，脑积水减轻，请结合临床。

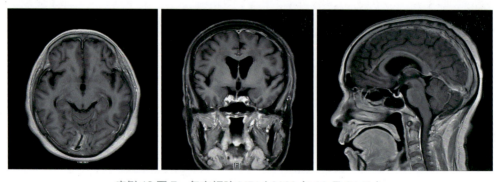

病例 12 图 7　复查颅脑 MRI（2023 年 06 月 21 日）

中脑(大脑导水管左旁)斑点状稍短 T_1 信号影,本次显示不清。大脑镰前部结节状增厚、强化,幕上脑室扩张不明显,较前相仿,脑沟脑裂增宽,中线结构无移位。大脑镰前部结节状增厚、强化,请结合临床。

胸部 CT 动态增强扫描(2023 年 06 月 20 日,病例 12 图 8)示符合左肺癌复查所见,左肺下叶肿块较前明显增大;左肺上叶及右肺下叶混合性磨玻璃结节(mixed ground glass nodules,mGGO),较前相仿;左肺门及纵隔内多发肿大淋巴结,较前增大;评估患者病情 PD,考虑既往一线化疗 EP 方案化疗有效率高,再次于 2023 年 06 月 22 日行进展第 1 周期 EC 方案化疗,并给予曲拉西林联合治疗。为再次明确患者病理 2023 年 07 月 20 日再次行肺穿刺活检,组织病理学检查与诊断为(肺占位穿刺活检)低分化癌,结合形态学及免疫组化结果,本次活检组织呈高级别神经内分泌癌改变,部分区域呈小细胞癌(40%),部分区域呈大细胞神经内分泌癌形态(60%)。免疫组化结果肿瘤细胞提示:CK-pan(部分 +),TTF-1(部分 +),Napsin A(−),Syn(+),INSM1(部分 +),CgA(部分 +),Ki-67(95%+),CK7(−),CK20(−),P40(−),CDX-2(−)。2023 年 07 月 25 日行进展第 2 周期 EC 方案化疗,具体用药:依托泊苷 140 mg/m^2 d1 ＋卡铂 300 mg/m^2 d1。化疗后Ⅲ度骨髓抑制,停止化疗。患者后于 2023 年 08 月 10 日在家中去世。

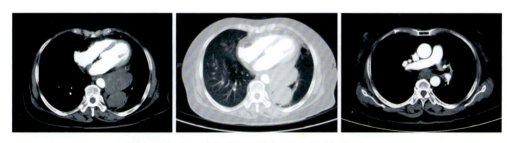

病例 12 图 8　胸部增强 CT(2023 年 06 月 20 日)

左肺癌复查所见,左肺下叶肿块较前明显增大;左肺上叶及右肺下叶 mGGO,较前相仿;左肺门及纵隔内多发肿大淋巴结,较前增大;双肺慢性炎症可能性大,双肺局部支气管扩张伴感染可能性大,双肺肺气肿,冠状动脉钙化。

二、病例分析

该病例是老年女性,查体发现肺部占位,接受 PET-CT 和穿刺活检,显示肿瘤由两种不同的成分组成(70% 的 SCLC 和 30% 的肠腺癌)。右肺下叶可见混合密度结节,PET-CT 显示右肺标准摄取值(SUVmax)> 2.5。经多学科病例讨论建议行肺穿刺活检，患者及家属拒绝肺穿刺，经讨论考虑右肺结节为转移性病变。经基因检测存在 *EGFR 21* 外显子 *L861Q* 突变频率 58.4%。考虑到表皮生长因子受体（EGFR）p.L861Q 突变，患者接受吉非替尼联合 EP 化疗，联合治疗效果良好。不良反应临床可接受且耐受，经化疗联合一代靶向药物治疗后肺部病灶达 CR，证实小细胞肺癌对化疗敏感性非常好，同时靶向联合化疗在复合型小细胞肺癌治疗中耐受性好。肺病灶消失后行胸部放疗增加局部治疗，后口服靶向药物维持治疗，一线治疗 PFS 时间为 16 个月。

针对广泛期小细胞肺癌，预防性全脑放疗（prophylactic cranial radiation, PCI）的地位被逐渐认可。该病例在肺部病灶控制稳定后曾建议患者行脑预防放疗，因患者及家属拒绝未行脑预防放疗。最终患者在发病后 18 个月左右出现脑转移，脑转移部位位于脑干、中脑，患者脑转移后出现记忆力减退、行动障碍。经过局部精准放疗后脑转移瘤消失，放疗脑转移瘤疗效达 CR，充分说明放疗对小细胞肺癌脑转移局部控制的重要性，并且精准的影像引导放疗（image-guided radiation therapy, IGRT）对脑干转移瘤的治疗及质控至关重要。

该病例病程后期出现肺部进展，仍为原发病部位，说明胸部原发病灶可能出现治疗后病理类型的转化，后二次穿刺活检证实该病例病理仍为神经内分泌癌改变，部分区域呈小细胞癌（40%），部分区域呈大细胞神经内分泌癌形态（60%），发生部分转化说明腺癌细胞经靶向治疗后转化为大细胞神经内分泌癌。证实在疾病治疗过程中动态穿刺活检会为后续治疗提供重要的病理诊断依据。

三、疾病介绍

复合型小细胞肺癌是 SCLC 中一种罕见的亚型，其特点是 SCLC 和 NSCLC 的混合成分。CSCLC 的确切机制和组织发生尚不清楚。肠腺癌也是一种罕见的非小细胞肺癌亚型，组织形态学和免疫组织化学与肺转移性结直肠癌非常相似[1]。原发性肺肠腺癌中驱动基因的阳性率也不同于肺腺癌[2]。在肺腺癌中，亚洲患者的 EGFR 突变发生率为 30%～40%，而非亚洲患者的 EGFR 突变发生率为 10%～20%。而 kirsten 大鼠肉瘤病毒癌基因（KRAS）突变的患病率在亚洲为 8%～10%，在非亚洲为 20%～30%。在肠腺癌中，驱动基因 EGFR、KRAS 突变阳性率为 46.6%[3]。本例中，EGFR 21 外显子敏感突变（c.2582T ＞ A；p.L861Q）。

先前的报道表明，单纯的 SCLC 通常采用化疗作为治疗方案，而 CSCLC 的 NSCLC 元件对化疗的反应性较低[4]。研究结果也提供了初步证据，表明 EGFR 敏感突变的 CSCLC 患者可以考虑 EGFR-TKI 联合 EP 化疗。此外，CSCLC 的生存是否与 SCLC 不同也存在争议[5-6]。最近的研究表明，CSCLC 的预后比单纯的 SCLC 差[7]。据我们所知，SCLC 合并肺肠腺癌是报道少见。对于这种罕见的癌症，没有足够明确的管理指南。因此，治疗需要量身定制和个性化，并应考虑不同成分的分子特征。

NCCN 于 2014 年推荐把 CSCLC 列入 SCLC 的分支中，然而当前还没有就 CSCLC 治疗做出全面的分类说明[8]。在治疗 CSCLC 方面更是无明确及统一的治疗方案，目前对于 CSCLC 的治疗主要是以基于 SCLC 治疗基础上的综合模式为主[9]。

这些年，随着精准医疗模式的提出，肿瘤的靶向疗法被当作研究主流，然而和 NSCLC 靶向疗法若干次进行临床指南修改不同，SCLC 的靶向疗法相关研究现今还没有实现一定收获，在研究 CSCLC 方面更是收获甚微。先前仅围绕 1 例 SCLC ＋腺癌类型的 CSCLC 所进行的相关研究，发现了 EGFR 基因突变表现[10]，对此例患者实行化疗＋埃克替尼靶向疗法，实现了较为满意的临床疗效。

CSCLC 可通过大样本病理标本及免疫组化技术提高诊断率。在治疗层面，目前对于早期（$T_{1\sim2}N_0M_0$）CSCLC 主要治疗为手术治疗联合放、化疗，术后联合辅助化疗及放疗患者在生存率上获益。对于高于 $T_{1\sim2}N_0$ 的患者主要治疗化疗＋放疗，标准化疗方案为 EP 及 EC，IP 方案及紫杉醇＋卡铂（或顺铂）＋依托泊苷三药在治疗 CSCLC 上获益尚需更大的临床样本证实。CSCLC 在靶向疗法及免疫疗法上尚无重大进展。

四、病例点评

该病例为老年复合型小细胞肺癌，小细胞肺癌成分合并腺癌成分，并检测到敏感突变基因，治疗中创新性采用了化疗联合靶向治疗，获得了很好的临床疗效。病程中局部放疗的介入时机恰当，尤其是脑干转移瘤进行精准的 IGRT 放疗后疗效达 CR，广泛期小细胞肺癌综合治疗后获得 32 个月的生存时间。CSCLC 是一种恶性程度极高的肿瘤，临床上对放化疗均较敏感，缓解率高，但治疗后往往发生耐药并复发，且预后较差。CSCLC 作为肺癌中的一种特殊组织学亚群并未引起学术界的关注。这可能与其较低的发病率有关，据不同的研究报道，其发病率在 5%～28%

不等。目前 CSCLC 的发病率呈上升趋势，然而罕有研究进行关于 CSCLC 患者预后和治疗模式的调查，这也必将是未来研究关注和探索的方向。

（病例提供：李　波　青岛大学附属医院）

（点评专家：陆海军　青岛大学附属医院）

参考文献

[1]Travis WD, Brambilla E, Noguchi M, et al.International association for the study of lung cancer/American thoracic society/european respiratory society：international multidisciplinary classification of lung adenocarcinoma：executive summary[J].Proc Am Thorac Soc, 2011, 8（5）：381-385.

[2]Tsao AS, Scagliotti GV, Bunn PA Jr, et al.Scientific advances in lung cancer 2015[J].J Thorac Oncol, 2016, 11（5）：613-638.

[3]Gu L, Wang XZ, Wen W, et al.Clinical analysis of 23patients pathologically diagnosed with primary and secondary pulmonary enteric adenocarcinoma[J].Chin Med J（Engl）, 2019, 132（11）：1368-1369.

[4]Wang X, Jiang R, Li K.Prognostic significance of pretreatment laboratory parameters in combined small-cell lung cancer[J].Cell Biochem Biophys,2014,69(3)：633-640.

[5]Babakoohi S, Fu P, Yang M, et al.Combined SCLC clinical and pathologic characteristics[J].Clin Lung Cancer, 2013, 14（2）：113-119.

[6]Zhao X, McCutcheon JN, KallakuryB, et al.Combined small cell carcinoma of the lung：is it a single entity[J]? J Thorac Oncol, 2018, 13（2）：237-245.

[7]Zhang J, Zhang L, Luo J, et al.Comprehensive genomic profiling of combined small cell lung cancer[J].Transl Lung Cancer Res, 2021, 10（2）：636-650.

[8]NCCN.Clinical practice guidelines in oncology small cell lung cancer[EB/OL].Version I, 2012, 17（1）.

[9]Johnson BE, Crawford J, Downey RJ, et al.Small cell lung cancer clinical practice guidelines in oncology [J].J Natl Compr Canc Netw, 2006, 4（6）：602-622.

[10]郭晔，曲丽梅，邵铭心，等．复合性小细胞肺癌伴 EGFR 基因突变 1 例报道及治疗体会 [J].中国肺癌杂志，2014，17（6）：511-514.

病例 13　局限期小细胞肺癌的放疗

一、病历摘要

（一）病史简介

患者男性，59 岁。

主诉：胸闷、气短 1 个月余。

现病史：患者因"胸闷、气短"就诊，与我院查胸部增强 CT 示"纵隔内及双肺门肿大淋巴结，请结合病理结果；双肺慢性炎症可能性大，请结合临床"，于 2023 年 03 月 03 日行 CT 引导下经皮肺穿刺活检，组织病理：（纵隔结节穿刺活检）增生的纤维结缔组织呈慢性炎，内见极少量异型细胞巢团，结合免疫组化结果，意见为神经内分泌癌（小细胞癌）。免疫结果：CK（+），INSM1（+），Syn（弱 +），现为行进一步治疗，门诊以"肺恶性肿瘤"收入我科。

既往史：患者平素身体健康，否认肝炎、结核、疟疾等传染病史及其密切接触史，否认高血压、心脏病、糖尿病、脑血管疾病、精神疾病史，否认手术史，无外伤、输血史，否认食物、药物过敏史，其他预防接种史不详。

（二）体格检查

神志清晰，精神可，双肺呼吸音清，未闻及干、湿性啰音，心率 75 次 / 分，心律齐，腹软、无压痛及反跳痛。

（三）辅助检查

组织病理：（纵隔结节穿刺活检）增生的纤维结缔组织呈慢性炎，内见极少量异型细胞巢团，结合免疫组化结果，意见为神经内分泌癌（小细胞癌）。免疫组化结果：CK（+），INSM1（+），Syn（弱 +）。

（四）诊断

左肺恶性肿瘤　小细胞癌　$cT_{1c}N_3M_x$。

（五）诊疗经过

患者入院后给予经典化疗（EP）6 周期和放疗（60 Gy/30F）1 周期。该患者的病变及淋巴结分布较广，下面为初治时的胸部 CT 动态增强扫描报告全文（病例 13 图 1）：骨性胸廓对称。气管、纵隔居中。左上肺门见软组织密度影，延续至左肺上叶，沿支气管走行分布，增强扫描轻度强化（与纵隔内肿大淋巴结强化一致），远端肺野似实变,邻近左肺上叶肺动脉变细。双肺内见多发条索状、斑片状高密度影。气管、主要支气管未见明显异常。纵隔内见多发明显肿大淋巴结影,均匀轻度强化,大者短径约 22 mm,双肺门见稍大淋巴结影。心影大小、形态未见明显异常。

印象:①纵隔内及双肺门肿大淋巴结,请结合病理结果;②双肺慢性炎症可能性大,请结合临床。

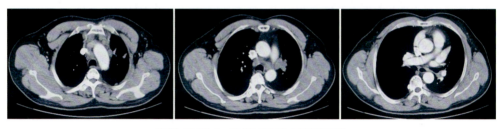

病例 13 图 1 胸部 CT 动态增强扫描

（六）随访

随访至 2024 年 08 月 02 日复查胸部 CT 示病情平稳。报告如下:骨性胸廓对称。气管、纵隔居中。左上肺门周围软组织密度影,较前相仿,周围伴斑片状磨玻璃影较前相仿,左肺上叶斑片影较前相仿,右肺上叶条索状影并伴局部实变;纵隔淋巴结大小基本在正常范围内。双肺些许条索状高密度影。气管、中心支气管未见明显异常。心影大小、形态未见明显异常。

印象:①左肺癌复查,较前相仿,请结合临床综合评估;②双肺慢性炎症可能性大;③双肺纤维灶。

二、病例分析

传统意义的小细胞肺癌的治疗一般分为局限期和广泛期,主要是根据放射治疗在小细胞肺癌治疗中起到的重要作用决定的。现今研究表明,无论是局限期的小细胞肺癌的同步放化疗还是广泛期的残余主病灶补刀放疗都体现了放疗举足轻重的定位。

靶区涵盖了化疗前肿瘤侵犯的位置和残余肿瘤的范围,设计双侧纵隔、对侧内乳淋巴结、胸骨附近的淋巴引流区等多个非常见的淋巴引流区(病例 13 图 2),并且做了双侧锁骨上的预防性照射。通过物理师的逆向计划设计,使用 TOMO 加速器完成了 30 次标准根治剂量的照射,这在普通放疗和三维适形放疗年代是不可能实现的。

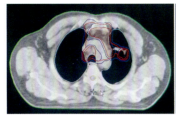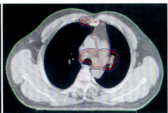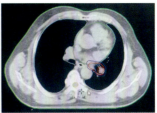

病例 13 图 2　靶区设计

患者通过放疗计划完成了根治剂量的照射，患者胸部及颈部肿瘤病情平稳并且已经稳定一年。充分体现了小细胞肺癌指南中可以完成胸部肿瘤的根治性照射时，仍为局限期。

三、疾病介绍

小细胞肺癌是一种由小细胞组成的恶性上皮肿瘤，肿瘤细胞胞浆稀少，细胞边界不清，核染色质细颗粒状，无核仁或不明显，细胞呈圆形、卵圆形或梭形，核切迹明显，坏死典型呈广泛性，核分裂计数高[1-3]。

小细胞癌分期：小细胞肺癌划分为局限期和广泛期两个主要阶段[4-5]。

1. 局限期　是指肿瘤局限在单侧肺或可能转移到了附近的淋巴结，尚未转移到对侧肺或肺以外的部位，可接受一个放射野的根治性放疗。

2. 广泛期　是指肿瘤已经转移到双侧肺和胸腔，可能已经转移到了肺周围或肺以外的其他部位（如肝、脑、骨等）。

四、病例点评

该病例为典型的初治小细胞肺癌的病例，CT 扫描提示双侧纵隔淋巴结转移，对侧内乳淋巴结转移，因涉及双侧胸腔的照射，所以不能包含于一个照射野中，在常规的分类中应为广泛期。但目前的放射治疗技术已不同于往日，本例患者基于化疗后的病变进行了细致的靶区勾画，并应用了光子治疗的顶级设备 TOMO 加速器，使用了螺旋步进调强的放射治疗技术，使危及器官肺脏、心脏、食管、脊髓的受量均在国家的规定范围之内，并分别给予肿瘤及肿瘤可能侵犯的区域根治剂量照射及预防量的照射[6-7]。小细胞肺癌的照射很少做预防性颈部照射，但本例患者淋巴结转移广泛，且跨越肺门及双侧纵隔，并且上纵隔的淋巴结区几乎全部受侵，所以主管医师进行了双侧锁骨上淋巴结区的预防性照射为因地制宜的典型做法，在后期的随访中未见颈部转移病灶的出现，从另一个角度说明了遵循指南而不拘泥于指南是我们临床工作者的基本素质。

（病例提供：宋　浩　青岛大学附属医院）

（点评专家：陆海军　青岛大学附属医院）

参考文献

[1]Torre LA, Bray F, Siegel RL, et al.Global cancer statistics, 2012[J].CA Cancer J Clin, 2015, 65 (2): 87-108.

[2]Chen W, Zheng R, Baade PD, et al.Cancer statistics in China, 2015[J].CA Cancer J Clin, 2016, 66 (2): 115-132.

[3]Govindan R, Page N, Morgensztern D, et al.Changingepidemiology of small-cell lung cancer in the United States over thelast 30 years: analysis of the surveillance, epidemiologic, and endresults database[J].J Clin Oncol, 2006, 24 (28): 4539-4544.

[4]Cuffe S, Moua T, Summerfield R, et al.Characteristics andoutcomes of small cell lung cancer patients diagnosed during twolung cancer computed tomographic screening programs in heavysmokers[J].J Thorac Oncol, 2011, 6 (4): 818-822.

[5]Kondo R, Yoshida K, Kawakami S, et al.Diferent efficacy of CTscreening for lung cancer according to histological type: analysis ofJapanese-smoker cases detected using a low-dose CT screen[J].Lung Cancer, 2011, 74 (3): 433-440.

[6]中国临床肿瘤学会指南工作委员会,中国临床肿瘤学会.小细胞肺癌治疗指南2024[M].北京:人民卫生出版社,2024.

[7]陈明,王绿化.中国小细胞肺癌放射治疗临床指南（2020版）[J].中华放射肿瘤学杂志,2020,29（8）:608-614.

病例 14 右肺中央型肺鳞癌并右全肺不张根治性放疗

一、病历摘要

（一）病史简介

患者男性，55 岁。

主诉：胸部 CT 发现右肺占位，憋气加重伴咯血、间断呼吸困难。

现病史：患者 2022 年 11 月因"咳嗽、咯血 1 周"就诊当地医院行胸部 CT 发现右肺占位，2022 年 11 月 24 日就诊我院行胸部增强 CT（病例 14 图 1）提示右肺门软组织块伴支气管狭窄及肺斑片状影，中心型肺癌并阻塞性肺炎可能性大，建议支气管镜检查进一步确诊。患者拒绝进一步检查，自服中药保守治疗。2023 年 01 月出现胸闷、憋气症状并进行性加重，伴有间断呼吸困难，再次就诊于我院行胸部增强 CT（病例 14 图 2）提示右肺肿瘤累及右侧主支气管，右肺阻塞性肺不张。遂于我院门诊行右肺占位穿刺活检，病理示右肺中低分化鳞状细胞癌伴坏死。后患者突发咯血及呼吸困难，遂由急诊收住入院。

既往史：既往体健，否认其他内科疾病及手术外伤史，否认肿瘤家族史。

个人史：吸烟 35 年，20 支 / 日，戒烟 3 个月；饮酒 35 年，白酒 250 g/d，戒酒 3 个月。

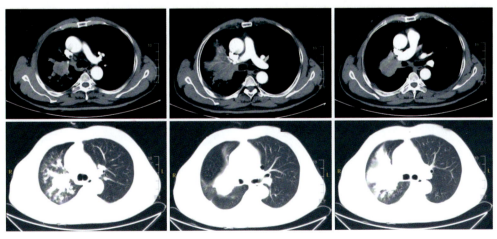

病例 14 图 1　胸部增强 CT（2022 年 11 月 24 日）

右肺门占位并右肺阻塞性肺炎。

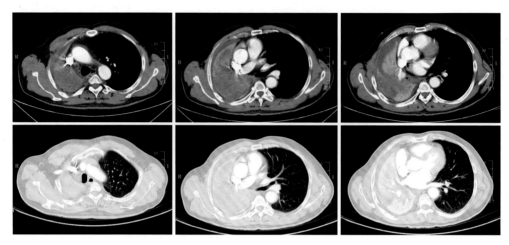

病例 14 图 2　胸部增强 CT（2023 年 01 月 25 日）

右肺病灶明显进展，右肺阻塞性全肺不张。

（二）体格检查

体温 36.6℃，脉搏 124 次 / 分，呼吸 19 次 / 分，血压 117/87 mmHg，身高
175 cm，体重 80 kg。ECOG PS 3 分，神志清楚，精神差，营养正常，急性病容，喘
憋貌，面罩吸氧，吸氧流量 8 L/min，心电监护示氧饱和度 95%，右肺呼吸音消失，
左肺呼吸音粗，未闻及湿性啰音。心率 124 次 / 分，心律齐。余查体无特殊。

（三）辅助检查

胸部 CT 动态增强扫描（2022 年 11 月 24 日，病例 14 图 1）：右肺门软组织块
伴支气管狭窄及肺斑片状影，中心型肺癌并阻塞性肺炎可能性大，间隔旁型肺气肿，
多发性肺大泡，冠状动脉钙化。

上腹部 CT 动态增强扫描（2022 年 11 月 24 日）：腹腔、腹膜后淋巴结大小在
正常范围内，脂肪肝，多发性肝囊肿。

盆腔 CT 平扫（2022 年 11 月 24 日）：前列腺肥大并钙化。

下腹部 CT 平扫（2022 年 11 月 24 日）：左肾多发性单纯性皮质囊肿，右肾复
杂性囊肿可能性大。

胸部 CT 动态增强扫描（2023 年 01 月 19 日）：右肺中央型肺癌并右肺阻塞性
肺不张，较 2022 年 11 月 24 日胸部增强 CT 进展，纵隔肿大淋巴结，右肺间隔旁
型肺气肿。

右肺占位穿刺活检（2023 年 01 月 19 日）：（右肺肿块穿刺活检）形态符合鳞状细胞癌（中 - 低分化）伴坏死。

PD-L1 表达（Ventana SP263）（2023 年 03 月 23 日）：肿瘤细胞阳性比例（%TC）：约 30%。

（四）诊断

1．右肺中央型肺癌（$cT_4N_2M_0$ ⅢB 期）

　　　中低分化鳞状细胞癌；

　　　右侧主支气管受累；

　　　2R 组 \4R 组 \7 组 \10 组淋巴结转移；

2．右肺阻塞性全肺不张；

3．低氧血症。

（五）诊疗经过

2023 年 01 月 30 日行化疗联合免疫诱导化疗 1 周期（白蛋白结合型紫杉醇 400 mg/m² d1 ＋卡铂 400 mg/m² d1 ＋替雷利珠单抗 200 mg d1，1 次 /3 周），化疗后短期评估患者胸闷、憋气症状缓解不明显，遂行放疗定位，准备局部放疗。2023 年 02 月 07 日至 2023 年 02 月 17 日行右肺病灶及纵隔转移淋巴结放疗，具体放疗计划：6MV-X 线，累及野放疗，PTV1：25 Gy/10F/2W，一程放疗计划完成 9 次，CBCT 提示肿瘤退缩，右肺不张明显改善，遂重新放疗定位，行改野二程计划。2023 年 02 月 20 日至 2023 年 03 月 22 日行二程放疗计划，6MV-X 线，右肺肿块及纵隔转移淋巴结，PTV2：46 Gy/23F/5W，放疗期间恩度（重组人血管内皮抑制素注射液）210 mg 静脉泵入 d1 ～ 7，每 3 周增敏放疗。放疗期间增敏化疗 1 周期，方案为白蛋白结合型紫杉醇 400 mg/m² d1 ＋卡铂 400 mg d1，1 次 /3 周。放疗结束后 12 天开始行替雷利珠单抗 200 mg/m² d1，1 次 /3 周维持治疗 1 年。患者于放疗后第 5 天（病例 14 图 3）及放疗后 1.5 个月（病例 14 图 4）分别完成胸部 CT 评估疗效，监测肺部放疗相关不良反应，如图示治疗过程中右肺肿块持续缩小，阻塞性肺部炎症持续缓解，疗效评价持续 PR。

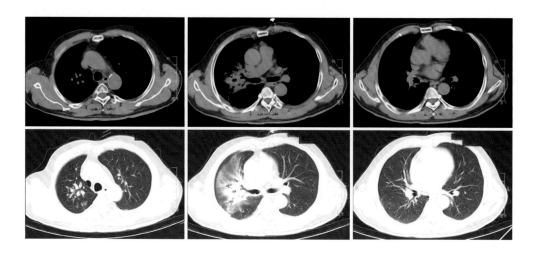

病例 14 图 3　胸部增强 CT（2023 年 03 月 27 日，放疗后 5 天）

肺部病灶明显减小。

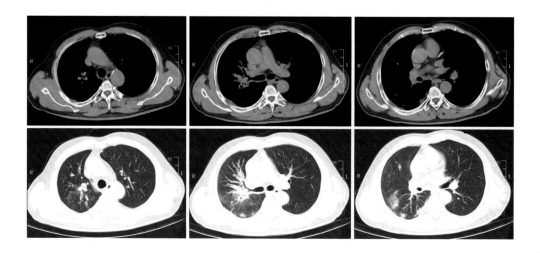

病例 14 图 4　胸部增强 CT（2023 年 05 月 08 日，放疗后 1.5 个月）

右肺病灶持续缓解，阻塞性不张改善。

　　2023 年 06 月 10 日行纤维气管镜（放疗后 3 个月，病例 14 图 5）提示右肺上叶支气管黏膜充血浸润性改变，管腔内较多炎性分泌物及黏膜增生改变，右中间干及下叶未见新生物。活检病理：支气管黏膜组织呈慢性活动性炎。

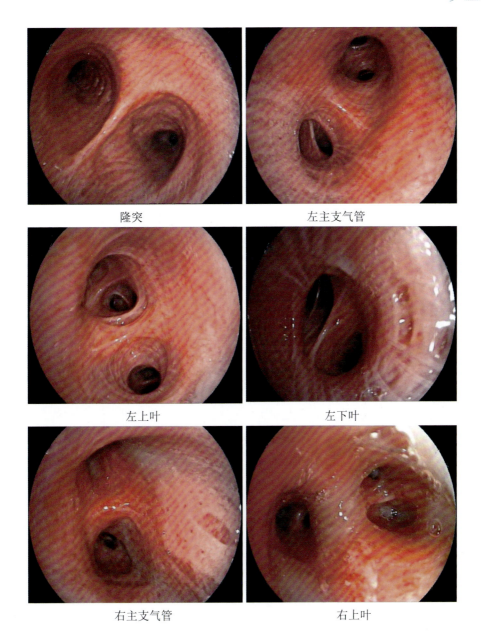

隆突　　　　　　　　　　　左主支气管

左上叶　　　　　　　　　　左下叶

右主支气管　　　　　　　　右上叶

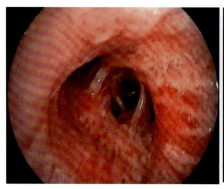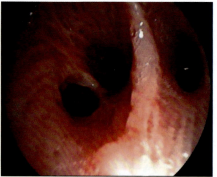

右中间干   右下基底段

病例 14 图 5　纤维气管镜（2023 年 06 月 10 日，放疗后 3 个月）

管腔内病灶缓解。

（六）随访

每周期免疫维持治疗评估血常规、肝肾功能及甲状腺功能、肾上腺功能未见免疫相关不良反应，后每 3 ～ 4 个月全面检查评估，未见肿瘤复发转移。

二、病例分析

该例患者为中年男性，55 岁，因"憋气加重伴呼吸困难"由急诊收住入院，入院后完善检查并经多学科会诊，明确诊断为右肺中央型肺鳞癌（cT$_4$N$_2$M$_0$ ⅢB 期），右侧主支气管受累，2R\4R\7\10 组淋巴结转移，局部晚期不可手术切除肺非小细胞肺癌。对于不可切除的局部晚期（Ⅲ期）非小细胞肺癌，目前基于铂类的治疗方案有同步化疗、序贯放化疗。包括 NPC-95-01 研究、RTOG9410 研究等均发现，同步放化疗优于序贯放化疗，其 OS 的绝对提高大约为 3 个月。2010 年发表于 JCO 杂志的一项纳入 6 项研究，共 1205 例患者的荟萃分析发现，同步放化疗优于序贯放化疗，3 年和 5 年的绝对获益率分别为 5.7% 和 4.5%。这种获益主要是因为同步放化疗可以降低未来局部失控及进展的风险（$HR = 0.77$，$P = 0.01$），对于远处转移并无显著影响（$HR = 1.04$，$P = 0.69$）。由此奠定了同步放化疗在未来相当长时间里的标准治疗地位。免疫新时代背景下同步放化疗后免疫维持治疗是局部晚期非小细胞肺癌标准治疗模式[1]。但是患者治疗基线状态存在右肺阻塞性全肺不张，症状上胸闷、憋气明显，故在放疗前考虑诱导治疗，待症状缓解后再行放疗。目前对于晚期或局部晚期肺鳞癌一线治疗，免疫单药治疗及免疫联合化疗均可作为治疗选择。基于 KEYNOTE-024、KEYNOTE-042、KEYNOTE-407 等研究[2-4]，CSCO 指南推荐帕博利珠单抗单药（限 PD-L1　TPS ≥ 50%）、帕博利珠单抗联合紫杉醇和铂类用于晚期肺鳞癌的一线治疗。RATIONALE　307 研究[5]是中国首个、全球第二个成功的肺鳞癌一线免疫治疗的多中心、随机对照Ⅲ期临床研究，360 例晚期肺鳞状患者，按 1∶1∶1 随机分为 3 组，A 组：替雷利珠单抗＋紫杉醇＋卡铂；B 组：替雷利珠单抗＋白蛋白结合型紫杉醇＋卡铂；C 组：紫杉醇＋卡铂。研究主要终点是无进展生存期，最终研究结果显示，A、B、C 三组 PFS 分别为 7.6 个月、7.6 个月、5.5 个月，有统计学差异。在Ⅲ B 期亚组中，A、B、C 三组 PFS 分别为 9.8 个月、11.0 个月、5.6 个月，有统计学差异；Ⅳ期亚组中，A、B、C 三组 PFS 分别为 7.6 个月、7.4 个月、5.2 个月，有统计学差异。ORIENT-12[6]是全球首个探讨 PD-1 单抗联合吉西他滨和铂类在晚期肺鳞癌一线治疗的随机、双盲、Ⅲ期对照临床研究。研究结果显示，信迪利单抗联合吉西他滨和铂类相较于吉西他滨和铂类，显著延长了 PFS（6.7 个月、4.9 个月，$P < 0.00001$），达到了预设的主要研究终点。

在本例中一线诱导治疗方案，选择 RATIONALE　307 模式（替雷利珠单抗＋白蛋白结合型紫杉醇＋卡铂）行化疗联合免疫治疗一周期，治疗后患者症状改善不明显，考虑原因为患者主要症状病灶位于右侧主支气管内，形成完全阻塞导致右侧全肺不张，药物治疗敏感性差，化疗后未见明显肿瘤退缩，未达到预期缓解症状目的，积极局部放疗是改善症状及控制病情的关键。根据患者的个体化情况，为患者制订二程放疗方案，一程放疗计划大分割放疗，快速缩瘤，止血及改善阻塞性肺不张，每日 CBCT 监测肿瘤变化，放疗完成 9 次，肿瘤消退，遂重新定位勾画靶区，改野放疗，总剂量达到根治性放疗剂量本例患者也取得了好的疗效，放疗后可根据 PACIFIC 或 GEMSTONE-301 模式给予免疫维持治疗。

PACIFIC[7]是一项与安慰剂对照的多中心、随机、双盲Ⅲ期临床研究。同步放化疗后度伐利尤单抗巩固治疗组的 PFS 显著优于安慰剂组（mPFS 16.9 个月 vs 5.6 个月，$HR = 0.55$，$P < 0.001$），5 年 PFS 率达 33.1%，OS 为 47.5 个月，相比安慰剂组的 29.1 个月，延长了 18.4 个月，并降低了 29% 的死亡风险（$HR = 0.71$；95% CI：0.57 ～ 0.88）。GEMSTONE-301[8]旨在评估舒格利单抗作为巩固治疗在同步或序贯放化疗后未发生疾病进展的、不可切除的Ⅲ期 NSCLC 患者中的有效性和

安全性。研究共纳入来自 50 家中心的 381 例患者，其中 33.3% 的患者之前接受序贯放化疗，69.0% 的患者为鳞状细胞癌，ⅢA、ⅢB、ⅢC 期患者分别 28%、55%、16%。患者按 2 ∶ 1 随机接受舒格利单抗或安慰剂巩固治疗。盲态独立中心审查委员会（BICR）评估的 mPFS 分别为 9.0 个月和 5.8 个月（$HR = 0.64$）。无论同步还是序贯放化疗后的患者均显示出临床获益。接受同步放化疗的患者 mPFS 为 10.5 个月 vs 6.4 个月（$HR = 0.66$）；接受序贯放化疗的患者 mPFS 为 8.1 个月 vs 4.1 个月（$HR = 0.59$）。PACIFIC 及 GEMSTONE-301 研究证实局部晚期非小细胞肺癌无论同步放化疗还是序贯放化疗后的免疫维持治疗可以提高放疗的疗效，该例患者后续免疫维持治疗药物选择了诱导化疗的替雷利珠单抗，也取得了良好的疗效，实现了患者的长期病情稳定。

三、疾病介绍

原发性肺癌是我国最常见的恶性肿瘤之一，在确诊的患者中，非小细胞肺癌约为 85%，其中，肺鳞癌占 20% ～ 30%。肺鳞癌是一种非常特别的亚型，常见于老年男性，与吸烟关系密切，肿瘤细胞来源于呼吸道的鳞状细胞，常起源于段和亚段的支气管黏膜，因此多表现为中央型，肿瘤位于肺部的中心部位，影像学上多表现为一侧肺门中心型占位，肿瘤中心坏死并空洞形成的特征，在临床特征上以咳嗽、胸闷、憋气及咯血为主要发病症状。肺鳞癌药物治疗在过去几十年中进展非常缓慢，肺腺癌靶向药物更新迭代日新月异，但肺鳞癌阳性驱动基因突变概率极低，目前尚无一线优势靶向药物在肺鳞癌的治疗中获批，其标准治疗方案是传统的含铂双药化疗联合免疫检查点抑制剂治疗，早期肺鳞癌以手术治疗为主，晚期肺鳞癌总体预后较差。

四、病例点评

Ⅲ 期非小细胞肺癌是异质性比较大的一类疾病，对于可手术的患者，积极争取手术治疗，不可手术的患者，同步放化疗后的免疫治疗是标准诊疗策略。本例患者为 ⅢB 期不可手术肺鳞癌，初诊时未行积极治疗，复诊时疾病明显进展，右侧主气管受累，右侧全肺不张，喘憋状态，一般情况差，尽管 PD-L1（TC）约 30%，但化疗联合免疫诱导治疗后肿瘤退缩不敏感，在后续治疗中积极调整治疗策略，行 P1 放疗计划，肺部病灶及纵隔转移淋巴结大分割放疗 25 Gy/10F/2W，一程放疗计划完成 9 次，患者肺不张缓解，行改野 P2 计划，46 Gy/23F/5W，后复查纤维气管镜肿瘤完全消退，替雷利珠单抗维持治疗 1 年，定期复查病情稳定。本病例治疗成功的主要原因为局部放疗尽早的积极干预，且图像引导调强放射治疗技术的应用使得在放疗过程中实施监测靶区变化，为及时调整放疗靶区提供了可能，所以本案例中第 9 次放疗过程肿瘤 CBCT 及时监测到肺不张改善，遂改野行二程放疗计划。此外，无论同步放化疗后的免疫治疗维持巩固还是序贯放化疗后的免疫维持，不管 PD-L1 的表达水平如何，免疫检查点抑制剂的引入改善了Ⅲ期肺癌无进展生存率和总生存率，放疗后的替雷利珠单抗维持治疗，也是患者病情长期稳定的重要因素之一。

（病例提供：肖文静　青岛大学附属医院）

（点评专家：陆海军　青岛大学附属医院）

参考文献

[1]Boys E, Gao B, Hui R, et al.Use of durvalumab in stage Ⅲ non-small-cell lung cancer based on eligibility for the PACIFIC study[J].Thorac Cancer, 2023, 14（6）: 563-572.

[2]Satouchi M, Nosaki K, Takahashi T, et al.First-line pembrolizumab vs chemotherapy in metastatic non-small-cell lung cancer：KEYNOTE-024 Japan subset[J].Cancer Sci, 2021, 112（12）: 5000-5010.

[3]Mok TSK, Wu YL, Kudaba I, et al.KEYNOTE-042 Investigators.Pembrolizumab versus chemotherapy for previously untreated, PD-L1-expressing, locally advanced or metastatic non-small-cell lung cancer（KEYNOTE-042）: a randomised, open-label, controlled, phase 3 trial[J].Lancet, 2019, 393（10183）: 1819-1830.

[4]Paz-Ares L, Vicente D, Tafreshi A, et al.A randomized, placebo-controlled trial of pembrolizumab plus chemotherapy in patients with metastatic squamous NSCLC: protocol-specified final analysis of KEYNOTE-407[J].J Thorac Oncol, 2020, 15（10）: 1657-1669.

[5]Wang J, Lu S, Yu X, et al.Tislelizumab plus chemotherapy vs chemotherapy alone as first-line treatment for advanced squamous non-small-cell lung cancer: a phase 3 randomized clinical trial[J].JAMA Oncol, 2021, 7（5）: 709-717.

[6]Zhou C, Wu L, Fan Y, et al.LBA56 ORIENT-12：sintilimab plus gemcitabine and platinum （GP） as first-line （1L） treatment for locally advanced or metastatic squamous non-small-cell lung cancer （sqNSCLC） [J].Annals of Oncology,2020,31 （4）：S1186.

[7]Uemura T, Hida T.Durvalumab showed long and durable effects after chemoradiotherapy in stage Ⅲ non-small cell lung cancer：results of the PACIFIC study[J].J Thorac Dis, 2018, 10 （9）：1108-1112.

[8]Zhou Q, Chen M, Jiang O, et al.Sugemalimab versus placebo after concurrent or sequential chemoradiotherapy in patients with locally advanced, unresectable, stage Ⅲ non-small-cell lung cancer in China （GEMSTONE-301）：interim results of a randomised, double-blind, multicentre, phase 3 trial[J].Lancet Oncol, 2022, 23 （2）：209-219.

病例 15 双原发肿瘤（小细胞肺癌和肝细胞癌）的治疗

一、病历摘要

（一）病史简介

患者女性，66 岁。

主诉：咳嗽 1 个月余。

现病史：患者于 1 个月余前无明显诱因出现咳嗽，伴胸闷、左胸背部间断性疼痛，无咳痰、发热，无喘憋、咯血。遂就诊于我院呼吸内科，行胸部 CT 检查提示：左肺下叶肺癌并周围阻塞性肺炎可能性大。遂于 2020 年 12 月 15 日行气管镜检查示左下叶前外基底段口黏膜隆起，管腔几近闭塞。活检病理提示（左肺下叶基底段活检物）支气管黏膜内见异型细胞团，意见为恶性肿瘤细胞。免疫组化提示 TTF-1（+），Syn（+），Ki-67（约 80%+），CD56（+），P40（-），NapsinA（-），考虑为肺小细胞癌。PET-CT 提示：①左肺下叶软组织密度肿块，代谢增高，SUVmax 约 17.1；肿块以远斑片、索条，轻度代谢，SUVmax 约 2.9；②肝右叶上段低密度肿块，代谢增高，SUVmax 约 15.3；符合左肺下叶肺癌伴阻塞性炎症，并肝转移瘤。遂转我科就诊，病程中无明显体重变化。

既往史：高血压 4 年余，血压最高 160/100 mmHg，规律口服“缬沙坦胶囊、苯磺酸氨氯地平”降压，平素血压 130/96 mmHg；4 年前确诊为乙型病毒性肝炎表面抗原携带者。

（二）体格检查

ECOG PS 1 分，双锁骨上淋巴结未及肿大，双肺呼吸音清，未闻及干、湿性啰音。腹平软，肝脾肋下未触及，无移动性浊音，肠鸣音正常。

（三）辅助检查

血常规、肝肾功能、血凝常规、心电图、心脏超声均正常，HBsAg（+）。

肿瘤标志物：癌胚抗原 4.19 ng/mL（参考值 0 ～ 3.4 ng/mL），胃泌素释放肽前体 310.12 pg/mL（参考值 0 ～ 63 pg/mL），神经元特异性烯醇化酶 20.30 ng/mL（参考值 0 ～ 17 ng/mL），甲胎蛋白 3.83 ng/mL（参考值 0 ～ 7.02 ng/mL）。

胸部增强 CT：左肺下叶肺癌并周围阻塞性肺炎可能性大（病例 15 图 1）。

　　活检病理：（左肺下叶基底段活检物）支气管黏膜内见异型细胞团，意见为恶性肿瘤细胞。细胞挤压变形重，建议免疫组化（6 项）明确性质。（左肺下叶 BALF）涂片内发现恶性肿瘤细胞。免疫组化结果：TTF-1（+），Syn（+），Ki-67（约 80%+），CD56（+），P40（−），NapsinA（−）。结合免疫组化结果，意见为小细胞肺癌。

　　PET-CT：①左肺下叶软组织密度肿块，代谢增高，SUVmax 约 17.1；肿块以远斑片、索条，轻度代谢，SUVmax 约 2.9；肝右叶上段低密度肿块，代谢增高，SUVmax 约 15.3；符合左肺下叶肺癌伴阻塞性炎症，并肝转移瘤，请结合病理结果；②脂肪肝（轻度）；③L_2 椎体轻度代谢增高，SUVmax 约 4.1，CT 未见明显骨质破坏，建议随访；L_1 椎体压缩性骨折（病例 15 图 2）。

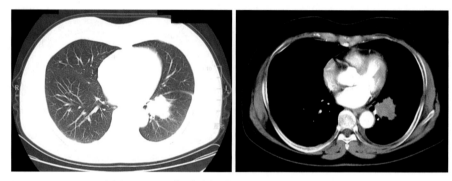

病例 15 图 1　初诊胸部增强 CT 提示左肺下叶肺癌

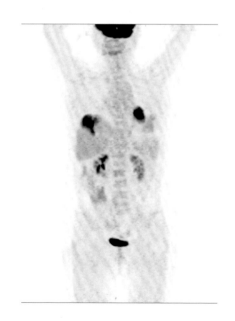

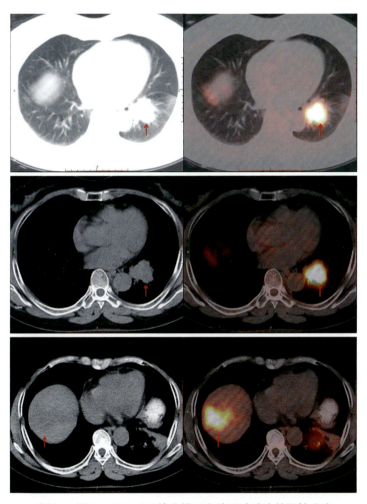

病例 15 图 2　PET-CT 检查提示左肺下叶肺癌并肝转移瘤

（四）诊断

1. 左肺小细胞肺癌 广泛期 $cT_{2a}N_0M_1$ Ⅳ A 期（AJCC 第 8 版）并单发肝转移；

2. 高血压；

3. 乙型病毒性肝炎表面抗原携带者。

（五）诊疗经过

患者于 2021 年 01 月 04 日首次入住青岛大学附属医院肿瘤放疗科。根据病史、体征、检验、影像学检查及病理结果，初步诊断为广泛期左肺小细胞肺癌 $cT_{2a}N_0M_1$ Ⅳ A 期，伴肝转移，排除治疗禁忌证，于 2021 年 01 月 06 日、2021 年 02 月 05 日行 2 周期 IP 方案（伊立替康 65 mg/m² d1、d8 ＋顺铂 30 mg/m² d1、d8，每 3 周一次）

一线化疗。2 周期治疗后复查增强 CT 提示左肺病灶较前明显缩小，但肝脏病灶较前略增大、增多（病例 15 图 3）。

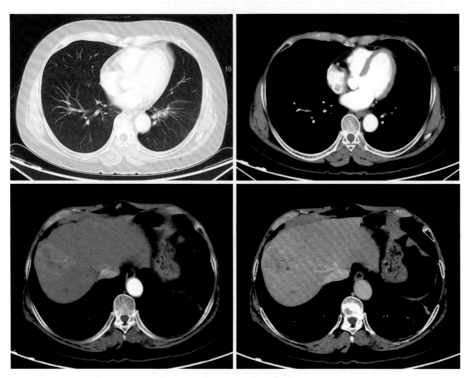

病例 15 图 3　2 周期化疗后疗效评价

鉴于肺原发灶和肝转移灶对治疗的反应差异较大，考虑可能存在肿瘤异质性或双原发肿瘤的可能，遂行超声引导下经皮肝穿刺，病理提示（右肝结节穿刺活检）少许肝组织内见低分化癌伴坏死，免疫组化结果提示：CK7（-），CK19（-），Hepatocyte（-），TTF-1（-），P40（-），Syn（-），CD56（-），CK20（-），Ki-67（20%+）。结合病史及免疫组化结果，倾向转移性癌，来源于肺脏可能性大（非小细胞肺癌），组织少。考虑患者肝脏病灶仍为转移性癌，且来源于肺可能性大。考虑一线 IP 方案对肝转移疗效欠佳，遂于 2021 年 03 月 21 日改用 EC 方案（依托泊苷 100 mg/m² d1-3，卡铂 AUC5-6 d1）化疗 1 周期。化疗后复查癌胚抗原（3.54 ng/mL）较前降低，但甲胎蛋白（408 ng/mL）、糖类抗原 19-9（52.3 U/mL）、糖类抗原 72-4（23.3 U/mL）水平均升高。于 2021 年 04 月 06 日复查上腹部增强 MRI 提示肝内多发异常强化灶，较前增大（病例 15 图 4）。

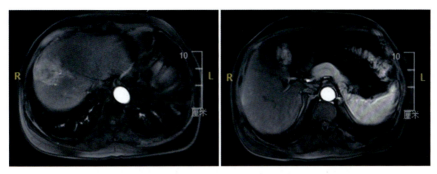

病例 15 图 4　复查上腹部增强 MRI 提示肝内多发病灶较前增大（2021 年 04 月 06 日）

患者肝内病灶较前进行性增大，EC 方案化疗效果不佳，遂请多学科会诊，考虑患者甲胎蛋白＞ 400 ng/mL，不除外原发性肝脏肿瘤，且患者病变较为局限，肝胆外科建议行手术切除。遂于 2021 年 04 月 20 日行"根治性肝癌肝叶切除＋胆囊切除术"，术中见：肝脏布满大小不一硬化结节，行术中腔镜超声检查见肝 V、Ⅷ段多发结节，最大者大小约 6 cm×6 cm×5 cm。术后病理提示（肝 V、Ⅷ段）肝细胞肝癌伴坏死，Ⅲ级，多灶性，大者大小约 4.5 cm×4 cm×4 cm，以实片状方式生长，侵及局部肝被膜，未累及肝断端，间质内脉管癌栓（+，M2），神经侵犯（+），未见确切小胆管壁侵犯及胆管内癌栓；（右后叶肝结节）肝小叶结构破坏，纤维间隔增生并假小叶形成，部分区域中央静脉阙如，肝细胞轻度水肿，中度脂肪变性（大泡型，约占 40%），纤维间质内慢性炎细胞浸润，符合结节性肝硬化（G2S4，小结节性）；慢性胆囊炎并肌腺病，未见癌累及。免疫组化结果：CK19（−），CK7（−），GPC3（+），Arginase-1（灶 +），Hepatocyte（灶 +），GS（+），CD10（灶 +），TTF-1（−），Syn（−），P40（−）。

根据患者术后病理、影像学表现、检验结果，考虑患者系双原发肿瘤，诊断修改为局限期左肺小细胞肺癌（$cT_{2a}N_0M_0$ Ⅰ B 期），同时合并肝细胞肝癌（$pT_3N_0M_0$ Ⅲ A 期）。因患者肝内病变为多灶性，合并脉管癌栓、神经侵犯等复发危险因素，经MDT 讨论，患者知情同意后，行术后 TACE 治疗及索拉非尼辅助治疗。同时针对肺病灶再行 1 周期 EC 方案化疗。建议患者行左肺病灶局部放疗，患者拒绝。术后患者甲胎蛋白呈进行性下降，于 2021 年 07 月 16 日复查胸部 CT 提示左肺病灶较2021 年 03 月 18 日相仿，疗效评价为 PR；2021 年 07 月 19 日复查上腹部增强 MRI提示肝右叶多发延迟明显强化结节，较前新发（病例 15 图 5）。

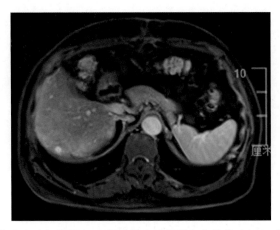

病例 15 图 5　复查上腹部增强 MRI 提示肝右叶新发多个结节（2021 年 07 月 19 日）

　　患者肝脏肿瘤进展，遂于 2021 年 07 月 26 日始更换为阿帕替尼联合卡瑞利珠单抗治疗。甲胎蛋白水平逐渐降至正常范围。于 2021 年 11 月 15 日复查上腹部增强 MRI 提示肝脏病灶较前缩小（病例 15 图 6），疗效评价为 PR。后患者定期复查 CT 及 MRI，肺部病灶及肝脏病灶均前相仿。靶免治疗期间患者曾出现Ⅱ度中性粒细胞减少、Ⅲ度血小板减少、Ⅲ度口腔溃疡，对症治疗后均好转。

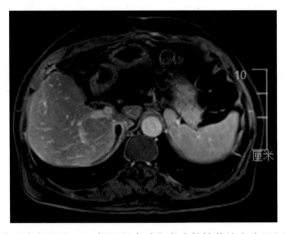

病例 15 图 6　复查上腹部增强 MRI 提示肝右叶多发病灶较前缩小（2021 年 11 月 15 日）

　　2023 年 10 月 10 日复查胸部 CT 提示左肺下叶结节状病灶较前增大（病例 15 图 7），提示肺部肿瘤进展，向患者及家属充分告知，其拒绝再次行化疗，遂于 2023 年 10 月 24 日至 2023 年 11 月 07 日行左肺病灶立体定向放疗（stereotactic body radiotherapy，SBRT），DT 50 Gy/10F/2W（病例 15 图 7）。放疗后于 2023 年 12 月 15 日复查胸部 CT 提示左肺病灶较前明显缩小，疗效评价 PR（病例 15 图 8）。

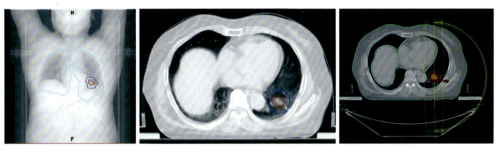

病例 15 图 7　左肺病灶 SBRT 处方剂量为 95% PTV 50 Gy/10F/2W

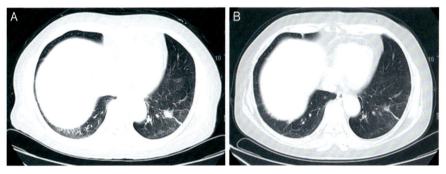

病例 15 图 8　放疗前后复查胸部 CT

A. 2023 年 10 月 10 日；B. 2023 年 12 月 15 日。

放疗后（2024 年 03 月 19 日）复查胸部 CT 及上腹部增强 MRI 提示：左肺下叶放射性肺炎、肝右叶病灶较前增大（病例 15 图 9）。对于肺部病灶，考虑为放射性肺炎，但患者仅轻度干咳，无咳痰、胸闷、喘憋、发热等症状，无须处理。而肝脏肿瘤再次出现进展，遂停用阿帕替尼及卡瑞利珠单抗靶免治疗，于 2024 年 04 月 12 日行超声引导下肝右叶肿瘤射频消融治疗。

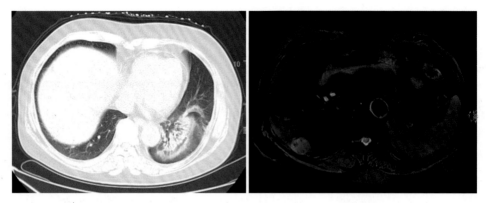

病例 15 图 9　放疗后胸部 CT 及上腹部增强 MRI（2024 年 03 月 19 日）

（六）随访

目前患者轻度咳嗽，无咳痰、发热、胸闷、喘憋等不适症状。患者于 2024 年 05 月 15 日复查上腹部 MRI 动态增强扫描示肝右叶病变消融术后，未见明显肿瘤活性，胸部 CT 提示左肺下叶炎症范围较前相仿。

二、病例分析

该患者为老年女性，因咳嗽就诊，初诊胸部 CT 提示左肺下叶占位，肺穿刺病理示肺小细胞癌。进一步完善 PET-CT 检查发现左肺下叶占位合并肝右叶肿块，考虑左肺小细胞癌并肝转移瘤。诊断为广泛期小细胞肺癌并肝转移。在 2 周期 IP 方案化疗后，左肺病变明显缩小，而肝内病变增大增多。为排除肿瘤异质性或双原发癌，行肝内病灶穿刺活检，病理提示低分化癌伴坏死，免疫组化结果提示：CK7（-），CK19（-），Hepatocyte（-），TTF-1（-），P40（-），Syn（-），CD56（-），CK20（-），Ki-67（20%+）。结合病史及免疫组化结果，倾向转移性癌，来源于肺脏可能性大（非小细胞肺癌），组织少。考虑患者肝脏病灶仍为转移性癌，且来源于肺可能性大。更换二线"EC"方案化疗 1 周期后，肝内病灶持续进展。经多学科会诊讨论后，行肝肿瘤切除，术后病理证实肝肿瘤为肝细胞肝癌。对于该患者，其诊断应为同时性小细胞肺癌合并肝癌。鉴于双原发癌的复杂性，如何能做到"早诊断""早治疗"，如何选择合适的治疗方案，在取得最佳治疗效果、延长患者生存期的同时提高患者生活质量，是该类患者诊疗方案的关键所在。

患者初诊时结合患者的病史及病理、影像、实验室检验结果，且考虑到"一源论"原则，主诊医师初步诊断考虑为广泛期小细胞肺癌伴肝转移，在治疗中发现左肺病灶与肝脏病灶对治疗的反应存在差异性，肝穿刺活检病理因组织少、分化低且伴坏死，难以鉴别肿瘤性质。及时的多学科会诊，评估手术可能性，最终通过手术明确肝内病灶为原发性肝细胞肝癌。回顾该病例，患者初诊时左肺肿瘤分期较早，且未见区域淋巴结转移，即出现肝脏的寡转移，这种跳跃性转移较为少见，而且患者有慢性乙肝病史，虽然患者甲胎蛋白不高，初诊时仍应考虑存在双原发肿瘤的可能，对左肺病灶及肝右叶病灶均进行穿刺活检明确病理。本例患者，虽经穿刺活检，仍未能明确病理，尤其在穿刺组织较少、分化差、坏死组织多时，穿刺标本的病理可能不准确。因此，对于寡病灶，建议手术切除，可能获得准确的病理结果。

对于双原发肿瘤，治疗遵循"从重、从急"原则，首选针对分期较晚的肿瘤治疗，方案选择兼顾另一种肿瘤。患者肝癌术后病理证实存在多灶性、脉管癌栓、神经侵犯等早期复发风险因素，根据 CSCO 指南，术后给予经肝动脉化疗栓塞术（transcatheter arterial chemoembolization, TACE）治疗后口服索拉非尼辅助治疗。而患者在术后 3 个月即出现肝脏肿瘤的进展，改为靶向治疗联合 PD-1 抑制剂的靶免联合治疗（阿帕替尼联合卡瑞利珠单抗）的方案。虽然该方案的选择主要是针对肝癌，但靶免联合治疗能够增强患者肿瘤免疫微环境中细胞毒性 T 细胞、巨噬细胞等的功能，从而起到增强抗肿瘤免疫的作用，对于肺癌的控制也可能起到了一定作用。该方案治疗期间，肝脏肿瘤的无疾病进展期达到了 32 个月，而肺部肿瘤疾病持续缓解期达到了 34 个月。随后患者肺部肿瘤及肝内肿瘤分别出现了局部进展，分别进行了 SBRT 和射频消融术，以期在保障患者生活质量的前提下达到最好的治疗效果，最大限度地减灭肿瘤细胞、控制肿瘤进展。该患者自确诊肺癌至 2024 年 05 月 31 日总生存期已达 41 个月，并且拥有较高的生活质量。

综上所述，该例患者在诊治过程中明确为同时性肺癌和肝癌的双原发癌，在充分考虑两种疾病的情况及治疗后肿瘤的疗效反应，在不同阶段选择合适的治疗策略，通过化疗、手术、靶向治疗、免疫治疗、放疗及射频消融等综合治疗手段，达到了令人满意的肿瘤控制效果，兼顾了患者的生活质量。

三、疾病介绍

多原发性恶性肿瘤（multiple primary malignant tumors, MPMT）已早在文献中报道。Billroth 于 1889 年首次报道了多原发性肿瘤。根据美国国家癌症研究所和监测、流行病学和最终结果（SEER）数据，多原发恶性肿瘤占美国癌症病例的 8%[1]。尽管多原发性恶性肿瘤的发生机制尚不清楚，但存在一些风险因素，如吸烟、遗传、高龄、饮食和既往恶性肿瘤[2]。随着肿瘤患者生存率的提高、预期寿命的延长、诊断技术的改进及疾病治疗手段的进步，导致了多原发恶性肿瘤的发生率的增加（占所有恶性癌症病例的 5%）[3-4]。而单个患者中同时性多原发性恶性肿瘤的发生特别罕见，有文献报道，1 104 269 名癌症患者中多原发恶性肿瘤的发病率仅为 0.73% ～ 11.70%[5]。另一项基于 40 年来 50 000 名患者数据分析发现，单个患者中同时患有一种以上肿瘤的发生率为 0.1%。而一项来自中国的回顾性研究显示，同时性多原发性恶性肿瘤的发病率在研究人群中仅占 1.09%；另一项来自土耳其的回顾性研究同样证实，在 2003—2004 年确诊的恶性肿瘤患者中约有 1.2% 为同时性多原发性恶性肿瘤[6-7]。此外，日本一项研究报道，多原发性恶性肿瘤的男性肺癌患者最常合并胃癌、前列腺癌和结肠癌，而女性肺癌患者最常合并乳腺癌、甲状腺癌和结肠癌[8]。原发性肺癌合并原发性肝癌更是非常罕见。

1932 年，Warren 和 Gate 将多原发性恶性肿瘤分为两种不同的类型[9]。同时性多发性恶性肿瘤是指同一患者的同一器官或多个器官、组织同时存在或在 6 个月内接连发生的两种及以上的原发性恶性肿瘤；而异时性多发性恶性肿瘤是指与初始恶性肿瘤发生后超过 6 个月出现的其他原发性恶性肿瘤[10]。多原发性恶性肿瘤的诊断标准包括：①每种肿瘤的组织学来源必须是不同的；②每种肿瘤都必须表现出显著的恶性特征；③必须排除一种病变是另一种病变转移而来的可能性。

多原发性恶性肿瘤的预后受不同肿瘤的发生间隔时间、病理类型、受累器官、恶性程度、分期和临床治疗策略等的影响[11]。不同原发性恶性肿瘤发生的间隔时间越长，预后越好[12]。此外，患者的预后也与原发肿瘤的恶性程度和机体的一般情况相关。对于多原发性恶性肿瘤，需要用多种不同的方法来进行诊断，内镜、MRI 或 CT 等常规检查是发现肿瘤的重要方法[13]。近年来，具有全身扫描功能的 PET-CT 在发现新的病灶和观察疾病进展方面具有很高的灵敏度，可同时显示多个病灶，对多原发性恶性肿瘤的诊断具有重要作用[14]。但对于同时性多原发性恶性肿瘤，PET-CT 有时也难以鉴别原发与转移性病灶，只有通过组织活检明确病理才能得到最准确的诊断。而"早诊断""早治疗"是改善多原发性恶性肿瘤患者预后的关键。

而存在多种恶性肿瘤的患者通常被排除在临床研究之外，因此没有关于多原发性恶性肿瘤治疗的确切临床证据。由于关于多原发性恶性肿瘤的治疗仍缺乏共识，这类患者往往需要多学科团队协作以使其获得最佳的治疗效果。我们认为，每种原发性恶性肿瘤的精确分期是确定每种恶性肿瘤严重程度的前提。因此，多学科诊疗团队应根据患者每种原发性恶性肿瘤的情况做出治疗决定。由于大多数多原发性恶性肿瘤病例为双原发性癌症[15-16]，通常应首先关注严重程度高、预后差的原发性肿瘤。如果多种原发性恶性肿瘤都是局限性的，将考虑分别进行根治性手术；如果一种肿瘤处于早期，另一种处于晚期，则将考虑针对分期较晚的肿瘤进行系统治疗，而分期较早的肿瘤随后可进行手术或局部抗肿瘤治疗，如放疗、射频消融、介入栓塞等。然而，如果两种原发性恶性肿瘤都处于晚期，并且它们有共同的一线化疗方案，则应首先选择该方案。如果不同恶性肿瘤间没有共同的治疗方案，比如我们报道的这种情况，则应依据分期较晚、生存期较短的癌种进行治疗方案的选择，因为患者通常无法耐受同时使用两种不同的抗肿瘤治疗方案所带来的毒副反应。在这种情况下，可以考虑将局部治疗（如放疗）与全身抗肿瘤治疗相结合，以改善多原发性恶性肿瘤患者的临床结果。但对于一种原发性肿瘤存在转移或两种/多种原发性肿瘤都转移的病例，治疗将是复杂的。在选择治疗方案时，还应考虑更多的问题，如患者年龄、体力状态、转移部位、基因检测等，治疗上除了化疗，还要考虑靶向治疗、免疫治疗及手术、放疗或其他局部治疗的机会。而患者在全身抗肿瘤治疗的过程中，若能成功转化，则可及时介入手术或放疗等局部治疗手段，将有望达到无瘤生存的状态；若不能成功转化，应尽可能在患者可耐受的前提下，综合应用多种治疗手段，达到改善患者生活质量、延长生存期的目的。

四、病例点评

本例患者最初诊断时肺内病灶经病理证实为小细胞肺癌，小细胞肺癌恶性度高，早期容易发生远处转移，临床医生容易把其他部位的病变当做转移灶，尤其本例患者虽有慢性乙肝病史，但甲胎蛋白不高，影像学表现不典型，因而未行肝内病灶穿刺活检，可能导致双原发肿瘤的漏诊。虽然同时性多原发肿瘤的发生率极低，临床上对于多处病灶，仍应尽可能取得不同部位病灶的病理依据，避免多原发肿瘤的漏诊。该患者治疗中肺原发灶及肝内病灶对治疗反应的差异提示双原发肿瘤的可能，本治疗组及时做了肝内病灶穿刺，但病理表现不典型，穿刺标本少，坏死组织多，细胞低分化，难以分型。两种原发性恶性肿瘤分期均较早，在经过化疗、手术、靶向治疗后，首先是肝内出现复发转移，针对肝癌选择了靶免联合治疗，但肺部病灶依旧得到长期控制，除了与肺部肿瘤分期较早且对化疗较敏感外，免疫检查点抑制剂对于肿瘤微环境中免疫细胞的激活可能也起到了一定的抗肿瘤作用。而在随后疾病出现局部进展，及时联合放疗、射频消融等局部治疗方案，也是在患者身体能够耐受长期抗肿瘤治疗所带来的毒副反应的前提下，使疾病得到一个更好的控制、患者拥有一个更好的生活质量和更长久的生存。对于多原发性恶性肿瘤患者，通过多学科团队协作共同制订最佳的治疗方案，是保障患者治疗有效性、提高患者生活质量和延长患者生存期的重要策略。

（病例提供：郭天慧　青岛大学附属医院）

（点评专家：张碧媛　青岛大学附属医院）

参考文献

[1]Li F, Zhong WZ, Niu FY, et al.Multiple primary malignancies involving lung cancer[J].BMC Cancer, 2015, 15（1）：696.

[2]Skelton WP, Ali A, Skelton MN, et al.Analysis of overall survival in patients with multiple primary malignancies：a single-center experience[J].Cureus, 2019, 11（4）：4552.

[3]Spratt JS Jr, Hoag MG.Incidence of multiple primary cancers per man-year of follow up：20-year review from the ellis fischel state cancer hospital[J].Ann Surg, 1966, 164：775-784.

[4]Etiz D, Metcalfe E, Akcay M.Multiple primary malignant neoplasms：a 10-year experience at a single institution from Turkey[J].J Cancer Res Ther, 2017, 13：16-20.

[5]Demandante CG, Troyer DA, Miles TP.Multiple primary malignant neoplasms：case report and a comprehensive review of the literature[J].Am J Clin Oncol, 2003, 26：79-83.

[6]Zhai C, Cai Y, Lou F, et al.Multiple primary malignant tumors - a clinical analysis of 15 321 patients with malignancies at a single center in China[J].J Cancer, 2018, 9：2795-2801.

[7]Evans HS, Møller H, Robinson D, et al.The risk of subsequent primary cancers after colorectal cancer in southeast England[J].Gut, 2002, 50：647-652.

[8]Fujita S, Masago K, Takeshita J, et al.Multiple primary malignancies in patients with non-small cell lung cancer[J].Intern Med, 2015, 54：325-331.

[9]Warren S, Gates O.Multiple primary malignant tumors：a survey of the literature and a statistical study[J].Am J Cancer, 1932, 16：1358-1414.

[10]Yun HR, Yi LJ, Cho YK, et al.Double primary malignancy in colorectal cancer patients-MSI is the useful marker for predicting double primary tumors[J].Int J Colorectal Dis, 2009, 24：369-375.

[11]Liu CS, Wang C, Du ZH, et al.Clinical features and prognosis of duplex primary malignant neoplasms involving chronic myeloid leukemia[J].Medicine, 2020, 99：e22904.

[12]Kim BK, Oh SJ, Song JY, et al.Clinical characteristics and prognosis associated with multiple primary cancers in breast cancer patients[J].J Breast Cancer, 2018, 21：62-69.

[13]Kijima S, Sasaki T, Nagata K, et al.Preoperative evaluation of colorectal cancer using CT colonography, MRI, and PET/CT[J].World J Gastroenterol, 2014, 20：16964-16975.

[14]Kurli M, Chin K, Finger PT.Whole- body 18 FDG PET/CT imaging for lymph node and metastatic staging of conjunctival melanoma[J].Br J Ophthalmol, 2008, 92：479-482.

[15]Wang H, Hou J, Zhang G, et al.Clinical characteristics and prognostic analysis of multiple primary malignant neoplasms in patients with lung cancer[J].Cancer Gene Ther, 2019, 26：419-426.

[16]Komatsu H, Izumi N, Tsukioka T, et al.Prognosis associated with synchronous or metachronous multiple primary malignancies in patients with completely resected non-small cell lung cancer[J].Surg Today, 2019, 49：343-349.

病例 16　胸腺恶性肿瘤术后辅助放疗

一、病历摘要

（一）病史简介

患者男性，56 岁。

主诉：发现纵隔肿物半年余，胸腺癌术后、化疗后。

现病史：患者于半年余前查体发现纵隔肿物，无声音嘶哑、饮水呛咳，无胸闷、胸痛，无心慌、心悸等不适症状。当地医院行胸部 CT 提示前上纵隔占位性病变。排除手术禁忌，于 2023 年 02 月 13 日在全身麻醉下行胸腔镜辅助下前上纵隔肿瘤切除术＋淋巴结清扫＋左颈总动脉成形术。术中见肿瘤位于左前上纵隔，质韧，有包膜，和胸腺组织相连，大小约 4 cm×4 cm×3 cm，与左侧胸膜、左侧无名静脉、左侧颈总动脉粘连，局部呈致密粘连。手术过程顺利。术后病理提示（胸腺及肿块组织）胸腺源性肿瘤，结合形态及免疫组化结果，符合胸腺癌（非角化型鳞状细胞癌，大小 3 cm×2 cm），肿瘤累及周围纤维及淋巴组织。送检（纵隔）(0/1)，（胸腺旁）(0/8) 淋巴结未见癌转移。免疫组化提示肿瘤：CKpan（+），P63（+），CD5（+），CD117（+），EMA（+），TDT（−），CD3（−），CD20（−），CD21（−），CD56（少量，+），CD31 提示脉管癌栓（−），Ki-67（30%+）。PD-L1（22C3）(+，CPS 约 60)。术后恢复可。2023 年 04 月 11 日、2023 年 05 月 09 日行第 1～2 周期 TC 方案化疗，具体用药：白蛋白结合型紫杉醇 400 mg/m^2 d1＋卡铂 500 mg/m^2 d1，同时给予护胃、水化、止吐、保肝等对症支持治疗，过程顺利。2023 年 06 月 06 日、2023 年 06 月 27 日行第 3～4 周期 TC 方案化疗，具体用药：白蛋白结合型紫杉醇 400 mg/m^2 d1＋卡铂 400 mg/m^2 d1，同时给予护胃、水化、止吐、保肝等对症支持治疗，过程顺利。为行术后辅助放疗入院。

既往史及个人史：无吸烟、饮酒史，否认其他慢性病及传染病史，否认药物、食物过敏史。

家族史：无特殊。

（二）体格检查

身高 158 cm，体重 58 kg，ECOG 1 分，NRS 0 分。鼻翼无翕动，口唇无发绀，颈静脉无怒张，气管居中，双锁骨上未触及肿大淋巴结，胸廓对称、无畸形，胸骨无叩痛。呼吸运动正常，肋间隙无增宽、变窄，呼吸规整，语颤无增强及减弱，无胸膜摩擦感。叩诊清音，双肺呼吸音清，未闻及干、湿性啰音，无胸膜摩擦音。心率69次/分，心律齐，各瓣膜听诊区未闻及病理性杂音。双下肢无水肿。

（三）辅助检查

胸部CT动态增强扫描（2023年02月03日，病例16图1）：前纵隔占位，考虑胸腺瘤可能，左肺部分支气管扩张并少许感染可能性大，双肺慢性炎症可能性大，双侧肺气肿。

甲状腺彩色多普勒超声（2023年02月06日）：左侧颈部淋巴结肿大，性质待定。

PET-CT（2023年02月07日）：①前上纵隔偏左侧软组织密度结节伴钙化，边缘模糊，轻度代谢，SUVmax约4.3，考虑胸腺肿瘤，建议获得病理结果；②双肺小结节，未见异常代谢，建议CT随访；左肺支气管扩张；双肺慢性炎症；③右侧鼻咽顶后壁增厚，代谢增高，SUVmax约4.7，请结合临床，必要时专科检查；左侧颈部Ⅳ区略大淋巴结，未见异常代谢，建议超声随访；④双侧上颌窦囊肿；⑤前列腺增生伴钙化。

组织病理学检查与诊断（2023年04月14日，病例16图2）：（胸腺及肿块组织）胸腺源性肿瘤，结合形态及免疫组化结果，符合胸腺癌（非角化型鳞状细胞癌，大小3 cm×2 cm），肿瘤累及周围纤维及淋巴组织。送检（纵隔）（0/1），（胸腺旁）（0/8）淋巴结未见癌转移。免疫组化提示肿瘤：CKpan（+），P63（+），CD5（+），CD117（+），EMA（+），TDT（−），CD3（−），CD20（−），CD21（−），CD56（少量，+），CD31提示脉管癌栓（−），Ki-67（30%+）。PD-L1（22C3）（+，CPS约60）。

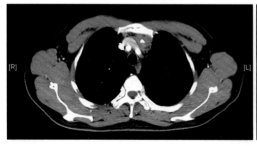
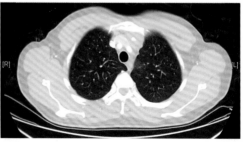

病例16图1　胸部CT动态增强扫描（2023年02月03日）

前纵隔内见分叶状软组织密度影，内见结节状钙质密度影，大小约33 mm×19 mm，增强扫描轻度强化。考虑胸腺瘤可能。

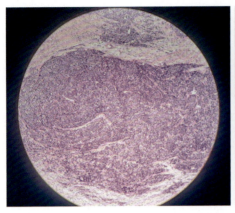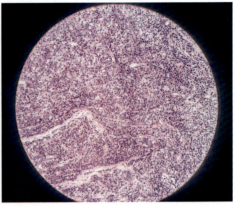

病例 16 图 2　术后病理报告

（四）诊断

1. 胸腺恶性肿瘤　鳞状细胞癌（pT$_3$N$_0$M$_0$，ⅢA 期，AJCC 第 8 版）；

2. 胸腺术后。

（五）诊疗经过

完善检查后，提交肿瘤放疗科全科讨论，意见如下：患者系胸腺恶性肿瘤术后、4 周期化疗后，术中见肿瘤位于左前上纵隔，质韧，有包膜，和胸腺组织相连，大小约 4 cm×4 cm×3 cm，与左侧胸膜、左侧无名静脉、左侧颈总动脉粘连，局部呈致密粘连。诊断为胸腺恶性肿瘤鳞状细胞癌（pT$_3$N$_0$M$_0$，ⅢA 期）。对于 Masaoka-Koga Ⅲ期病灶可切除患者，推荐手术治疗，术后给予辅助放疗（45～50 Gy）及局部区域加量，可考虑术后辅助化疗。结合指南建议行术后辅助放疗。上述病情、预后、可选择的诊疗等详细与患方沟通，其表示理解并同意辅助放疗。遂给予术后辅助放疗（2023 年 08 月 15 日至 2023 年 09 月 22 日）。

1. 放疗靶区范围及处方剂量（病例 16 图 3 至病例 16 图 5）

（1）CTV1-hr：包括整个瘤床和所有潜在的残留病灶部位，并参考患者术前影像资料、手术记录所见来定义临床靶区。

（2）CTV1-lr：CTV1-hr 外扩 0.5 cm 并适当调整形成。

（3）PTV1-hr：CTV1-hr 外扩 0.5 cm 形成。

（4）PTV1-lr：CTV1-lr 外扩 0.5 cm 形成。

（5）处方剂量：PTV1-hr：56 Gy/2 Gy/28F；PTV1-lr：47.6 Gy/1.7 Gy/28F，5.6 周。

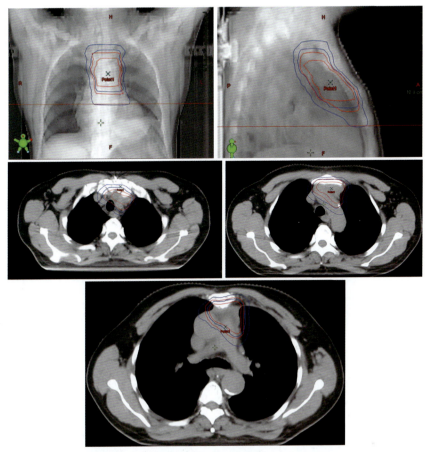

病例 16 图 3　放疗靶区

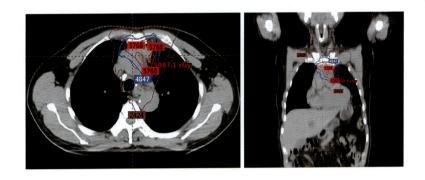

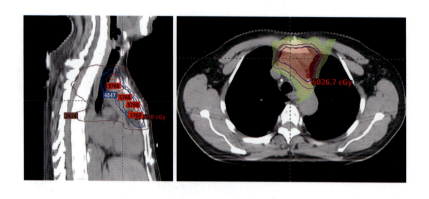

病例 16 图 4　剂量分布

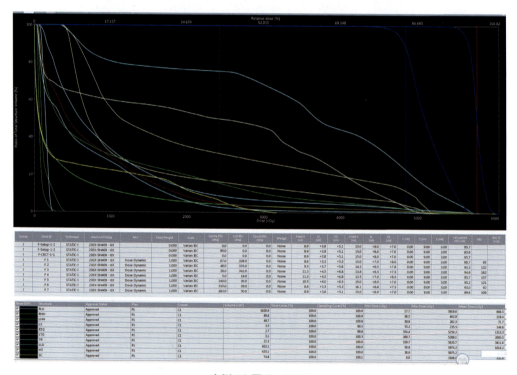

病例 16 图 5　DVH

2. 疗效评价　放疗结束后 1 个月复查 CT 提示未见复发、转移征象（病例 16 图 6）。

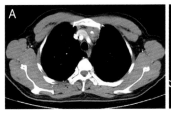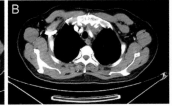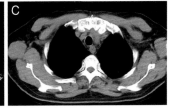

病例 16 图 6　复查 CT

A. 手术前（2023 年 02 月 03 日）；B. 放疗前（2023 年 08 月 03 日）；C. 放疗结束后 1 个月（2023 年 10 月 23 日）。CT 对照放疗后未见复发、转移征象。

（六）随访

综合治疗后对患者及家属进行了详细宣教，密切随访。建议前 2 年每 6 个月行 1 次胸部 CT 检查，随后每年行 1 次胸部 CT 检查（病例 16 图 7）。应至少进行 5 年的随访。

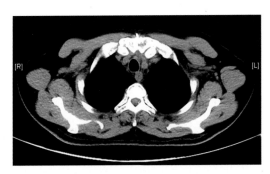

病例 16 图 7　CT 复查提示病情稳定（2024 年 02 月 19 日）

二、病例分析

该例患者中年男性，查体时发现纵隔占位性病变。患者无明显阳性症状。经查诊断为胸腺恶性肿瘤鳞状细胞癌（pT$_3$N$_0$M$_0$ ⅢA 期，AJCC 第 8 版）。经外科手术、辅助化疗、辅助放疗，随访病情稳定，暂无复发、转移征象。该例患者诊治有以下特点：

1. 肿瘤起病隐匿　该患者无明显临床症状，胸部 CT 提示前纵隔占位，考虑胸腺瘤可能。术后病理提示为胸腺癌（非角化型鳞状细胞癌）。

2. 疾病少见　胸腺癌是罕见的侵袭性肿瘤，常有区域淋巴结和胸外转移。

3. 预后差　胸腺癌预后比胸腺瘤差。胸腺癌的生存率根据分期（Ⅰ～Ⅱ期：

91%；Ⅲ～Ⅳ期：31%）和可切除性（包括切除的彻底性）的不同而存在差异。

4. 多学科协作　患者诊疗过程涉及影像、外科、肿瘤内科、肿瘤放疗科等多个专业，需针对患者制订个体化的治疗方案。

三、疾病介绍

胸腺肿瘤是相对罕见的一类肿瘤，通常位于前纵隔，WHO 病理学分类将其划分为胸腺上皮肿瘤，其发病率为 1.3～3.2/100 万[1]。2019 年中国肿瘤登记年报中，上报 2016 年肿瘤数据登记处为 682 个，质量控制后共纳入 487 个肿瘤登记处，覆盖人口 3.8 亿，年报显示，筛选胸腺恶性肿瘤（国际疾病分类 ICD10 编码为 C37）的新发病例为 1562 例，发病率约为 4.09/100 万，标化发病率（Segi's 世界标准人口）为 2.73/100 万，高于欧美国家[2]。基于美国监测、流行病学和最终结果数据库，北美的胸腺肿瘤发病率为 2.14/100 万，胸腺肿瘤在亚裔人中的发病率（3.74/100 万）高于高加索族裔（1.89/100 万）[3]。2016 年中国胸腺上皮肿瘤死亡 710 例，死亡率 1.86/100 万，标化发病率（Segi's 世界标准人口）为 1.20/100 万，2000 年始至今发病率呈波动性增高趋势[4]。根据现有文献报道，很多既往为良性的早期胸腺肿瘤，术后亦有复发转移可能，因此，恶性或良性胸腺瘤的相关术语已不再适宜，目前所有胸腺肿瘤均已被视作恶性肿瘤。

2015 年 3 月国际癌症研究机构发布了 WHO 胸腺上皮肿瘤分类，分类的制定基于国际胸腺肿瘤协作组（international thymic malignancy interest group, ITMIG）于 2011 年 12 月组织的多学科研讨会上对胸腺肿瘤达成的共识。胸腺肿瘤属于惰性肿瘤，即使疾病进展后，部分胸腺瘤患者的生存时间仍较长，5 年生存率接近 90%。因此，建议针对胸腺肿瘤开展较长时间的随访（如 10 年），以便更好地了解患者 OS 和复发状况[5]，而胸腺癌常伴有远处转移，患者 5 年生存率约为 55%[5]。

胸腺肿瘤起病隐匿，当肿瘤体积较小时，患者常无体感症状；随着肿瘤增大，患者首发表现为纵隔局部压迫症状，如胸闷、气短、头面部肿胀感等。1/3 的胸腺瘤患者伴自身免疫性疾病，最常见的伴发疾病为重症肌无力。重症肌无力在 AB 型、B1 型和 B2 型胸腺瘤中最为常见，多与抗乙酰胆碱受体抗体有关[6-7]。其他常见伴发疾病包括纯红再生障碍性贫血（5%）和低 γ 球蛋白血症（5%）。

因此，在最初诊断过程中，可疑诊断为胸腺瘤的患者应对自身免疫性疾病进行检查评估。临床诊断需基于完整的病史采集、体格检查，特别是神经系统检查及实验室和影像学检查综合分析后得出。当出现自身免疫性疾病并伴有前纵隔肿块时，需考虑胸腺瘤。而胸腺癌患者常伴有非特异性局部刺激或压迫症状[8]，当肿瘤侵及肺和支气管时，患者可出现剧烈咳嗽、呼吸困难等症状；肿瘤压迫交感神经可引起同侧眼睑下垂、瞳孔缩小、眼球内陷、额部无汗，出现 Horner 综合征；肿瘤压迫喉返神经可引起声音嘶哑；当上腔静脉受压时，可引起上腔静脉阻塞综合征。

胸腺肿瘤的诊断需与前纵隔其他类型肿瘤和非恶性胸腺病变相鉴别。胸腺上皮肿瘤是前纵隔肿物的最常见原因，约占前纵隔肿物的 35%；其次为淋巴瘤（结节硬化型霍奇金淋巴瘤或弥漫大 B 细胞型非霍奇金淋巴瘤），约占 25%；生殖细胞肿瘤（畸胎瘤或精原细胞瘤或非精原细胞瘤）约占 20%[9]。

淋巴瘤患者常表现为无痛性淋巴结肿大，伴或不伴乳酸脱氢酶升高；畸胎瘤影像学上表现为密度不均匀的肿块，呈脂肪和囊性改变[10]。精原细胞瘤和非精原细胞瘤瘤体较大，精原细胞瘤常伴有血清 β- 人绒毛膜促性腺激素升高，非精原细胞瘤则常伴有甲胎蛋白升高。转移癌最常见的为肺癌转移。区分胸腺恶性肿瘤与生理性胸腺增生存在一定难度。应激、损伤、化疗、放疗、抗激素治疗或皮质激素治疗后可能导致胸腺反应性增生。胸腺淋巴增生最常见于重症肌无力患者，但也可见于甲状腺功能亢进、结缔组织病或血管疾病等患者。

胸腺肿瘤影像学评估的标准检查是对胸部纵隔和胸膜进行从肺尖到肋膈隐窝的增强 CT 扫描，CT 在前纵隔肿物诊断方面与 MRI 相当或更优，但囊性病变除外[11]。从影像资料上看，胸腺瘤表现为前上纵隔边界清楚、有包膜、密度均匀的肿物。如果肿物有出血、坏死或囊肿形成，则胸腺瘤在影像上的表现可以是多样的。

胸腺癌常会出现局部浸润，也可出现区域淋巴结转移和远处转移。胸腺癌影像学上表现为大块边界不清、易引起渗出的前纵隔肿物，常伴有胸腔积液和心包积液。

胸腺瘤的影像学特征包括低衰减、对称和脂肪模式，保持胸腺的双锥体形状。很难通过 CT 评估胸腺肿物是否存在侵袭性，但是侵袭性肿物的影像学特征表现为血管损伤和周围肺组织分界不清。CT 诊断不明确者，可采用 MRI 评估肿瘤对周围脂肪的浸润情况。PET-CT 不常推荐用于胸腺肿瘤的评估，虽然 B3 型胸腺瘤和胸腺癌的摄取值可能偏高，但胸腺增生也可表现为高代谢活性[12]。对于进展期、晚期肿瘤可以选择PET-CT扫描用于评估远处转移情况。

胸腺上皮肿瘤分期依据Masaoka-Koga分期系统[13-14]，且分期与患者的生存有关。国际肺癌协会与ITMIG提议胸腺肿瘤在应用Masaoka-Koga分期系统的同时应采用TNM分期系统。胸腺肿瘤的预后与是否行根治性手术切除密切相关，故Masaoka-Koga分期系统仍作为临床应用的主要分期方式之一，为指导胸腺恶性肿瘤治疗提供依据。胸腺上皮肿瘤WHO分类及Masaoka-Koga分期。胸腺癌亚型包括鳞状细胞癌、基底细胞样癌、黏液表皮样癌、淋巴上皮瘤样癌、透明细胞癌、肉瘤样癌、腺癌（乳头状腺癌、具有腺样囊性癌样特征的胸腺癌、黏液腺癌、腺癌未定型）、睾丸核蛋白中线癌、未分化癌和其他罕见的胸腺肿瘤（腺鳞癌、肝样癌和胸腺癌未定型）。

四、病例点评

此例患者为ⅢA期胸腺鳞癌术后，肿瘤与左侧胸膜、左侧无名静脉、左侧颈总动脉粘连紧密。外科术后、辅助化疗后给予辅助放疗，无论放疗靶区还是处方剂量均非常规范。

该病例给了我们几点反思和经验：①该例患者，肿瘤起病隐匿，无明显临床症状，确诊时即为局部晚期，预后较差。胸腺癌能否行手术完全切除是影响患者术后复发和生存的重要因素，对于可手术切除的Masaoka-Koga分期Ⅱ期及以上胸腺癌患者的治疗应由多学科团队讨论评估。②放疗科医师需要与外科医师沟通术中发现，以协助确定目标靶区范围，与病理科医师沟通病灶组织学形态、侵袭程度（如包膜外浸润程度）和手术切缘病理情况。放疗靶区和放疗剂量的确定需要参考术前影像学检查，放疗剂量和分割方案取决于放疗适应证和术后肿瘤切除的完整性。③该例经过多学科协作，根据指南，制订规范的治疗方案，后期还需要加强患者宣教，密切随访。前2年每6个月行1次胸部增强CT检查，随后每年行1次胸部增强CT检查。胸腺癌术后应至少进行5年的随访。

总之，这个局部晚期胸腺癌的病例，在经过多学科协作、规范及个体化的治疗后，成功达到了肿瘤治疗的目的，后续还需继续随访。

（病例提供：张永春　吕红英　陈文秀　青岛大学附属医院）

（点评专家：陆海军　青岛大学附属医院）

参考文献

[1]De Jong WK, Blaauwgeers JL, Schaapveld M, et al. Thymicepithelial tumours: a population-based study of the incidencediagnostie prcedures and therapy[J]. Fur J Cancer, 2008, 44 (1): 123-130.

[2]HeJ, Wei WO. 2019 China cancer registry annual report[M]. Beijing: People's HealthPublishing House, 2020: 216-217.

[3]Fang WT, Fu JH, Shen Y, et al. Management ofthymic tumors- consensus based on the Chinese alliance for research in thymomas multi-institutional retrospective studies[J]. Chin J Lung Cancer, 2016, 19 (7): 414-417.

[4]Detterbeck FC, Zeeshan A. Thymoma: current diagnosis and treatment[J]. Chin Med J (Engl), 2013, 126 (11): 2186-2191.

[5]Huang J, Detterbeck FC, Wang Z, et al. Standard outcome measures for thymic malignancies[J]. J Thorac Oncol, 2010, 5 (12): 2017-2023.

[6]Marx A, Hohenberger P, Hoffmann H, et al. The autoimmune regulator AIRE in thymoma biology: autoimmunity and beyond [J]. J Thorac Oncol, 2010, 10 (14): 266-272.

[7]Masaoka A, Monden Y, Nakahara K, et al. Follow-up study of thymomas with special reference to their clinical stages[J]. Cancer, 1981, 48 (11): 2485-2492.

[8]Evoli A, Lancaster E. Paraneoplastic disorders in thymoma patients[J]. J Thorac Oncol, 2014, 9 (2): 143-147.

[9]Carter BW, Marom EM, Detterbeck FC. Approaching the patient with an anterior mediastinal mass: a guide for clinicians[J]. J Thorac Oncol, 2014, 9 (12): 102-109.

[10]Ackman JB, Verzosa S, Kovach AE, et al. High rate of unnecessary thymectomy and its cause. Can computed tomography distinguish thymoma, lymphoma, thymic hyperplasia, and thymic cysts？ [J]. Eur J Radiol, 2015, 84 (3): 524-533.

[11]Seki S, Koyama H, Ohno Y, et al. Diffusion-weighted MR imaging vs. multi-detector row CT: direct comparison of capability for assessment of management needs for anterior mediastinal solitary tumors[J]. Eur J Radiol, 2014, 83 (5): 835-842.

[12]Kaira K, Endo M, Abe M, et al. Biologic correlation of 2-[^{18}F]. fluoro-2-deoxy-D-glucose uptake on positron emission tomography inthymic epithelial tumors[J]. J Clin Oncol, 2010, 28 (23): 3746-3753.

[13]Koga K, Matsuno Y, Noguchi M, et al. A review of 79 thymomas: modification of staging system and reappraisal of conventional division into invasive and non-invasive thymoma[J]. Pathol Int, 1994, 44 (5): 359-367.

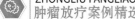
[14]Detterbeck FC, Nicholson AG, Kondo K, et al. The masaoka-koga stage classification for thymic malignancies: clarification and definition of terms[J]. J Thorac Oncol, 2011, 6 (3): 1710-1716.

病例 17　胰腺癌术后放化疗

一、病历摘要

（一）病史简介

患者男性，53 岁。

主诉：胰腺肿瘤术后 2 个月余。

现病史：患者于 2 个月余前无明显诱因出现皮肤巩膜黄染，伴皮肤瘙痒，伴腹胀、食欲减退，伴反酸、嗳气，无腹痛、腹泻、便秘，无寒战、发热。当地医院行上腹 CT 提示胰腺占位。来我院行 CT 及 MRI 均提示胰头占位，行经皮肝穿刺胆道引流术（percutaneous transhepatic cholangial drainage，PTCD）后给予"根治性胰十二指肠切除术"，术后病理提示胰腺鳞癌，构成为中分化腺癌和中分化鳞状细胞癌，大小约 2.2 cm×2.0 cm，侵及胰腺被膜，侵及胆管壁，未侵及十二指肠；胃壁切缘（-），十二指肠断端（-），胆管切缘（-），胰腺断端（-）；淋巴结：5 组（0/1）、8 组（0/1）、8p 组（0/1）、9 组（0/1）、12 组（0）、12a 组（0/2）、12b 组（0）、12p 组（0/2）、14 组（0/5）、16 组（0/10）、16a 组（0）及送检胰腺上缘（0/1）淋巴结内未见癌转移；免疫组化：HER-2（0），PD-L1（22C3）（CPS 约 10），S100 示神经侵犯（+），CD31 提示脉管癌栓（-），Ki-67（约 20%+），P63（+）。术后恢复可，目前患者腹泻，术后至今体重下降 3 kg。拟行术后治疗收入我科。

既往史：平素体健，发现糖尿病 2 个月余，血糖最高 19.7 mmol/L，胰岛素治疗，控制可。否认肝炎、结核病史，否认高血压、心脏病、脑血管疾病、精神疾病史，否认手术、外伤、输血史，否认食物、药物过敏史。预防接种史不详。

个人史：久居本地，无疫区、疫情、疫水接触史，无牧区、矿山、高氟区、低碘区居住史，无化学性物质、放射性物质、有毒物质接触史，无吸毒史，嗜烟，10 支 / 日，持续 35 年，手术后戒烟。饮酒少量，现已戒。无特殊药物服用史，无冶游史。

家族史：母亲患"乳腺癌"去世，否认家族肿瘤疾病、遗传倾向性疾病及传染性疾病史。

（二）体格检查

皮肤黏膜黄染，无皮疹、皮下出血，皮下无水肿，无肝掌、蜘蛛痣。颈部及锁骨上未触及肿大淋巴结。腹部检查（-）。

（三）辅助检查

1. 实验室检查

（1）初诊时：白蛋白 41.7 g/L，总胆红素 130.31 μmol/L ↑，直接胆红素 102.85 μmol/L ↑，间接胆红素 27.46 μmol/L，丙氨酸氨基转移酶 445 U/L，天冬氨酸氨基转移酶 150 U/L ↑，谷氨酰转肽酶 412 U/L ↑，碱性磷酸酶 330 U/L ↑，葡萄糖 10.41 mmol/L ↑；糖类抗原 19-9 72.750 U/mL ↑；癌胚抗原 2.71 ng/mL。

（2）术后来诊：白蛋白 38.1 g/L，总胆红素 13.30 μmol/L，直接胆红素 7.59 μmol/L，间接胆红素 5.71 μmol/L，丙氨酸氨基转移酶 97 U/L，天冬氨酸氨基转移酶 50 U/L，谷氨酰转肽酶 11 U/L，碱性磷酸酶 243 U/L，葡萄糖 4.21 mmol/L；糖类抗原 19-9 6.39 U/mL；癌胚抗原 3.35 ng/mL；血红蛋白 118 g/L ↓。

2. 影像学检查

（1）术前 CT：胰头占位并主胰管、胆系扩张、胆囊增大，考虑胰腺癌可能性大；胰周及腹膜后多发小淋巴结（病例 17 图 1）。

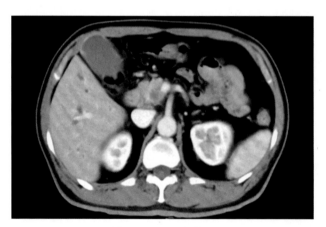

病例 17 图 1　术前 CT

（2）术前 MRI：胰头区见团块影，约 12 mm×10 mm，增强呈轻度强化，胰头部以上胆总管扩张，胰管扩张，上腹部腹腔、腹膜后淋巴结大小在正常范围内（病例 17 图 2）。

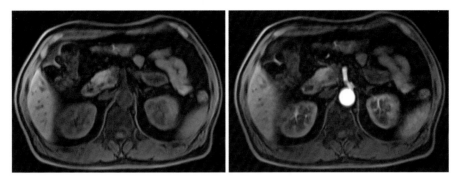

病例 17 图 2 术前 MRI

（3）术后来诊时 CT：胰十二指肠术后所见；门静脉及其分支周围少许低密度灶，水肿？肝内胆管略扩张（病例 17 图 3）。

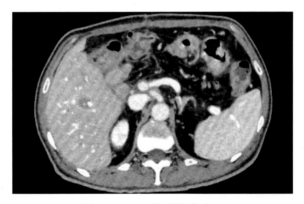

病例 17 图 3 术后来诊时 CT

（四）诊断

1. 胰腺恶性肿瘤（$pT_2N_0M_x$ ⅠB 期）；

2. 2 型糖尿病。

（五）诊疗经过

行胰腺肿瘤多学科会诊，意见如下：①建议术后辅助化疗，酌情可加放疗；②建议 196 项基因检测：*CDKN2A Exon1 p.Ala20GlyfsTer6*（*A20Gfs*6*）39.95%，*KRAS Exon2 p.Gly12Val*（*G12V*）24.39%，*TP53 Exon8 p.Asp281Val*（*D281V*）25.96%，*MSI* 检测 *MSS*（稳定型）。

给予第 1、2 周期 GP 方案化疗：吉西他滨 1.6 g/m² d1，d8 ＋顺铂 50 mg/m²

d1～2 1次 /3 周。化疗后出现发热，体温最高 39℃，伴寒战；化疗后上腹部疼痛加重；因每周期化疗后均出现高热，考虑胆管感染可能性大，给予相应治疗。第 3 周期化疗减为单药替吉奥治疗：60 mg/m² 2次 / 日 d1～14,1 次 /3 周,期间无发热。第 4 周期 GP 方案化疗后无发热，出现骨髓抑制，三系均下降，经治疗后恢复。第 5 周期完成第 1 天化疗后，因白细胞、血小板下降，未行第 8 天化疗。考虑糖类抗原 19-9 渐升高、骨髓抑制使化疗不能足量按期执行，遂行胰腺癌术后调强放疗：6MV-X 线 DT：高危区（瘤床）:50 Gy/2 Gy/25F/5W,低危区：45 Gy/1.8 Gy/25F/5W（病例 17 图 4）；放疗期间无明显不适。因化放疗后白细胞、血小板偏低，第 6 周期单药替吉奥治疗，期间时有腹泻，均为水样便，后因贫血等原因终止化疗。

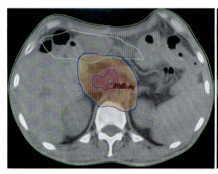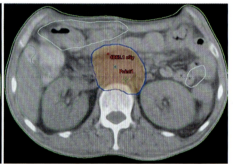

病例 17 图 4　放疗剂量分布图

（六）随访

终止治疗后至今已 3 个月，患者饮食、睡眠尚可，体重增加约 2 kg，复查病情稳定。

实验室检查：肝肾功能正常；糖类抗原 19-9 8.45 U/mL；癌胚抗原 9.610 ng/mL ↑；血红蛋白 101 g/L ↓。

影像学检查：胰十二指肠术后所见；肝内胆管略扩张（病例 17 图 5）。

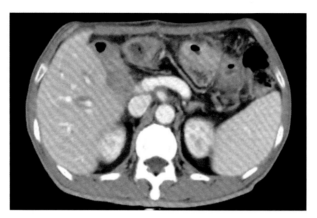

病例 17 图 5　治疗后 CT

二、病例分析

患者因黄疸就诊，伴肝功能异常，糖类抗原 19-9 72.750 U/mL，癌胚抗原正常；影像学见胰头占位。行 PTCD、改善肝功能后，行"根治性胰十二指肠切除术"，术后病理提示胰腺腺鳞癌，侵及胰腺被膜，侵及胆管壁，神经侵犯（+），术后恢复可，术后 2 个月来诊。入院诊断为胰腺恶性肿瘤（$pT_2N_0M_x$　ⅠB 期）术后。

行胰腺肿瘤多学科（肝胆外科、肿瘤科、影像科、超声科、消化内科、病理科）会诊，建议：①该患者行根治性胰十二指肠切除术，涉及胰头、胰腺钩突、胆囊、胆管下端、胃、十二指肠及淋巴结清扫，手术复杂且范围大；胰腺被膜及胆管壁受侵，神经侵犯（+），具备危险因素；遂建议行术后辅助化疗，并酌情给予局部放疗；②大 panel 的基因检测，寻找靶向治疗和免疫治疗的机会，患者行 196 项基因检测，未能找到目前可匹配的药物。

拟给予 6 周期 GP 方案化疗，但治疗过程中先后出现发热、胆道感染、骨髓抑制（白细胞、血小板）、腹泻、贫血等，未能足量、足疗程完成。

考虑手术情况、危险因素、肿瘤标志物糖类抗原 19-9 渐升高、骨髓抑制不能完成化疗等，给予局部术后辅助调强放疗，耐受好，无明显不适。

治疗后随访 3 个月，饮食、睡眠尚可，体重增加；影像学复查病情稳定；肿瘤标志物糖类抗原 19-9（病例 17 图 6）和癌胚抗原（病例 17 图 7）于术后渐增高，放疗后渐下降。

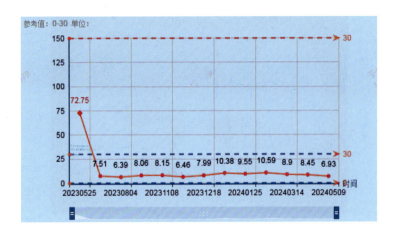

病例 17 图 6　治疗期间糖类抗原 19-9 值折线图

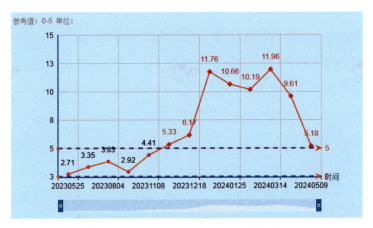

病例 17 图 7　治疗期间癌胚抗原值折线图

三、疾病介绍

胰腺癌恶性程度高，疗效差，5 年生存率仅 9%。近年来，胰腺癌发病率在国内外均呈明显上升趋势，美国癌症协会（American cancer society, ACS）2018 年发布的世界卫生组织统计数据显示，美国胰腺癌新发病例数男性列第 11 位，女性列第 8 位，居恶性肿瘤病死率第 4 位 [1]。中国国家癌症中心（national cancer center, NCC）最新统计数据显示，胰腺癌位居中国恶性肿瘤发病率第 10 位，居恶性肿瘤病死率第 6 位 [2]。

胰腺癌恶性程度高，预后差，尽管靶向和免疫治疗在其他瘤种取得了较好的疗效，但在胰腺癌中迄今未能明显改善患者预后。因此，手术、化疗和放疗仍然是胰腺癌主要的治疗方法。手术是根治性治疗手段，但由于胰腺癌起病隐匿，发展迅速，解剖位置特殊，邻近大血管，80% 的患者在初诊时已无行根治性手术治疗的机会，因此手术切除率仅为 15% ～ 20% ；即便有手术机会，术后局部及区域复发率仍高达 60%，5 年生存率仅为 3% ～ 15%[3]。因此，放化疗综合治疗是临床各期胰腺癌治疗的重要手段。

化疗方面，在过去十年中，胰腺癌根治性、辅助、新辅助和维持治疗的标准方案取均得了显著进展[4]。根治性治疗中，mFOLFIRINOX（奥沙利铂＋伊立替康＋氟尿嘧啶＋亚叶酸钙）或 NALIRIFOX（奥沙利铂、5- 氟尿嘧啶和亚叶酸钙＋伊立替康脂质体）目前是 ECOG PS 0 分或 1 分转移性胰腺癌患者的新一线推荐治疗选择，NALIRIFOX 区别于 mFOLFIRINOX，包含伊立替康的纳米颗粒制剂、较低剂量的奥沙利铂和 5-FU 的非推注方式[5-8]。辅助治疗中，临床试验报告在体能允许的情况下，mFOLFIRINOX 方案的疗效显著优于单药吉西他滨，吉西他滨＋卡培他滨略优于单药吉西他滨，S-1（替加氟）非劣效于吉西他滨[9-11]。新辅助治疗中，对于可切除的胰腺癌患者，与前期手术联合辅助化疗相比，围术期化疗是否能改善总生存期仍是积极研究的领域[12, 13]；至今尚无试验结果证明可切除胰腺癌新辅助化疗的生存获益，初始手术后辅助化疗仍然是标准治疗；但临界可切除胰腺癌患者的临床试验结果可喜。

放疗方面，由于胰腺周围有众多消化器官，传统放射治疗技术难以提高肿瘤照射剂量，限制了放射治疗在胰腺癌综合治疗中的价值。近年来，随着调强放疗、影像引导放疗、射波刀、TOMO、质子放疗等精确放射治疗设备与技术快速发展，放射治疗能够在保护好周围正常组织的前提下，不断提高肿瘤局部治疗剂量，达到与手术相似的根治性治疗目的[14-15]。目前，众多胰腺癌治疗相关学会制订的胰腺癌诊治指南、共识或规范尚缺少对胰腺癌放射治疗系列问题的统一规范和详细阐述，但治疗的核心原则差别较小。

1. 术后放射治疗　胰腺癌术后应根据病理及切缘情况，决定是否给予辅助化疗及辅助放射治疗。各大指南及诊疗规范均推荐胰腺癌根治术后具有高危复发因素的患者接受辅助放射治疗，高危因素包括：病灶残留（R2），切缘阳性（R1），淋巴结转移（+），侵犯大血管，肿块＞ 4 cm 等。照射范围包括瘤床、吻合口及临近淋巴引流区，靶区勾画可参考美国 RTOG 胰腺癌术后靶区勾画共识[16]。剂量推荐常规分割，立体定向放射治疗目前仅用于临床试验。总剂量推荐45～46 Gy/23～25F/4～5W，适当的瘤床、吻合口局部加量5～9 Gy。同步化疗首选卡培他滨口服，或者持续静脉滴注氟尿嘧啶，其次吉西他滨。

2. 新辅助放射治疗　临界可切除或部分局部晚期胰腺癌，建议在新辅助化疗后行同步放化疗[17-18]，争取获得根治性切除机会，达到切缘阴性，降低淋巴结、神经和脉管侵犯的发生率，延长无病生存期和疾病复发时间。一般推荐在2～6个周期化疗之后进行放射治疗[19]。推荐剂量为45～54 Gy/25～30F/5～6W，也有采用36 Gy/15F/3W。部分不适合化疗的局部晚期患者，可以单独进行SBRT。推荐新辅助放化疗后4～8周进行手术，但放射治疗所致的纤维化可能会增加手术难度。

3. 根治性放射治疗　对于不能手术切除的患者，放射治疗占有重要地位。推荐化疗＋常规分割同步放化疗或SBRT[20-22]。靶区包括原发肿瘤和转移的淋巴结。推荐剂量为45～54 Gy/25～30F/5～6W，如选择SBRT，放射剂量及分割次数尚未达成统一意见，文献报道一般是25～45 Gy/3～5F/1W[23]。

4. 姑息放射治疗　目的是缓解疼痛和出血或改善患者局部梗阻性症状[24]，可应用于胰腺癌原发灶或转移灶的减症治疗。胰腺癌常伴有严重腹背疼痛，姑息性放射治疗可有效缓解疼痛。姑息止痛、缓解梗阻的推荐剂量为18～45 Gy。

5. 体部SBRT　逐渐用于不可切除的局部进展期胰腺癌患者的临床治疗中，并且获得较高的肿瘤局部控制率和临床获益[25]。与常规放疗不同，它的优势在于靶区定位准确且单次分割剂量更高，分割次数减少，在获得更高的生物有效剂量的同时减少对周围正常组织的损伤。上海专家制定了《胰腺癌立体定向放射治疗上海专家共识（2023版）》，涵盖放疗适应证、靶区剂量、危及器官剂量限制、定位技术及计划实施、靶区勾画、质量控制及随访等内容[26]，可供参考。鉴于SBRT自身独特的放射生物学特性及实施对精准性的要求，仍需进一步研究和积累经验后普及临床。

6. 质子放疗　质子治疗是一种新兴的放疗技术，理论上具备治疗胰腺癌的先天性优势。由于质子束具有布拉格峰的独特物理特性，可显著降低肿瘤周围正常组织（肾脏、肝脏和脊髓及胃、十二指肠、小肠）的照射剂量，从而大大降低正常组织损伤的可能性，同时可提高肿瘤的受照剂量。当前质子治疗胰腺癌的临床证据也越来越多[27]，期待质子放疗设备的推广应用。

精准治疗方面，当前靶向、免疫治疗在其他瘤种中正如火如荼地开展，其治疗效果有时甚至优于放、化疗等传统治疗手段，且具有不良反应轻的优势。胰腺癌精准治疗起步较晚，这与胰腺癌可治疗靶点少、标本难获得、患者病情进展快等有关[28]。2019 年，《新英格兰医学杂志》（*New England Journal of Medicine*）报道了针对具有 *BRCA1* 或 *BRCA2* 胚系突变的晚期胰腺癌进行多聚二磷酸腺苷核糖聚合酶［poly（ADP-ribose）polymerase，PARP］抑制剂奥拉帕利维持治疗的 POLO 研究[29]，拉开了胰腺癌精准治疗的序幕。目前研究[30]表明，约 25% 的胰腺癌患者存在可治疗的分子靶点，主要集中在 *KRAS* 突变、同源重组修复缺陷、融合基因改变、免疫微环境等 4 个方面，其中有恶性肿瘤家族史或个人史、年轻患者及腺泡细胞癌等胰腺癌患者更可能从精准治疗中获益。但胰腺癌精准治疗临床试验的结果多不尽如人意，包括免疫检查点抑制剂阻断和其他免疫治疗。一项 Meta 分析表明，仅 1.1% 的胰腺癌存在高肿瘤突变负荷（turmor mutation burden，TMB），这部分肿瘤以黏液性或髓样病理学类型更为常见，对免疫治疗具有较好的效果[31]。绝大多数胰腺癌为免疫"冷"肿瘤，若联合其他治疗，包括运动、化疗、放疗、靶向治疗等有可能使免疫"冷"肿瘤变为"热"肿瘤。国内有一项针对根治术后复发胰腺癌的 II 期临床研究，发现 SBRT 联合帕博利珠单抗和曲美替尼可改善预后[32]。目前因于胰腺癌治疗效果差强人意的困境，精准治疗仍是亟待关注的突破点。

该患病理为胰腺腺鳞癌，此类型占胰腺外分泌恶性肿瘤的 1%～4%。既往诊断条件要求鳞状细胞占比＞30%，但因有一定的主观性，且鳞癌的比例与预后无关，目前只要见到鳞状细胞就可诊断。胰腺腺鳞癌好发于 60 岁以上男性，平均年龄为 66 岁。相较于导管腺癌，腺鳞癌在胰体尾部较胰头部多见，易向组织脏器（如胰周脂肪、十二指肠、胃、脾、肾上腺和肾等）和血管浸润；往往病灶更大，淋巴结转移及肝转移率更高，分化程度更低，进展更快，预后更差。较为特征的影像学表现为：胰体尾部的较大肿块，多呈浸润性生长；与导管腺癌相比，病灶较小时即可出现明显的囊变坏死，在动态增强中表现为渐进性不均匀的环形强化。作为一种罕见的胰腺肿瘤，与胰腺导管腺癌具有共同的临床症状及实验室检查表现，目前给予相同的治疗方案。

四、病例点评

胰腺癌恶性程度高，预后差，治疗手段有限，是治疗难度大的瘤种，其起病多隐匿，不易早期发现。该患者因黄疸症状确诊，获得根治手术机会，术后明确病理为胰腺腺鳞癌，属少见类型，但治疗方式无特殊。术后行多学科讨论，给予大panel基因检测，未适配到精准靶免治疗依据。胰腺癌治疗易受感染、梗阻、营养欠佳及疾病进展快干扰，该患者行术后辅助放化疗尚顺利，之后定期复查，病情稳定，生活质量佳。该病例体现了治疗的规范性和个体化。

（病例提供：于　丽　青岛大学附属医院）

（点评专家：陆海军　青岛大学附属医院）

参考文献

[1]Siegel RL,Miller KD,Jemal A.Cancer statistics,2018[J].CA Cancer J Clin,2018,68(1)：7-30.

[2] 郑荣寿，孙可欣，张思维，等.2015年中国恶性肿瘤流行情况分析[J].中华肿瘤杂志，2019，41（1）：19-28.

[3]Pereira SP, Oldfield L, Ney A, et al.Early detection of pancreatic cancer[J].Lancet Gastroenterol Hepatol, 2020, 5（7）：698-710.

[4]Ian HZ, Eileen MO.Therapeutic developments in pancreatic cancer[J].Nature Reviews gastroenterology & hepatology, 2024, 1：7-24.

[5]Conroy T, Desseigne F, Ychou M, et al.FOLFIRINOX versus gemcitabine for metastatic pancreatic cancer[J].N Engl J Med, 2011, 364（19）：1817-1825.

[6]Mahaseth H, Brutcher E, Kauh J, et al.Modified FOLFIRINOX regimen with improved safety and maintained efficacy in pancreatic adenocarcinoma[J].Pancreas, 2013, 42（8）：1311-1315.

[7]Von Hoff DD, Ervin T, Arena FP, et al.Increased survival in pancreatic cancer with nab-paclitaxel plus gemcitabine[J].N Engl J Med, 2013, 369（18）：1691-1703.

[8]Wainberg ZA, Melisi D, Macarulla T, et al.NAPOLI-3：a randomized, open-label phase 3 study of liposomal irinotecan + 5-fluorouracil/leucovorin + oxaliplatin （NALIRIFOX）versus nab-paclitaxel + gemcitabine in treatment-naive patients with metastatic pancreatic ductal adenocarcinoma（mPDAC）[J].J Clin Oncol,2023,41（4）：

LBA661.

[9]Conroy T, Hammel P, Hebbar M, et al.FOLFIRINOX or gemcitabine as adjuvant therapy for pancreatic cancer[J].N Engl J Med, 2018, 379 (25): 2395-2406.

[10]Neoptolemos JP, Palmer DH, Ghaneh P, et al.Comparison of adjuvant gemcitabine and capecitabine with gemcitabine monotherapy in patients with resected pancreatic cancer (ESPAC-4): a multicentre, open-label, randomised, phase 3 trial[J].Lancet, 2017, 389: 1011-1024.

[11]Katsuhiko Uesaka MD, Dr Narikazu Boku MD, Akira Fukutomi MD, et al.Adjuvant chemotherapy of S-1 versus gemcitabine for resected pancreatic cancer: a phase 3, open-label, randomised, non-inferiority trial (JASPAC 01) [J].Lancet, 2016, 388: 248-257.

[12]Springfeld C, Ferrone CR, Katz MHG, et al.Neoadjuvant therapy for pancreatic cancer[J].Nat Rev Clin Oncol, 2023, 20: 318-337.

[13]Springfeld C, Neoptolemos JP.The role of neoadjuvant therapy for resectable pancreatic cancer remains uncertain[J].Nat Rev Clin Oncol, 2022, 19: 285-286.

[14]Spalding AC, Jee KW, Vineberg K, et al.Potential for dose-escalation and reduction of risk in pancreatic cancer using IMRT optimization with lexicographic ordering and gEUD-based cost functions[J].Med Phys, 2007, 34 (2): 521-529.

[15]胰腺癌放射治疗专家共识协作组.胰腺癌放射治疗专家共识（2020年版）[J].中国医学装备，2020，17（12）：185-190.

[16]Goodman KA, Regine WF, Dawson LA, et al.Radiation therapy oncology group consensus panel guidelines for the delineation of the clinical target volume in the postoperative treatment of pancreatic head cancer[J].Int J Radiat Oncol Biol Phys, 2012, 83 (3): 901-908.

[17]White RR, Hurwitz HI, Morse MA, et al.Neoadjuvant chemoradiation for localized adenocarcinoma of the pancreas[J].Ann Surg Oncol, 2001, 8 (10): 747-748.

[18]Hammel P, Huguet F, van Laethem JL, et al.Effect of chemoradiotherapy vs chemotherapy on survival in patients with locally advanced pancreatic cancer controlled after 4 months of gemcitabine with or without erlotinib the LAP07 randomized clinical trial[J].JAMA, 2016, 315 (17): 1844-1853.

[19]Yechieli RL, Robbins JR, Mahan M, et al.Stereotactic body radiotherapy for elderly patients with medically inoperable pancreatic cancer[J].Am J Clin Oncol, 2017, 40 (1): 22-26.

[20]Huguet F, Girard N, Guerche CS, et al.Chemoradiotherap in the management of locally advanced pancreatic carcinoma: a qualitative systematic review[J].J Clin Oncol, 2009, 27 (13): 2269-2277.

[21]Mellon EA, Hoffe SE, Springett GM, et al.Longterm outcomes of induction chemotherapy and neoadjuvant stereotactic body radiotherapy for borderline resectable and locally advanced pancreatic adenocarcinoma[J].Acta Oncol, 2015, 54（7）：979-985.

[22]Yang W, Reznik R, Fraass BA, et al.Dosimetric evaluation of simultaneous integrated boost during stereotactic body radiation therapy for pancreatic cancer[J].Med Dosim, 2015, 40（1）：47-52.

[23]Moningi S, Marciscano AE, Rosati LM, et al.Stereotactic body radiation therapy in pancreatic cancer:the new frontier[J].Expert Rev Anticancer Ther,2014,14(12): 1461-1475.

[24]Zimmermann FB, Jeremic B, Lersch C, et al.Dose escalation of concurrent hypofractionated radiotherapy and continuous infusion 5-FU chemotherapy in advanced adenocarcinoma of the pancreas[J].Hepatogastroenterology,2005,52（61）: 246-250.

[25]Petrelli F, Comito T, Ghidini A, et al.Stereotactic body radiation therapy for locally advanced pancreatic cancer：a systematic review and pooled analysis of 19 trials[J].Int J Radiat Oncol Biol Phys, 2017, 97（2）：313-322.

[26]上海市医学会肿瘤放射治疗专科分会，上海市医学会肿瘤放射治疗专科分会立体定向放疗学组.胰腺癌立体定向放射治疗上海专家共识［J］.中华放射肿瘤学杂志，2023, 32（5）: 389-399.

[27]Kobeissi JM, Simone CB, Lin H, et al.Proton therapy in the management of pancreatic cancer[J].Cancers（Basel）, 2022, 14（11）：2789.

[28]罗田培，虞先濬.胰腺癌精准治疗：从小众走向主流［J］.中国癌症杂志，2022, 32（10）: 960-970.

[29]Golan T, Hammel P, Reni M, et al.Maintenance olaparib for germline BRCA-mutated metastatic pancreatic cancer[J].N Engl J Med, 2019, 381（4）：317-327.

[30]Aung KL, Fischer SE, Denroche RE, et al.Genomics-driven precision medicine for advanced pancreatic cancer：early results from the COMPASS trial[J].Clin Cancer Res, 2018, 24（6）：1344-1354.

[31]Lawlor RT, Mattiolo P, Mafficini A, et al.Tumor mutational burden as a potential biomarker for immunotherapy in pancreatic cancer：systematic review and still-open questions[J].Cancers（Basel）, 2021, 13（13）：3119.

[32]Zhu XF, Cao YS, Liu WY, et al.Stereotactic body radiotherapy plus pembrolizumab and trametinib versus stereotactic body radiotherapy plus gemcitabine for locally recurrent pancreatic cancer after surgical resection：an open- label, randomised, controlled, phase 2 trial[J].Lancet Oncol, 2022, 23（3）：105-115.

病例 18　晚期胰腺癌的同步放化疗

一、病历摘要

（一）病史介绍

患者女性，41 岁。

主诉：脐周疼痛半年，确诊胰腺恶性肿瘤 10 天。

现病史：患者于半个月前因脐周疼痛就诊于当地医院，行 CT 检查（病例 18 图 1）提示胰腺体部见低密度影，占位？右侧心膈角区及腹腔见结节影，考虑肿大淋巴结，建议增强 CT 检查。糖类抗原 19-9 测定 2188.00 U/mL。后行上腹部 CT 动态增强提示胰尾部肿块侵及邻近血管，考虑恶性肿瘤伴肝周、腹膜多发转移、腹腔内、腹膜后多发淋巴结转移，胃窦及胃小弯侧壁较厚。考虑为胰腺癌并多发转移。超声内镜穿刺病理提示腺癌。明确诊断为胰腺癌并多发转移。患者自发病以来，食欲减退，近 1 个月体重减轻 5 kg。

既往史：既往体健。

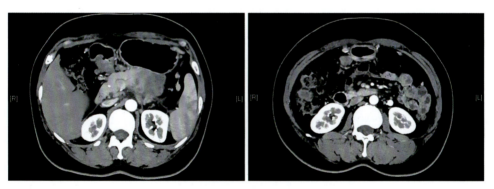

病例 18 图 1　基线 CT（2023 年 02 月）

（二）体格检查

ECOG PS 1 分，NRS 1 分，NRS-2002 0 分。脐部周围压痛，无反跳痛，脐部可见大小约 1 cm×1 cm 肿物，伴有渗出，渗出液为黄色。余查体（−）。

（三）辅助检查

糖类抗原 19-9 测定（2023 年 02 月 15 日）：2188.00 U/mL。

组织病理学检查与诊断（2023 年 03 月 07 日）：（胰腺穿刺物组织病理）纤维

素性渗出物内发现少量核大深染异型细胞，意见为恶性肿瘤细胞（腺癌）。（胰腺穿刺物液基）细胞蜡块内未发现恶性肿瘤细胞。（胰腺穿刺物液基）涂片内发现恶性肿瘤细胞（腺癌）。（胰腺穿刺物细胞学涂片）涂片内发现恶性肿瘤细胞（腺癌）。

PET-CT 全身检查（2023 年 03 月 15 日）：①胰尾增粗，局部见软组织肿块，侵犯邻近血管，并与胃体后壁分界不清，代谢增高，SUVmax 约 9.7；胰尾脾门区、肝胃间隙、胃大弯侧、胃窦周围、腹膜后多发增大淋巴结，代谢增高，SUVmax 约 10.7；肝周及肝圆韧带裂内多发略低密度灶，代谢增高，SUVmax 约 9.2；双侧结肠旁、肚脐内多发软组织团块，代谢增高，SUVmax 约 10.2；大网膜多发增厚，密度增高，伴多发软组织结节，代谢增高，SUVmax 约 10.3；双侧附件增大，见软组织肿块形成，代谢增高，SUVmax 约 11.6；盆腔腹膜多发增厚，伴多发软组织结节、团块，直肠子宫陷凹为著，代谢增高，SUVmax 约 9.8；以上考虑胰尾癌并邻近血管侵犯及腹盆腔广泛转移；②盆腔积液；③双肺数个小结节，未见异常代谢，建议 CT 观察；左肺门小淋巴结，代谢增高，考虑淋巴结反应性增生可能性大；④右侧心膈角区轻度增大淋巴结，代谢略高，不除外转移瘤。

（四）诊断

1. 胰腺恶性肿瘤　腺癌（$cT_4N_2M_1$ Ⅳ期）；

2. 盆腔继发恶性肿瘤；

3. 腹腔淋巴结继发恶性肿瘤；

4. 腹膜继发恶性肿瘤；

5. 脐继发恶性肿瘤。

（五）诊疗经过

入院后于 2023 年 03 月 16 日至 2023 年 04 月 03 日行 2 周期 FOLFIRINOX 方案化疗，疗效评价 SD。2023 年 04 月 22 日、2023 年 05 月 13 日、2023 年 06 月 04 日行第 3 ～ 5 周期 FOLFIRINOX 方案化疗。患者化疗后出现Ⅳ度粒细胞减少伴发热、Ⅲ度恶心、呕吐，对症处理后好转。4 周期化疗后出现Ⅳ度血小板减少，对症处理后好转。2 周期化疗后复查 CT 提示病变较前相仿，疗效评价为 SD。因脐部肿物疼痛、渗出液增多，于 2023 年 04 月 21 日行脐周局部 12MeV 电子线姑息性放疗，DT 40 Gy/10F/2W，放疗后疗效评价 SD，2023 年 05 月 19 日行脐周转移瘤组织间插植近距离放疗（病例 18 图 2），DT 10 Gy/1F。并随后继续第 6 ～ 10 周期 FOLFIRINOX 方案化疗。

2023 年 06 月 17 日插植治疗 1 个月后复查，查体见脐部肿物消退，复查 CT 提示胰腺原发灶、腹盆腔多发转移瘤均较前明显缩小，疗效评价为 MPR（病例 18 图 3）。

化疗过程中出现Ⅳ度骨髓抑制，对症处理后好转。10 周期化疗后改为卡培他滨维持化疗。2023 年 12 月 15 日复查综合疗效评价仍为维持 PR，但患者糖类抗原 19-9 较前升高（病例 18 图 4），2024 年 01 月 17 日行胰腺肿瘤局部适形调强放疗（intensitymodulatedradiationtherapy，IMRT）照射，6MV-X 线，予 PTV DT 36 Gy/12F/3W。定期复查。

2024 年 03 月 19 日复查 CT 提示左肺下叶新发结节，考虑转移（病例 18 图 5）；腹腔、盆腔多发转移较前进展，疗效评价为 PD，更换为 GT 方案（吉西他滨＋白蛋白结合型紫杉醇）二线化疗，目前已完成 3 周期化疗。

该患者的一线 PFS 为 12 个月，PFS2 尚未达到，OS 未达到。

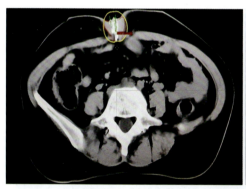
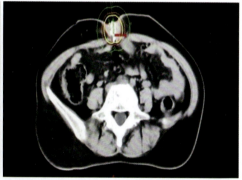

病例 18 图 2　脐周转移瘤组织间插植近距离放疗（2023 年 05 月 19 日）

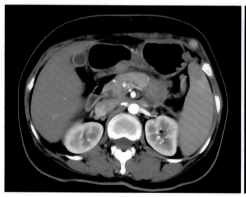
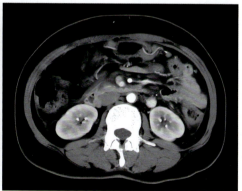

病例 18 图 3　插植治疗 1 个月后复查 CT（2023 年 06 月 17 日）

参考值：0-30 单位：

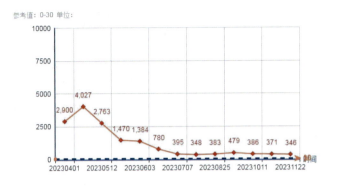

参考值：0-5 单位：

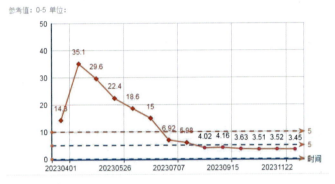

病例 18 图 4　肿瘤标志物变化趋势（糖类抗原 19-9、癌胚抗原）

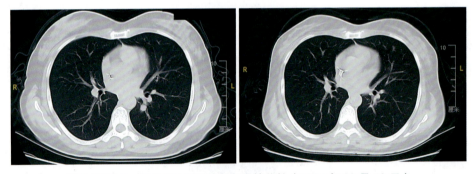

病例 18 图 5　复查 CT 提示肺部新发转移灶（2024 年 03 月 19 日）

二、病例分析

该例患者为初治转移性胰腺癌患者，在一线化疗的基础上，采用组织间插植，单次大剂量的放疗成功诱导了非照射病灶的远隔效应，实现了胰腺原发灶及腹盆腔转移灶的消退，达到了令人满意的肿瘤控制效果，改善了患者的生活质量，延长了患者的生存期。但需要注意的是，该病例的放疗过程中还有化疗的参与，而化疗具有全身抗肿瘤作用，尽管该患者的化疗疗效在前序治疗中已经被定义为 SD，但局部放疗是否会增敏该化疗药，值得进一步思考。

三、疾病介绍

胰腺癌是一种高度恶性的消化系统肿瘤，其中胰腺导管腺癌（pancreatic ductal adenocarcinoma，PDAC）是胰腺癌最常见的病理类型，占所有胰腺肿瘤的85% 以上[1]。胰腺癌早期诊断困难，手术切除率低，同时具有高度恶性的生物学行为，预后极差。特别是晚期胰腺癌治疗手段有限且相对耐药，一线标准化疗的 PFS 仅 6 个月左右，OS 难以超过 1 年[2-3]。

多数胰腺癌起病隐匿，早期症状和体征不典型，可表现为上腹部饱胀不适、上腹疼痛、腰背部疼痛、恶心、食欲减退、大便性状改变、黄疸、新发糖尿病、偶发胰腺炎、体重减轻、乏力等。亦有部分患者无任何临床表现，通过体检偶然发现。临床上用于胰腺癌诊断的有糖类抗原 19-9、癌胚抗原、糖类抗原 125、糖类抗原 242 等，其中糖类抗原 19-9 最为常用，其诊断灵敏度和特异性分别达 78.2% 和 82.8%[4]。截面厚度 1 mm 的薄层增强 CT，能清晰显示肿瘤大小、位置、胰管、胆管及肿瘤与周围血管、邻近器官的关系，是目前诊断胰腺癌最常用的影像学检查。超声内镜（endoscopic ultrasonography，EUS）最重要的诊断价值是可同时做细针穿刺抽吸活检术（fine-needleaspiration，FNA）行病理学检测[5]，也是准备接受新辅助治疗或获取晚期胰腺癌原发病灶病理的首选方法。

在可切除肿瘤的辅助环境中，在切缘阳性或其他导致局部复发的病理危险因素的情况下，可以使用放射治疗；在交界性可切除疾病中，可以提供新辅助放疗来控制手术切除边界，并增加切缘阴性切除的可能性[6]。不幸的是，大多数患者都患有无法切除的局部晚期或转移性疾病[7]。在局部进展的人群中，放射治疗并没有持续延长存活期[8-9]，但可以改善局部控制[10, 11]。在转移的情况下，全身治疗仍然是治疗的主要手段，放射治疗是姑息治疗和肿瘤局部控制的有力工具。

胰腺癌常用化疗药物包括氟尿嘧啶类、吉西他滨、铂类、伊立替康类、白蛋白结合型紫杉醇等。常用化疗方案主要分三大类：①以吉西他滨为基础的化疗方案；②以氟尿嘧啶类为基础的化疗方案；③吉西他滨联合氟尿嘧啶类的化疗方案。对于局部进展期、合并远处转移及复发胰腺癌的患者，一线、后线化疗的主要目的是延长生存期，提高生活质量。

胰腺癌患者是否接受放疗需要由 MDT 综合评估后决定。由于胰腺癌对 X 线的放射抵抗性较高，且其毗邻的空腔器官不能耐受高剂量照射，因此，对大多数胰腺癌患者而言，放疗是一种辅助性或局部姑息治疗。对于局部进展期合并远处转移胰腺癌患者的放疗，虽然尚无前瞻性随机对照研究证实其生存获益，但能使肿瘤局部控制率提高，已被业界多数学者推荐。对于肿瘤引起的腹部、背部疼痛，不管是否有远处转移或有转移灶引起的疼痛，放疗均可作为姑息治疗，缓解疼痛，改善患者生存质量。对原发病灶进行的姑息性放疗，推荐放疗剂量为 $25.0 \sim 36.0\,\mathrm{Gy}$，分割剂量为 $2.4 \sim 5.0\,\mathrm{Gy/F}$。

既往观点认为，放射治疗主要通过破坏肿瘤细胞 DNA 直接发挥杀伤肿瘤细胞的作用，近年来研究发现，放疗也可通过上调局部与全身免疫反应，间接产生积极有效的抗肿瘤免疫应答。目前在放疗的临床实践中已显示出重大的研究进展，例如放疗远隔效应，即放疗照射野以外产生的有效抗肿瘤免疫应答。2022 年，于金明院士团队[12] 提出理解放疗的远隔效应的三个角度：宏观层面，全身系统治疗可使得远隔部位的肿瘤细胞死亡、肿瘤体积缩小；分子层面，放疗时照射野外有细胞因子激活、抗原释放、DAMP 等分子层面的改变，产生远隔部位的抗肿瘤分子应答；基因层面，局部放疗可导致远隔部位肿瘤细胞内 DNA 损伤等情况出现。对于未来对放疗远隔效应的进一步探索，还需要在最佳放疗剂量、放疗分割模式、放疗照射部位与靶区设计等研究方向开展深入探索，以进一步提高临床疗效，促进放疗免疫调节生物学效应的临床转化应用。

四、病例点评

对于转移性胰腺癌的患者，全身化疗仍然是临床当前的主要治疗手段。但对于局部症状突出、治疗意愿高的患者，放射治疗及其可能诱导的远隔效应是值得探索的。该例患者在一线化学治疗的基础上，结合电子线、近距离插植放疗、IMRT 等多种放疗治疗手段，在局部控制病灶的基础上，成功诱导了非照射病灶的远隔效应，实现了胰腺原发灶及腹盆腔转移灶的消退；在提高肿瘤控制率的同时，改善了患者的生活质量，延长了患者的生存期，做出了探索性的实践。

（病理提供：王海冀　张　峻　青岛大学附属医院）
（点评专家：张碧媛　青岛大学附属医院）

参考文献

[1]Zheng R, Zhang S, Zeng H, et al.Cancer incidence and mortality in China, 2016[J]. Journal of the National Cancer Center, 2022, 2（1）：1-9.

[2]Conroy T, Desseigne F, Ychou M, et al.FOLFIRINOX versus gemcitabine for metastatic pancreatic cancer[J].The New England journal of medicine,2011,364(19)：1817-1825.

[3]Von Hoff DD, Ervin T, Arena FP, et al.Increased survival in pancreatic cancer with nab-paclitaxel plus gemcitabine[J].The New England journal of medicine, 2013, 369（18）：1691-1703.

[4]Poruk KE, Gay DZ, Brown K, et al.The clinical utility of CA19-9 in pancreatic adenocarcinoma：diagnostic and prognostic updates[J].Current molecular medicine, 2013, 13（3）：340-351.

[5]Psar R, Urban O, Cerna M, et al.Improvement of the diagnosis of isoattenuating pancreatic carcinomas by defining their characteristics on contrast enhanced computed tomography and endosonography with fine-needle aspiration (EUS-FNA)[J]. Diagnostics (Basel, Switzerland), 2021, 11（5）：776.

[6]Versteijne E, van Dam JL, Suker M, et al.Neoadjuvant chemoradiotherapy versus upfront surgery for resectable and borderline resectable pancreatic cancer：long-term results of the dutch randomized PREOPANC trial[J].J Clin Oncol, 2022, 40（11）：1220-1230.

[7]Siegel RL, Miller KD, Wagle NS, et al.Cancer statistics, 2023[J].CA：a cancer journal for clinicians, 2023, 73（1）：17-48.

[8]Loehrer PJ Sr, Feng Y, Cardenes H, et al.Gemcitabine alone versus gemcitabine plus radiotherapy in patients with locally advanced pancreatic cancer：an eastern cooperative oncology group trial[J].J Clin Oncol, 2011, 29（31）：4105-4112.

[9]Chauffert B, Mornex F, Bonnetain F, et al.Phase Ⅲ trial comparing intensive induction chemoradiotherapy (60Gy, infusional 5-FU and intermittent cisplatin) followed by maintenance gemcitabine with gemcitabine alone for locally advanced unresectable pancreatic cancer.Definitive results of the 2000-01 FFCD/SFRO study[J].Ann Oncol, 2008, 19（9）：1592-1599.

[10]Hammel P, Huguet F, van Laethem JL, et al.Effect of chemoradiotherapy vs chemotherapy on survival in patients with locally advanced pancreatic cancer controlled after 4 months of gemcitabine with or without erlotinib：the LAP07 randomized clinical trial[J].Jama, 2016, 315（17）：1844-1853.

[11]Ben-Josef E, Schipper M, Francis IR, et al.A phase Ⅰ/Ⅱ trial of intensity

modulated radiation（IMRT）dose escalation with concurrent fixed-dose rate gemcitabine（FDR-G）in patients with unresectable pancreatic cancer[J].Int J Radiat Oncol Biol Phys，2012，84（5）：1166-1171.

[12]Zhang Z，Liu X，Chen D，et al.Radiotherapy combined with immunotherapy：the dawn of cancer treatment[J].Signal transduction and targeted therapy，2022，7（1）：258.

病例 19　乳腺癌保乳术后放疗

一、病历摘要

（一）病史简介

患者女性，40 岁。

主诉：左乳癌保乳术后 6 个月余。

现病史：患者于 2022 年 11 月无意间触及左乳肿块，活动性差，质地硬，无疼痛。未行特殊治疗。2023 年 04 月 08 日至当地医院完善乳腺 MRI 检查提示左侧乳腺结节（大小约 1.8 cm×1.4 cm×1.2 cm），BI-RADS 4B。2023 年 04 月 23 日超声提示左乳内上象限见低回声结节（大小约 1.5 cm×1.4 cm），形态不规则，边界不清。左乳内上象限实性结节，BI-RADS 6 类，左乳上象限实性结节，BI-RADS 4A。2023 年 04 月 27 日行左乳癌保乳＋前哨淋巴结活检术，病理提示浸润性癌，非特殊型，Ⅲ级（3＋3＋3＝9）；病灶数量：单个（浸润癌最大径约 20 mm）；脉管侵犯：阴性；皮肤：未见肿瘤累及；其余乳腺组织：呈腺病改变，可见导管扩张，伴大汗腺化生；切缘均未见癌。淋巴结未见转移性癌（0/3）。免疫组化：ER（-，0%），PR（-，0%），HER-2（0，0%），Ki-67（90%+）。pTNM 分期：$pT_{1c}N_0$（sn）。外院基因检测未见 BRCA 胚系突变。2023 年 06 月 03 日开始行 8 周期化疗（AC-T），末次化疗时间 2023 年 09 月 06 日。2023 年 10 月 01 日遵内科建议口服卡培他滨片（0.5g，3 次／日），今为求乳腺癌术后辅助放疗来诊。目前患者神志清楚，精神尚可，大小便正常，体重无明显变化。

既往史：既往体健，否认高血压、糖尿病等病史。

月经史及婚育：14 岁初潮，7 天 /23 ～ 28 天，既往月经规律。26 岁结婚，孕 2 产 1，母乳喂养，育有 1 女，家庭成员体健。

家族史：否认肿瘤家族史。

（二）体格检查

左侧乳腺上象限可见长约 7 cm 斜向手术切口，愈合良好。患侧腋窝未触及肿大淋巴结。

（三）辅助检查

乳腺及区域淋巴结超声：①左乳保乳术后；②余双乳多发结节及腺体紊乱区，

BI-RADS 3 级。

乳腺 MRI：①左乳呈保乳术后，局部腺体结构紊乱，皮肤稍增厚，考虑为术后改变，请结合超声检查随诊；②双侧乳腺纤维腺体组织类型为不均匀致密型，增强扫描背景实质轻中度强化；③双侧乳腺可见多发强化结节及类结节，T_2WI/FS 呈等或稍高信号，DWI 呈等或高信号，大者约 0.3 cm，BI-RADS 3 级。

（四）诊断

左乳浸润性癌（非特殊型，III级）

左乳癌保乳术后；

前哨淋巴结活检术后；

分期：$pT_1CN_0M_0$ Ⅰ B 期，三阴性。

（五）诊疗经过

放疗靶区范围：患侧全乳＋术后瘤床加量。

放疗剂量：大分割放疗，患者全乳 PTV 43.5 Gy/2.9 Gy/15F，术后瘤床加量至 PTV 49.5 Gy/3.3 Gy/15F。

二、病例分析

（一）辅助化疗思路

三阴性乳腺癌预后整体较差，且患者肿瘤原发灶直径约为 20 mm，需要术后辅助化疗。术后初始化疗方案选择：蒽环类＋环磷酰胺（AC）序贯紫杉醇（T）与 AC 辅助化疗相比，在激素受体阴性的亚组人群中，序贯紫杉醇组取得更好的 DFS。因此，目前推荐对于复发风险相对较高的患者行 AC-T 的化疗方案。BCIRG005 研究显示 AC-T 与 TAC 辅助化疗疗效在 DFS 和 OS 上无明显差异，但序贯组血液学毒性显著低于联合组[1]。因此，考虑到患者耐受性，对于高危患者优先推荐 AC-T 的辅助化疗。后续强化治疗方面：SYSUCC-001 研究[2]是由中国学者发起的一项针对早期三阴性乳腺癌患者辅助治疗的临床研究，研究对完成标准治疗的三阴性乳腺癌患者采用一年卡培他滨节拍化疗维持治疗。在 56.5 个月的中位随访期间，卡培他滨组的 5 年 DFS 率明显优于观察组。提示三阴性乳腺癌患者标准化疗后，继续一年的卡培他滨节拍化疗可以降低患者的复发风险。

（二）辅助放疗思路

患者为浸润性癌，腋窝淋巴结阴性，术后推荐全乳放疗＋瘤床加量。根据

Lancet 上一项研究[3]，保乳手术后接受放疗或不接受放疗的，放疗可将首次复发的 10 年风险从 35.0% 降至 19.3%，并将乳腺癌死亡的 15 年风险从 25.2% 降至 21.4%。该患者术后全乳放疗指征明确。瘤床加量方面，EORTC 22881-10882 研究表明[4]，瘤床不加量和瘤床加量人群，10 年时局部复发的累积发生率分别为 10.2% 和 6.2%。对于年龄 ≥ 70 岁、且病理中低级、激素受体阳性、HER-2 阴性，切缘有足够距离的患者可免除瘤床加量。该患者较年轻，瘤床加量获益明确。对于照射靶区仅需要包括患侧全乳的患者，全乳放疗推荐方案包括：常规分割方案 50 Gy/25F，大分割方案 40 ～ 42.5 Gy/15 ～ 16F。鉴于两个方案在疗效上相等且美容效果和放疗不良反应相当，而大分割方案可以节约医疗资源和患者就医成本，推荐大分割方案作为全乳放疗首选方案。

（三）放疗靶区展示

瘤床（病例 19 图 1）：血清肿瘤标志物、金属标志和手术改变。CTV-boost：瘤床外放 1.0 cm，限至 CTV 内侧；PTV-boost：CTV-boost 各向外放 0.5 cm，不超过 PTV。

处方剂量：95% PTV-boost　49.5 Gy/3.3 Gy/15F；95% PTV　43.5 Gy/2.9 Gy/15F。采用 6MV-X 线，VMAT 技术。

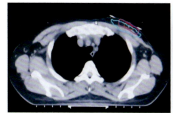 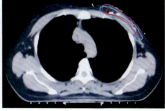 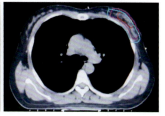

病例 19 图 1　乳腺癌瘤床靶区勾画

红色：瘤床；紫色：瘤床外放 1.0 cm 形成瘤床 CTV；蓝色：瘤床 CTV 外放 0.5 cm 形成瘤床 PTV。

CTV：患侧乳腺；PTV：CTV 前后左右外放 0.5 cm，上下外放 1 cm，缩至皮下 0.5 cm。

乳腺 CTV 推荐参考边界（病例 19 图 2）：上界：参考体表标记，不超过胸锁关节；下界：参考体表标记，乳腺隆起消失处；前界：皮下 0.5 cm；后界：胸大肌、肋骨、肋间肌前方；外界：参考体表标记，通常不超过腋中线（背阔肌前缘）/ 胸外侧动脉；内界：参考体表标记，不超过胸肋关节 / 胸内动脉乳内支。

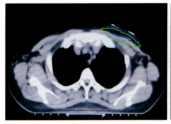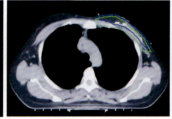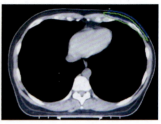

病例 19 图 2　乳腺癌靶区勾画范围

三、疾病介绍

（一）解剖结构

乳房位于胸大肌和胸肌筋膜的表面，向上起自第 2～3 肋，向下至第 6～7 肋，内侧至胸骨旁线，外侧可到达腋中线。乳房与胸肌筋膜之间的间隙，称为乳房后间隙，内有疏松结缔组织和淋巴管，但无大血管，使乳房可轻度移动。乳腺癌时，乳房可被固定在胸大肌上。

乳房由皮肤、脂肪组织、纤维组织和乳腺构成。乳腺被结缔组织分隔成15～20 个乳腺叶，每个乳腺叶又分为若干个乳腺小叶。每个乳腺叶有一排泄管，称为输乳管。输乳管在靠近乳头处膨大为输乳管窦，其末端变细，开口于乳头。乳腺叶和输乳管均以乳头为中心呈放射状排列。

乳房的淋巴主要注入腋淋巴结，引流方向有 3 个：乳房外侧部和中央部的淋巴管注入胸肌淋巴结；上部的淋巴管注入尖淋巴结和锁骨上淋巴结；内侧部的淋巴管注入胸骨旁淋巴结。乳房内侧部的浅淋巴管与对侧乳房淋巴管交通，内下部的淋巴管通过腹壁和膈下淋巴管与肝的淋巴管交通。

（二）临床特点及治疗

乳腺癌是全球女性癌症死亡的主要原因，风险评估工具可以确定罹患乳腺癌的风险。乳腺癌的分期取决于肿瘤大小、淋巴结累及情况、是否有转移及特定的生物标志物，如雌激素受体、孕激素受体和 HER-2 受体。在乳腺癌组织学诊断后，所有病理样本都应进行雌激素受体、孕激素受体和 HER-2 受体状态检测[5-6]。

乳腺癌的治疗取决于分期。0 期为乳腺导管原位癌，为非浸润性，但多达 40%的患者会发展为浸润性癌。乳腺导管原位癌可行肿块切除术、乳房切除术或放射治疗。如果乳腺导管原位癌雌激素受体阳性，可行内分泌治疗。早期浸润期（Ⅰ、Ⅱa、Ⅱb）和局部晚期（Ⅲa、Ⅲb、Ⅲc）是非转移性的，有三个治疗阶段：术前阶段，当肿瘤表达雌激素、孕激素或 HER-2 受体时，采用全身内分泌或免疫疗法，如果肿瘤没有这三种受体，术前化疗是唯一的选择；手术阶段有两种生存率相近的选择，如果肿瘤可以完全切除且美容效果良好，则可选择肿块切除术加放射治疗，或选择乳房切除术，如果怀疑有淋巴结转移，还需要进行前哨淋巴结活检；术后阶段包括放射治疗、内分泌治疗、免疫治疗和化疗。Ⅳ期（转移性）乳腺癌难以治愈，治疗目标包括延长生命和提高生活质量[7]。

在乳腺癌手术切除后使用放射治疗，以消除残留的亚临床病灶。通常推荐用于接受乳房肿瘤切除术的患者和接受乳房切除术的高危、淋巴结阳性患者[8]。对于接受乳房肿瘤切除术的患者，放射治疗可降低 20 年的同侧乳腺癌复发率[9]。部分乳房照射，只涉及治疗肿瘤切除部位和周围组织，需要更少的放疗过程，减少急性皮肤毒性，而不增加局部复发的风险[10, 11]。有证据表明，全乳房放疗可能比部分乳房放疗有更好的长期美容效果。关于放射治疗的共同临床决策应考虑患者的预期寿命、肿瘤对术前系统治疗的反应和淋巴结受累性情况[12]。

四、病例点评

该例乳腺癌患者经历了一系列的诊断和治疗过程。首先，最初发现左乳肿块，随后进行了检查和手术，确认为浸润性乳腺癌。根据病理检查，为非特殊型，三阴性，无淋巴结转移，分期为ⅠB 期。

针对该患者，辅助化疗是必要的。根据三阴性乳腺癌的预后较差及病灶的特点，对该患者进行了 AC-T 化疗方案，并继续一年的卡培他滨节拍化疗可以降低患者的复发风险。

在手术后的辅助治疗中，放疗是另一个重要的选择。对于该例患者，术后推荐进行全乳放疗＋瘤床加量。全乳放疗能够显著降低首次复发的风险，而瘤床加量则进一步降低了局部复发的风险。放疗的靶区设定和剂量选择需要综合考虑患者的临床情况和治疗目标，以确保疗效和安全性。

综上所述，该患者的治疗方案是符合目前乳腺癌治疗指南的，综合运用了手术、化疗和放疗等多种治疗手段，旨在降低复发风险并提高生存率。然而，需要密切监测患者的治疗反应和并发症，以确保治疗的有效性和安全性。

（病例提供：张言斐 山东第二医科大学附属医院）

（点评专家：路 中 山东第二医科大学附属医院）

187

参考文献

[1]Abdel-Rahman O.Outcomes of early-stage breast cancer patients treated with sequential anthracyclines-taxanes in relationship to relative dosing intensity: a secondary analysis of a randomized controlled trial[J].Clin Transl Oncol, 2019, 21 (2): 239-245.

[2]Wang X, Wang SS, Huang H, et al.Effect of capecitabine maintenance therapy using lower dosage and higher frequency vs observation on disease-free survival among patients with early-stage triple-negative breast cancer who had received standard treatment: the SYSUCC-001 randomized clinical trial[J].JAMA,2021,325 (1): 50-58.

[3]Early Breast Cancer Trialists' Collaborative Group (EBCTCG), Darby S, McGale P, et al.Effect of radiotherapy after breast-conserving surgery on 10-year recurrence and 15-year breast cancer death: meta-analysis of individual patient data for 10 801 women in 17 randomised trials[J].Lancet, 2011, 378 (9804): 1707-1716.

[4]Bartelink H, Horiot JC, Poortmans PM, et al.Impact of a higher radiation dose on local control and survival in breast-conserving therapy of early breast cancer: 10-year results of the randomized boost versus no boost EORTC 22881-10882 trial[J].J Clin Oncol, 2007, 25 (22): 3259-3265.

[5]NCCN Clinical Practice Guidelines in Oncology:Breast Cancer (Version 1.2021) [EB/OL].National Comprehensive Cancer Network, 2021, 2021 (January): 15.

[6]Allison KH, Hammond MEH, Dowsett M, et al.Estrogen and proges terone receptor testing in breast cancer:ASCO/CAP guideline update[J].J Clin Oncol,2020,38 (12): 1346-1366.

[7]Trayes KP,Cokenakes SEH.Breast Cancer Treatment[J].Am Fam Physician,2021,104 (2): 171-178.

[8]O' Sullivan CC, Loprinzi CL, Haddad TC.Updates in the evaluation and management of breast cancer[J].Mayo Clin Proc, 2018, 93 (6): 794-807.

[9]Fisher B, Anderson S, Bryant J, et al.Twenty-year follow-up of a randomized trial comparing total mastectomy, lumpectomy, and lumpectomy plus irradiation for the treatment of invasive breast cancer[J].N Engl J Med, 2002, 347 (16): 1233-1241.

[10]Hickey BE, Lehman M, Francis DP, et al.Partial breast irradiation for early breast cancer[J].Cochrane Database Syst Rev, 2016, (7): CD007077.

[11]Whelan TJ, Julian JA, Berrang TS, et al.RAPID trial investigators.External beam accelerated partial breast irradiation versus whole breast irradiation after

breast conserving surgery in women with ductal carcinoma in situ and node-negative breast cancer (RAPID): a randomised controlled trial[J]. Lancet, 2019, 394 (10215): 2165-2172.

[12]Recht A, Comen EA, Fine RE, et al. Postmastectomy radiotherapy: an American society of clinical oncology, American society for radiation oncology, and society of surgical oncology focused guideline update[J]. J Clin Oncol, 2016, 34 (36): 4431-4442.

病例 20　局部晚期宫颈鳞状细胞癌的根治性同步放化疗

一、病历摘要

（一）病史简介

患者女性，65 岁。

主诉：绝经后阴道流血 1 个月，确诊宫颈癌 1 周。

现病史：患者于 2021 年 03 月无明显诱因出现阴道流血，量少，为鲜红色，阴道分泌物量少、色黄、无异味，无腹痛，遂于外院就诊行宫颈及阴道壁活检，病理提示宫颈鳞癌、（阴道壁）乳头状鳞癌。盆腔磁共振提示宫颈占位及双侧盆腔淋巴结肿大。2021 年 04 月外阴宫颈活检于我院病理会诊考虑中分化鳞状细胞癌。现为求进一步治疗收入我科。

既往史：平素体健，否认肝炎、结核、疟疾病史及其密切接触史。否认高血压、心脏病、糖尿病、脑血管疾病、精神疾病史。阑尾切除术后 30 年，术后恢复良好，无外伤、输血史，无食物、药物过敏史，预防接种史不详。

个人史：久居本地，无疫区、疫情、疫水接触史，无牧区、矿山、高氟区、低碘区居住史，无化学性物质、放射性物质、有毒物质接触史，无吸毒史，无吸烟、饮酒史，无特殊药物使用史，无冶游史。52 岁自然绝经。

家族史：否认肿瘤家族史。

（二）体格检查

ECOG PS 1 分，NRS 0 分。双侧锁骨上未触及肿大淋巴结，双肺呼吸音清，未闻及干、湿性啰音。腹软，无压痛及反跳痛，移动性浊音阴性。宫颈见直径约 5 cm 肿物，累及阴道壁上段，接触性出血阳性。双侧附件区未扪及明显异常。三合诊：左侧主骶韧带增厚近达盆壁，右侧主骶韧带弹性可。双下肢无水肿。

（三）辅助检查

外院盆腔 MRI（病例 20 图 1）：宫颈后部可见不规则略长 T_1 略长 T_2 信号灶，DWI 呈高信号，大小约 3.9 cm×6.2 cm×4.8 cm，有分叶，外缘光滑，病变累及阴道壁，局部阴道壁明显增厚，双侧盆腔淋巴结肿大，长约 2.0 cm，边缘光滑，呈长 T_1、略长 T_2 信号。

外阴宫颈活检我院病理会诊：鳞状细胞癌（中分化）。部分区域复层鳞状上皮乳头瘤样增生，呈高级别鳞状上皮内病变（HSIL/VaIN2级）。

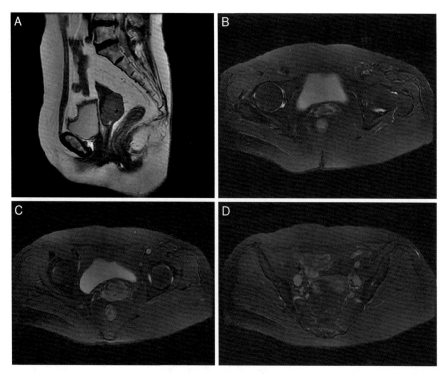

病例 20 图 1 放疗前外院盆腔 MRI

A. 宫颈病变矢状位；B. 阴道上段层面；C. 宫颈病变层面；D. 双侧髂血管淋巴结层面。

（四）诊断

宫颈恶性肿瘤 中分化鳞癌 国际妇产科联盟（International federation of gynecology and obstetrics，FIGO）分期 ⅢC 期。

（五）诊疗经过

入院后建议患者行 PET-CT 检查，患者因经济问题拒绝。完善相关常规影像学检查，2021 年 04 月 07 日经阴道超声提示：宫颈见低回声团，大小约 5.2 cm×4.2 cm×3.7 cm，形态欠规则，边界不清，内回声欠均匀，CDFI：内血流信号丰富，RI 0.59，考虑宫颈癌。2021 年 04 月 14 日盆腔 MRI 提示：子宫颈及宫体下部及阴道内可见分叶状长 T_1、长 T_2 信号肿块，大小约 47 mm×30 mm×42 mm。内信号不均，边缘模糊，DWI 呈高信号，病灶侵及阴道前后壁。双侧髂血管旁及子宫周围可见多发肿大淋巴结，部分融合，较大病灶大小约 17 mm×16 mm×13 mm。考虑宫颈癌侵及阴道及子宫体部，并双侧髂血管周围及宫体周围淋巴结转移。2021年04月14日胸部CT未见明显异常。腹部CT可见腹膜后多发小淋巴结，直径均＜1 cm。活检病理加做免疫组化：EGFR（+），CPS（20）。结合影像学结果，诊断为"宫颈恶性肿瘤 中分化鳞癌 FIGO 分期 ⅢC2 期"。

2021 年 04 月 09 日行第 1 周期 TP 方案诱导化疗，具体方案：多西他赛 120 mg/m² d1 ＋顺铂 120 mg/m² d1 静脉滴注。

2021 年 04 月 30 日至 2021 年 06 月 08 日行同步放化疗，具体剂量：pGTV-nd 58.8 Gy/27F，PTV-hr 54 Gy/27F；PTV-lr 45.9 Gy/27F；同步顺铂 120 mg/m² 1 次 /3 周，并行 4 次后装治疗：A 点处方量 6 Gy。靶区范围（病例 20 图 2）：GTV-nd 包括双侧髂血管及腹膜后转移淋巴结；CTV-hr 包括宫体，双侧髂外、髂内、闭孔淋巴结区，下至上 1/2 阴道；CTV-lr 包括宫体、骶前、双侧髂内、闭孔、髂外淋巴结区、腹膜后淋巴结引流区，下至上 2/3 阴道。后装治疗于外照射 15 次开始加入，外照射期间每周 1 次，内照射当天不进行外照射，外照射结束后每周 2 次。

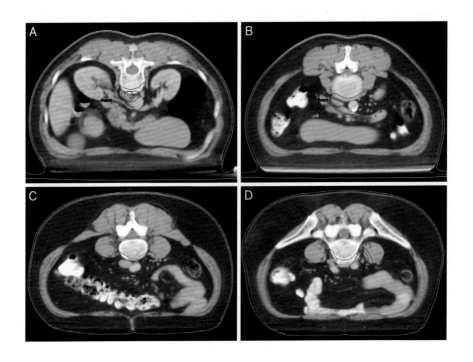

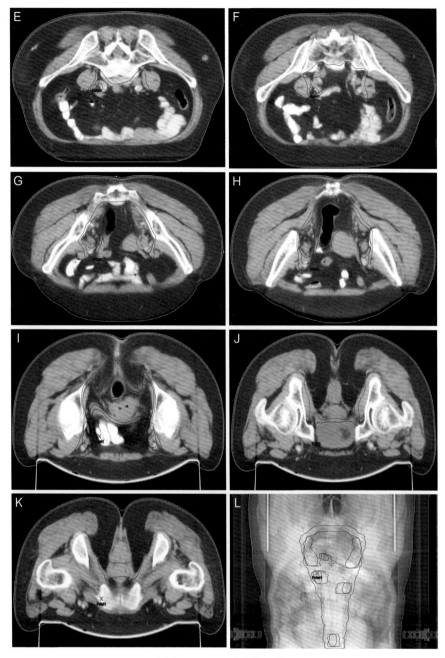

病例 20 图 2　放疗靶区范围

A. 蓝色为 pGTV，包括腹膜后淋巴结，外面为 CTV-hr，最外面为 CTV-1r；B. 肾下极下一层面；C. 腹主动脉分叉水平；D. GTV 包括左侧髂总淋巴结，CTV-hr 包括左侧髂总区域，CTV-1r 包括双侧髂总淋巴结区；E. L₅ 水平，GTV 包括右侧髂血管淋巴结，CTV-hr 包括右侧髂血管区域，CTV-1r 包括双侧髂内、髂外淋巴结区；F. S₁ 水平，GTV 包括右侧髂血管淋巴结，CTV-hr 包括右侧髂血管区域，CTV-lr 包括骶前、双侧髂内、髂外淋巴结区；G. S$_3$ 水平，GTV 包括双侧髂血管淋巴结，CTV-hr 包括宫体、双侧髂外、髂内、闭孔淋巴结，CTV-lr 包括宫体、骶前、双侧髂内、闭孔、髂外淋巴结区；H. 直乙交界水平，GTV 包括双侧髂血管淋巴结，CTV 包括双侧宫体、髂外、髂内、闭孔淋巴结区域；I. 髋臼水平，GTV 包括双侧髂血管淋巴结，CTV-hr 包括宫颈及双侧宫旁，适当外扩至淋巴结周围，CTV-lr 包括双侧宫体、髂外、髂内、闭孔淋巴结区域；J. 闭孔上缘，CTV-hr 包括阴道及双侧阴道旁，下界至阴道 2 cm，CTV-lr 包括双侧阴道旁、闭孔淋巴结区域；K. 耻骨上缘，CTV-lr 包括阴道、双侧阴道旁，下界至阴道 3 cm；L. 靶区正面轮廓。

（六）随访

放疗后行妇科检查及影像学评估（病例 20 图 3），疗效为 CR。后患者规律复查，3～4 个月复查影像学 1 次，患者最近一次随访为 2024 年 01 月 24 日，为持续 CR 状态，疾病控制良好。

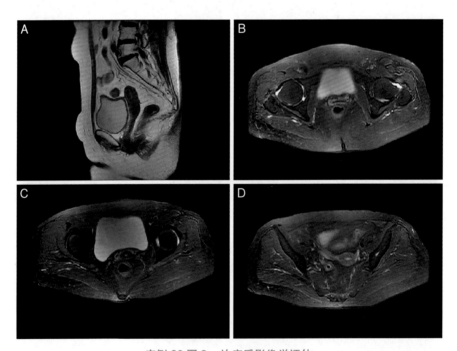

病例 20 图 3　放疗后影像学评估

A. 宫颈病变矢状位；B. 阴道上段层面；C. 宫颈病变层面；D. 双侧髂血管淋巴结层面。

二、病例分析

该例患者为局部晚期宫颈鳞癌，伴有宫旁及阴道上段侵犯，同时伴有双侧盆腔及腹膜后淋巴结转移。因此，我们给予患者含顺铂方案的根治性同步放化疗，在放疗准备期间给予 1 周期 TP 方案化疗。转移淋巴结通过外照射给予接近 60 Gy 的根治量，全盆及腹膜后延长野（CTV-1r）给予 45 Gy 左右的剂量，宫旁、宫体、阴道上 1/2 及转移的淋巴结（CTV-hr）引流区给予 54 Gy 的同步推量，从而进一步加强对宫旁等高危区域的局部控制。患者因经济及耐受性的问题拒绝三维后装插植治疗，因此给予 4 次 6 Gy 的腔内后装治疗，A 点 EQD2 > 87 Gy。放疗后随访患者疗效为 CR。目前已随访 3 年，疾病控制良好。

三、疾病介绍

宫颈癌发病率居妇科三大恶性肿瘤之首。2012 年全球宫颈癌的年发病率为 528 000 例，年死亡率为 266 000 例。宫颈癌是世界范围内女性第四种最常见的恶性肿瘤[1-2]，其中 85% 的病例发生在发展中国家[3]。HPV 的持续感染是宫颈癌发展的最重要因素[4-5]。宫颈癌的发病率与女性人群中 HPV 的流行率具有明显的相关性，在宫颈癌发病率较高的国家中，慢性 HPV 的流行率为 10% ～ 20%，而在宫颈癌发病率较低的国家中，HPV 流行率仅为 5% ～ 10%。接种 HPV 疫苗可预防疫苗所针对特定的 HPV 类型感染，有望降低 HPV 相关性宫颈癌的发病率[6-7]。

放疗在宫颈癌患者的治疗中具有非常重要的地位，主要参与的治疗模式包括早期高危患者的术后辅助放疗及局部晚期患者的根治性同步放化疗。

（一）早期宫颈癌患者术后的辅助放疗

对于接受根治性手术的早期宫颈癌患者，如果淋巴结阴性、切缘阴性、宫旁组织阴性，具有符合 Sedlis 标准的危险因素，需要进行术后辅助放疗。对于 ⅠA2、ⅠB 或 ⅡA1 期疾病的患者，如果术后淋巴结阴性，但存在原发肿瘤较大、间质深层浸润和（或）淋巴血管间隙浸润（LVSI）等不良预后因素，则推荐盆腔体外放疗 ± 含铂同步化疗。推荐的放射增敏方案包括顺铂（首选）、卡铂（如果不能耐受顺铂则为首选）或顺铂联合氟尿嘧啶类化疗药物。一项随机临床研究（GOG 92），对比了接受根治性全子宫切除和盆腔淋巴结清扫术后淋巴结阴性的 ⅠB 期宫颈癌患者，辅助治疗盆腔放疗与术后观察的患者的预后差异[8]。入组的患者术后病理不存在淋巴结阳性或手术切缘受累，同时具备以下至少两个 Sedlis 风险因素：①间质浸润超过 1/3；②毛细血管淋巴间隙受累；③宫颈肿瘤直径 > 4 cm。经过 2

年时间的随访，辅助放疗组的盆腔控制率为88%，而没有进行辅助治疗组的盆腔控制率为79%。经过12年长期随访后，更新的分析结果证实，辅助盆腔放疗提高了宫颈癌根治术后患者的无进展生存期，同时总体生存期也有明显改善的趋势（$P = 0.07$）[9]。

（二）同步放化疗是局部晚期宫颈癌标准的根治性治疗手段

局部晚期宫颈癌包括FIGO分期ⅡB～ⅣA期疾病的患者。然而，现在许多诊疗中心和临床研究也将ⅠB3和ⅡA2期宫颈癌患者归入局部晚期病变范围中。对于接受根治性同步放化疗的局部晚期患者，放疗靶区的范围和剂量至关重要，需要详细的妇科查体及多模态影像学评估，包括经阴道超声、盆腔MRI、胸腹部CT等。MRI有助于明确局部病变范围，对放疗靶区制订具有非常重要的作用。怀疑具有淋巴结或盆腔外病灶的患者，结合患者的经济状况，可推荐行全身PET-CT检查。

对于没有淋巴结转移或局域淋巴结局限于盆腔的宫颈癌患者，盆腔外照射放疗（external beam radiotherapy，EBRT）及近距离放疗，联合同步含铂方案化疗是这类患者的标准治疗方案（1类）[10-12]。目前，推荐的含铂化疗方案包括每周一次的顺铂（首选）、卡铂（对顺铂不耐受者首选）或顺铂／氟尿嘧啶1次/3～4周。一项国际Ⅲ期随机试验报告称，与放疗联合顺铂的标准方案相比，顺铂／吉西他滨方案的同步放化疗，以及放疗后两个周期的顺铂／吉西他滨的巩固化疗，可显著改善局部晚期宫颈癌缓和的PFS和OS[13]。然而，顺铂／吉西他滨同步放化疗导致的严重不良反应使本研究存在争议[14-15]。

基于随机临床试验的结果，使用含铂化疗（单独使用顺铂［首选］或顺铂／氟尿嘧啶）的同步放化疗是治疗ⅠB3、Ⅱ、Ⅲ和ⅣA期疾病的首选方案[16-18]。这些临床试验表明，与单纯放疗相比，同步放化疗可使局部晚期宫颈癌患者的死亡风险降低30%～50%。其中三项临床研究的长期随访结果同样证实了与根治性放疗±羟基脲相比，联合顺铂的同步放化疗可进一步改善局部晚期宫颈癌患者的无进展生存期和总生存期[19-21]。最近的一项荟萃分析报道，与单独放疗相比，同步放化疗可使局部晚期宫颈癌患者的5年生存率提高6%（HR 0.81；$P < 0.001$）[22]。对于可能无法耐受含顺铂放化疗的患者，含卡铂（如果对顺铂不耐受则为首选）或非铂类放化疗方案是可选方案[23-24]。对于影像学检查显示主动脉旁和盆腔淋巴结阳性的患者，建议采用腹膜后延长野的外照射放疗、近距离腔内后装治疗，联

合含铂的同步化疗[25]。

四、病例点评

此例患者是典型的局部晚期宫颈癌患者，病变累及腹膜后、双侧髂血管、宫旁、阴道上段，给予 1 周期诱导化疗后给予根治性同步放化疗，转移淋巴结给予外照射根治剂量，宫颈及阴道上段通过局部推量及腔内后装治疗，EQD2 ＞ 87 Gy，同步放化疗后到达 CR，随访近 3 年病变控制良好。该病例体现了同步放化疗对于局部晚期宫颈癌中重要的治疗地位。基于回顾性临床研究结果，在治疗前可以对宫颈活检病变进行 EGFR 免疫组化检测，如果 EGFR 表达阳性，可以给予尼妥珠单抗同步靶向治疗，对于疾病控制可以有进一步的提高。

（病例提供：安　宁　陈志英　青岛大学附属医院）

（点评专家：陆海军　张永春　青岛大学附属医院）

参考文献

[1]Parkin DM, Bray F, Ferlay J, et al.Global cancer statistics, 2002[J].Ca Cancer J Clin, 2005, 55：74-108.

[2]Kamangar F, Dores GM, Anderson WF.Patterns of cancer incidence, mortality, and prevalence across five continents：defining priorities to reduce cancer disparities in different geographic regions of the world[J].J Clin Oncol, 2006, 24：2137-2150.

[3]Jemal A, Bray F, Center MM, et al.Global cancer statistics[J].Ca Cancer J Clin, 2011, 61：69-90.

[4]Rodriguez AC, Schiffman M, Herrero R, et al.Longitudinal study of human papillomavirus persistence and cervical intraepithelial neoplasia grade 2/3：critical role of duration of infection[J].J Natl Cancer Inst, 2010, 102：315-324.

[5]Kjaer SK, Frederiksen K, Munk C, et al.Long-term absolute risk of cervical intraepithelial neoplasia grade 3 or worse following human papillomavirus infection：role of persistence[J].J Natl Cancer Inst, 2010, 102：1478-1488.

[6]Ault KA.Effect of prophylactic human papillomavirus 11 virus-like-particle vaccine on risk of cervical intraepithelial neoplasia grade 2, grade 3, and adenocarcinoma in situ：a combined analysis of four randomised clinical

trials[J].Lancet，2007，369：1861-1868.

[7]Koutsky LA，Ault KA，Wheeler CM.Quadrivalent vaccine against human papillomavirus to prevent high-grade cervical lesions[J].N Engl J Med，2007，256（19）：1915-1927.

[8]Sedlis A，Bundy BN，Rotman MZ，et al.A randomized trial of pelvic radiation therapy versus no further therapy in selected patients with stage ib carcinoma of the cervix after radical hysterectomy and pelvic lymphadenectomy：a gynecologic oncology group study[J].Gynecol Oncol，1999，73：177-183.

[9]Rotman M，Sedlis A，Piedmonte MR，et al.A phase iii randomized trial of postoperative pelvic irradiation in stage ib cervical carcinoma with poor prognostic features：follow-up of a gynecologic oncology group study[J].Int J Radiat Oncol Biol Phys，2006，65：169-176.

[10]Gaffney DK,Erickson-Wittmann BA,Jhingran A,et al.Acr appropriateness criteria(r) on advanced cervical cancer expert panel on radiation oncology-gynecology[J]. Int J Radiat Oncol Biol Phys，2011，81：609-614.

[11]Monk BJ，Tewari KS，Koh WJ.Multimodality therapy for locally advanced cervical carcinoma：state of the art and future directions[J].J Clin Oncol，2007，25：2952-2965.

[12]Morris M，Eifel PJ，Lu J，et al.Pelvic radiation with concurrent chemotherapy compared with pelvic and para-aortic radiation for high-risk cervical cancer[J].N Engl J Med，1999，340：1137-1143.

[13]Duenas-Gonzalez A，Zarba JJ，Patel F，et al.Phase Ⅲ，open-label，randomized study comparing concurrent gemcitabine plus cisplatin and radiation followed by adjuvant gemcitabine and cisplatin versus concurrent cisplatin and radiation in patients with stage iib to iva carcinoma of the cervix[J].J Clin Oncol，2011，29：1678-1685.

[14]Thomas G.Are we making progress in curing advanced cervical cancer[J]？J Clin Oncol，2011，29：1654-1656.

[15]Rose PG，Degeest K，McMeekin S，et al.A phase i study of gemcitabine followed by cisplatin concurrent with whole pelvic radiation therapy in locally advanced cervical cancer：a gynecologic oncology group study[J].Gynecol Oncol，2007，107：274-279.

[16]Keys HM，Bundy BN，Stehman FB，et al.Cisplatin，radiation，and adjuvant hysterectomy compared with radiation and adjuvant hysterectomy for bulky stage ib cervical carcinoma[J].N Engl J Med，1999，340：1154-1161.

[17]Morris M，Eifel PJ，Lu J，et al.Pelvic radiation with concurrent chemotherapy compared with pelvic and para-aortic radiation for high-risk cervical

cancer[J].N Engl J Med, 1999, 340 : 1137-1143.

[18]Rose PG, Bundy BN, Watkins EB, et al.Concurrent cisplatin-based radiotherapy and chemotherapy for locally advanced cervical cancer[J].N Engl J Med, 1999, 340 : 1144-1153.

[19]Rose PG, Ali S, Watkins E, et al.Long-term follow-up of a randomized trial comparing concurrent single agent cisplatin, cisplatin-based combination chemotherapy, or hydroxyurea during pelvic irradiation for locally advanced cervical cancer : a gynecologic oncology group study[J].J Clin Oncol, 2007, 25 : 2804-2810.

[20]Eifel PJ, Winter K, Morris M, et al.Pelvic irradiation with concurrent chemotherapy versus pelvic and para-aortic irradiation for high-risk cervical cancer : an update of radiation therapy oncology group trial (RTOG) 90-01[J].J Clin Oncol, 2004, 22 : 872-880.

[21]Stehman FB, Ali S, Keys HM, et al.Radiation therapy with or without weekly cisplatin for bulky stage Ⅰb cervical carcinoma : follow-up of a gynecologic oncology group trial[J].Am J Obstet Gynecol, 2007, 197 : 501-503.

[22]Claire V, Jayne FT, Lesley AS, et al.Reducing uncertainties about the effects of chemoradiotherapy for cervical cancer : a systematic review and meta-analysis of individual patient data from 18 randomized trials[J].J Clin Oncol, 2008, 26 (35) : 5802-5812.

[23]Cetina L, Garcia-Arias A, Uribe MJ, et al.Concurrent chemoradiation with carboplatin for elderly, diabetic and hypertensive patients with locally advanced cervical cancer[J].Eur J Gynaecol Oncol, 2008, 29 : 608-612.

[24]Lorvidhaya V, Chitapanarux I, Sangruchi S, et al.Concurrent mitomycinc, 5-fluorouracil, and radiotherapy in the treatment of locally advanced carcinoma of the cervix : a randomized trial[J].Int J Radiat Oncol Biol Phys, 2003, 55 : 1226-1232.

[25]Lutz ST, Chow EL, Hartsell WF, et al.A review of hypofractionated palliative radiotherapy[J].Cancer, 2007, 109 : 1462-1470.

病例 21 宫颈腺癌根治性放疗

一、病历摘要

（一）病史简介

患者女性，55 岁。

主诉：绝经后接触性出血 3 年，确诊宫颈癌 2 个月余。

现病史：患者于 3 年前性生活后出现阴道流血，量少于月经量，暗红色，未予诊治。2 个月余前无明显诱因出现阴道流血，量多，伴血块，轻度下腹部疼痛，无阴道排液，无肛门坠胀感，无发热，无尿频、尿急，遂就诊于当地妇幼保健院，行相关检查提示 HPV16 阳性，宫颈细胞学（thinprep cytologic test, TCT）提示高级别鳞状上皮内病变。后就诊于我院，完善相关检查后初步诊断为子宫颈腺癌（FIGO ⅡB 期）。2023 年 03 月 05 日、2023 年 03 月 26 日行 2 周期 TP 方案化疗（注射用紫杉醇脂质体 270 mg/m² d1 ＋卡铂 500 mg/m² d1）后疗效评价为 SD。经多学科会诊后，考虑暂无手术指征，建议下一步行同步放化疗。现为行宫颈癌同步放化疗入院，患者自发病以来，精神好，饮食一般，大小便基本正常，体重无明显变化。

既往史：糖尿病 2 年余，目前血糖通过饮食控制尚可，未口服降糖药物。2021 年行剖宫产术。有青霉素过敏史。

月经及生育史：19 岁初潮，7 天 /30 天，51 岁绝经，经期规则，经量中等，无痛经史。G5P3L3A2，育有 3 子。

家族史：否认家族中类似患者。

（二）体格检查

心肺腹部查体未见明显异常。外阴发育正常，阴道通畅，宫颈形态失常，呈菜花状，下唇为著，子宫大小正常，活动可，双侧附件区未触及异常。直肠黏膜光滑，左侧主骶韧带增厚、质韧、未达盆壁。

（三）辅助检查

宫颈活检病理（2023 年 02 月 22 日）：（子宫颈 6 点、8 点）浸润性腺癌；（子宫颈 10 点）浸润性腺癌，表面鳞状上皮呈高级别鳞状上皮内病变；免疫组织化学：P16（＋）、Ki-67 高表达。

盆腔 MRI（2023 年 02 月 23 日，病例 21 图 1）：宫颈肥大，见团块状肿块信号，边界不清，范围大小约 4.3 cm×3.3 cm×4.6 cm，病灶与阴道穹窿关系密切，局部侵及宫腔内；结论：符合宫颈肿瘤性病变 MRI 表现，局部侵及宫腔可能。

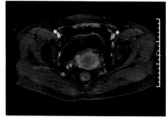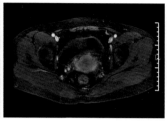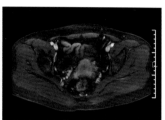

病例 21 图 1　治疗前盆腔 MRI

（四）诊断

1．子宫颈腺癌（FIGO ⅡB 期）；

2．2 型糖尿病。

（五）诊疗经过

2023 年 03 月 05 日、2023 年 03 月 26 日行 2 周期 TP 方案化疗，具体方案：注射用紫杉醇脂质体 270 mg/m² d1 ＋卡铂 500 mg/m² d1。2 周期化疗后疗效评价为 SD，复查盆腔 MRI（2023 年 04 月 23 日，病例 21 图 2）提示宫颈肿瘤病灶较前略缩小，膀胱后壁增厚考虑肿瘤组织浸润所致，且出现了左肾轻度积水。经多学科会诊后，考虑暂无手术指征，建议下一步行同步放化疗。

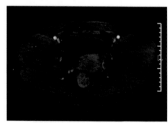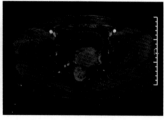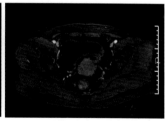

病例 21 图 2　化疗后复查盆腔 MRI

宫颈肥大，见团块状肿块信号，边界不清，范围大小约 3.9 cm×3.3 cm×3.9 cm，病灶与阴道穹窿关系密切，局部侵及宫腔内；膀胱充盈可，其内未见明显异常信号影，膀胱后壁略增厚。结论：宫颈肿瘤治疗后表现，较前（2023 年 02 月 23 日）略小；膀胱后壁略厚，考虑膀胱后壁受侵。

2023 年 05 月 08 日至 2023 年 06 月 14 日行宫颈癌外照射，靶区定义：CTV：宫颈肿瘤＋宫颈＋宫旁＋上段阴道＋髂总淋巴引流区、髂内淋巴引流区、髂外淋巴引流区、闭孔淋巴引流区、骶前淋巴引流区，PTV：CTV 三维外放 0.5 cm，处方剂量：95% PTV 50.4 Gy/1.8 Gy/28F。外照射期间同步单药顺铂化疗 6 周期，具体方案：顺铂 30 mg/m² d1、20 mg/m² d2，放化疗期间出现Ⅱ度骨髓抑制。

靶区勾画：靶区勾画前融合了盆腔 MRI 图像，盆腔 MRI 是确定软组织及宫旁受侵较为准确的方法，可以帮助我们更精确地勾画靶区。

髂总淋巴引流区：一般从 L₄~₅ 之间，左右髂总分叉开始，至髂总动脉分叉处，围绕可见淋巴结和髂总血管周围 7 mm，后、侧界至腰大肌、椎体。

髂外淋巴引流区（病例 21 图 3）：髂总动脉分出髂外动脉水平至股骨头上方水平，围绕可见淋巴结和髂总血管周围 7 mm，髂腰肌前侧加 10 mm，包括髂外组淋巴结。

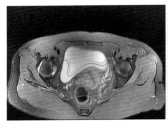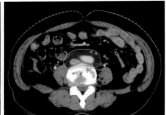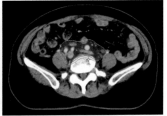

病例 21 图 3　髂外淋巴引流区靶区勾画

髂内淋巴引流区（病例 21 图 4）：髂总动脉分髂内水平，沿其分支走向，至阴道旁水平阴道上段上方水平，围绕可见淋巴结和髂总血管周围 7 mm，侧界至盆壁。

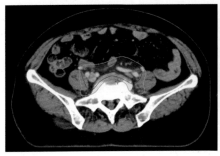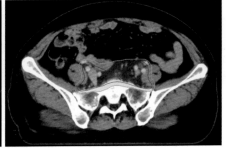

病例 21 图 4　髂内淋巴引流区靶区勾画

闭孔淋巴引流区（病例 21 图 5）：连接髂内外区，至盆壁的区域 -18 mm。

骶前淋巴引流区（病例 21 图 5）：$S_{1\sim2}$ 区域前淋巴结区域，骶骨前 10 mm。

宫旁（病例 21 图 5）：上界至乙状结肠跨过子宫输卵管处，下界至泌尿生殖膈开始，前界至膀胱后壁／髂外血管后院，后界至宫骶韧带和直肠系膜前缘，内界至子宫颈阴道，外界至骨盆壁，不包括肌肉和骨。

阴道旁（病例 21 图 5）：阴道上段 3 cm。

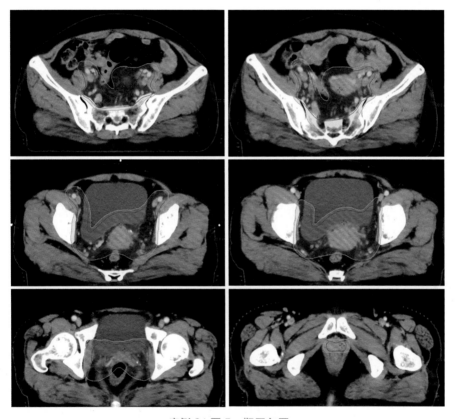

病例 21 图 5　靶区勾画

2023 年 06 月 19 日起行后装近距离放疗，后装治疗前先进行盆腔 MRI 扫描（病例 21 图 6），外照射后肿瘤明显缩小，疗效评价为 PR。

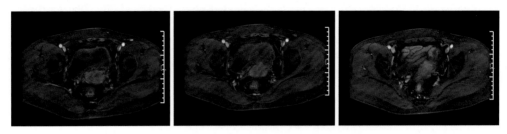

病例 21 图 6 盆腔 MRI 扫描

三维后装靶区勾画见病例 21 图 7。

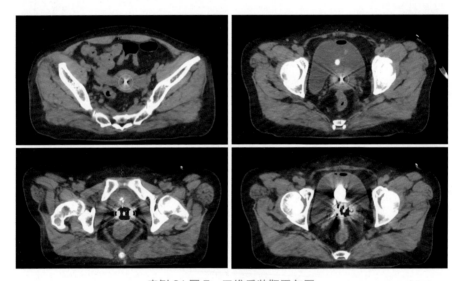

病例 21 图 7 三维后装靶区勾画

*HR*CTV 包括 2/3 宫体、宫颈、上段阴道 2 cm。处方剂量：6 Gy/6F（参考点：阴道黏膜下 0.5 cm）。

放疗结束后行 2 周期 TP 方案化疗，具体方案：注射用紫杉醇脂质体 270 mg/m^2 d1 ＋卡铂 500 mg/m^2 d1，行盆腔 MRI（病例 21 图 8）疗效评价为 PR，未达到 CR。

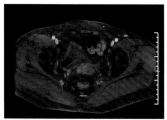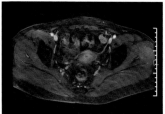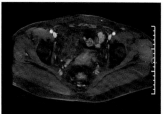

病例 21 图 8　化疗后复查盆腔 MRI

二、病例分析

该例为中年女性患者，因绝经后阴道接触性出血就诊，初步诊断为 FIGO ⅡB 期，根据宫颈癌相关诊疗指南，ⅡB 期患者建议以同步放化疗为主。但患者病理类型为腺癌，恶性程度较高，其侵袭性强，易发生深间质浸润、淋巴结转移，且对放疗敏感性低，其生存及预后较鳞癌差。鉴于该患者为宫颈腺癌，若能手术尽量选择手术切除，且患者有强烈的手术意愿。

针对此例患者，我们先进行了 2 周期的 TP 方案化疗，目的是希望能够通过降期以达到手术治疗的目的，2 周期化疗后疗效评价仍为 SD。对于下一步应积极进行手术、术后行放化疗还是直接进行同步放化疗，我们进行了多学科讨论。讨论结果如下：①2 周期化疗后的盆腔 MRI 表现显示膀胱后壁增厚，考虑为肿瘤组织浸润所致，但未穿透膀胱黏膜层；虽然显示宫颈肿瘤病灶较前略缩小，但治疗前的 MRI 未显示膀胱壁局部增厚。两次 MRI 检查均显示宫颈肿瘤与盆壁之间有间隙、未达盆壁；②患者目前出现左肾轻度积水，如行手术治疗，则建议术前行膀胱镜检查，若膀胱黏膜光滑，可术前放置输尿管支架。鉴于目前该患者左肾轻度积水，如行同步放化疗，则不需要处理，放疗后膀胱壁及左侧输尿管末端的病灶好转后，肾积水即可好转；③结合目前治疗指南及相关研究，诊断宫颈腺癌ⅡB 期的患者治疗仍首选同步放化疗。所以我们进行了同步放化疗，放化疗后疗效评价达到了 PR，后又进行了 2 周期的 TP 方案化疗。2 周期 TP 方案化疗后，疗效评价为 PR，仍未达到 CR。

综上所述，对于ⅡB 期的宫颈癌患者，同步放化疗方案仍是最优选方案，该患者通过同步放化疗达到了较为满意的效果。

三、疾病介绍

宫颈癌是目前妇科最常见的恶性肿瘤之一，在妇科肿瘤中排第一位。在全球范围内，每年约有 20 多万的女性死于宫颈癌，但其发病率有明显的地区差异。总的趋势是农村高于城市，山区高于平原。我国宫颈癌死亡率占总癌症死亡率的第四位，占女性癌的第二位。宫颈癌患者的平均发病年龄以 40～50 岁为最多，60～70 岁又有一高峰出现，20 岁以前少见。

（一）病因

HPV 全称人乳头瘤病毒，目前研究发现，99.7% 的子宫颈癌由高危型 HPV 持续感染所致，也是引起宫颈癌的最主要原因。HPV 的传播途径主要有性接触传播、母婴传播和皮肤黏膜接触传播。感染了 HPV 不一定会得宫颈癌。HPV 感染通常是一过性的，超过 80% 的感染可在 6～24 个月内被机体清除。只有长期或反复感染高危型 HPV 才可能导致宫颈癌。采用有效的诊断方法来筛查宫颈癌、降低发病率是预防宫颈癌发生和发展的关键。宫颈癌筛查是重要的二级预防措施，包括 TCT、HPV、血清肿瘤标志物、阴道镜检查等。目前，TCT 和 HPV 检测是宫颈癌的有效初筛手段，阴道镜或直视下的宫颈活检病理检查才是最终确诊的金标准。

近年来，由于宫颈癌筛查技术的不断改进，HPV 疫苗的批准上市，宫颈癌的诊断及预后已获得显著改善。宫颈鳞癌的发病率逐年下降[1]，但宫颈腺癌的发病率上升，且逐渐呈现出年轻化趋势[2]。宫颈腺癌约占宫颈癌的 20%～25%，其病理类型特殊，侵袭性较强，容易发生深间质浸润、淋巴结转移，对放疗的敏感性也较低，其生存及预后较鳞癌差。然而目前 NCCN 并未对两者治疗进行详细区分，中危因素两者也有不同，腺癌为四因素模型。宫颈腺癌组织学类型多样，整体异质性很高，这对我们临床工作带来许多的挑战。

（二）临床特点

宫颈癌前病变和宫颈癌早期可以没有任何症状，随着病变严重程度的增加，会出现接触性阴道出血，异常白带如血性白带、白带增多，不规则阴道出血或绝经后阴道出血。宫颈癌全球发病率下降，但宫颈腺癌发病率正在呈上升趋势，特别是在发达国家的年轻女性中，与鳞癌相比，腺癌预后较差。2020 年 WHO 认为宫颈腺癌是一组异质性很大的肿瘤，分为 HPV 相关性和 HPV 非依赖型；HPV 相关性宫颈腺癌约 85% 与高危型 HPV 感染有关[3]，前驱病变主要为 HPV 相关原位腺癌。HPV 非依赖型原位腺癌是指胃型原位腺癌（胃型 AIS）和非典型小叶状宫颈腺体增生。HPV 相关性和 HPV 非依赖型相比，患者更年轻、病灶体积较小，并常在早期诊断和对使用常规药物的辅助治疗中也有更好的反应。HPV 相关性与 LVSI、淋巴结转移和 Silva C 模式的关联性较低，与更好的 OS、DFS 和 PFS 相关，且在盆腔内复发较少，即使复发，与 HPV 非依赖型相比也有更好的预后。对于腺癌，鉴别诊断非常重要，需除外转移。对于宫颈腺癌的诊断，盆腔 MRI 具有一定的特异性，CT 软组织对比度较 MRI 差，MRI 在局部评估方面优于 CT 及其他检查，且对某些类型的腺癌具有特征性的影像学表现。

（三）治疗原则

目前宫颈腺癌的治疗仍参考宫颈鳞癌，但是宫颈腺癌比鳞癌预后更差[4]。宫颈腺癌的初始治疗策略以手术和放疗为主，化疗、靶向、免疫治疗为辅。对于早期宫颈腺癌（ⅠA～ⅡA 期）可选择手术治疗为主，放疗适合各分期宫颈癌，ⅡB～ⅣA 期以同步放化疗为主。但宫颈腺癌异质性大，相对宫颈鳞癌而言宫颈腺癌的治疗更为复杂[5-6]，应根据分期、病理类型、患者一般状况等制订个体化治疗方案。对于ⅠB3、ⅡA2 的治疗，NCCN 指南对根治性同期放化疗、广泛性子宫切除＋盆腔淋巴结清扫＋主动脉旁淋巴结取样、同期放化疗＋辅助性子宫切除术做了不同程度的推荐。对于宫颈腺癌术后放疗，术后若存在高危因素，如盆腔淋巴结阳性、手术切缘阳性、宫旁组织阳性，均需要术后同步放化疗 ± 阴道近距离放疗；若术后无高危因素，则根据中危因素评估是否需要辅助治疗，对于腺癌，NCCN 指南用"四因素模型"[7]明确放疗指征，四大因素包括：肿瘤直径最大＞3 cm、LVSI（＋）、外 1/3 间质浸润、腺癌，若存在 2 个或以上因素，放疗则获益。

对于宫颈腺癌的手术，目前仍存在一些争议，因为宫颈腺癌对放化疗不敏感，手术策略是否应该更积极一些，早期宫颈腺癌能否保留卵巢？局部晚期宫颈腺癌同步放化疗后是否应该切除子宫？局部晚期宫颈腺癌首选手术还是同步放化疗？支持局部晚期宫颈腺癌首选手术的理由有：①腺癌的病理类型对放化疗不敏感；②手术可以切除原发病灶；③可以准确进行手术分期；④可以避免或减少放射性损伤。目前也有一些研究仍未给出明确的答案[8-10]，需进一步探索。

四、病例点评

宫颈腺癌是一类异质性很高的疾病，早期诊断困难，应尽可能做到明确诊断，正确的病理分型非常重要。治疗方面，宫颈腺癌对放化疗不敏感，对于局部晚期宫颈腺癌，治疗策略上手术切除是否应该更加积极，目前仍存在一些争议，需要我们进一步探索。该病例经过相关科室的多学科讨论，结合患者目前的病情特点及化疗后的变化，最终选择了同步放化疗，经过外照射联合内照射的治疗方案得到了满意效果，这也体现了个体化治疗的原则，同时也展现出放疗在宫颈癌治疗上的重要地位，精准放疗（外照射＋内照射）在宫颈癌治疗方案的优化上是一种非常重要的治疗手段，是妇瘤医生的利器。该病例在靶区勾画方面也体现了规范性、科学性和可操作性，在精准治疗肿瘤的同时，完美地保护了周围危及器官，减轻了放疗带来的不良反应，提高了患者的生活质量。放疗的全程质量控制非常关键，只有正确规范的放疗才能保障好的治疗效果。

（病例提供：吴海英　日照市人民医院）

（点评专家：孟　芹　日照市人民医院）

参考文献

[1]Tabibi T, Barnes JM, Shah A, et al.Human papillomavirus vaccination and trends in cervical cancer incid dence and mortality in the US[J].JAMA Pediatr, 2022, 176（3）：313-316.

[2]Huang J, Deng Y, Boakye D, et al.Global distribution, risk factors, and recent trends for cervical cancer：a worldwide country-level analysis[J].Gynecol Oncol, 2022, 164（1）：85-92.

[3]Jonska-Gmyrek J, Gmyrek L, Zolciak-Siwinska A, et al.Adenocarcinoma histology is a poor prognostic factor in locally advanced cervical cancer[J].Curr Med Res Opin, 2019, 35（4）：595-601.

[4]彭巧华，吕卫国，陈雪琴，等.2022 年第 1 版《NCCN 子宫颈癌临床实践指南》解读［J］.实用肿瘤杂志，2022, 37（3）：10.

[5]Okonogi N, Murakami N, Ando K, et al.An Asian multi-national, multi-institutional, retrospective study on image-guided brachytherapy in cervical

adenocarcinoma and adenosquamous carcinoma[J].J Contemp Brachytherapy,2022,14(4)：311-320.

[6]Kim Y，Kim SI，Kim H，et al.Open versus minimally invasive radical hysterectomy for early cervical cancer：a two-center retrospective cohort study with pathologic review of usual-type adenocarcinoma and adenosquamous carcinoma[J]. Gynecologic Oncology：An International Journal，2022，167（1）：28-36.

[7]Ryu SY，Kim MH，Nam BH，et al.Intermediate-risk grouping of cervical cancer patients treated with radical hysterectomy：a korean gynecologic oncology group study[J].Br J Cancer，2014，110（2）：278-285.

[8]王世伟，王国明，杨合菊.新辅助化疗联合同步放化疗治疗局部晚期宫颈癌的疗效［J]. 国际感染病学（电子版），2020，（2）：103.

[9]杨丹，刘军，陈慧，等.同步放化疗与新辅助化疗联合手术对晚期局限性宫颈癌的疗效［J]. 西北国防医学杂志，2020，（3）：165-169.

[10]Liu T，Kong W，Liu Y，et al.Efficacy and prognostic factors of concurrent chemoradiotherapy in patients with stage Ⅰb3 and ⅡA2 cervical cancer[J]. Ginekol Pol，2020，91（2）：57-61.

病例 22　前列腺癌术后放疗

一、病历摘要

（一）病史简介

患者男性，75 岁。

主诉：前列腺癌术后 5 个月，内分泌治疗中。

现病史：患者于 2023 年 05 月体检查前列腺特异性抗原（prostate specific antigen，PSA）升高，总前列腺特异性抗原（total prostate specific antigen，tPSA）9.75 ng/mL，游离前列腺特异性抗原（free prostate specific antigen，fPSA）1.07 ng/mL，无尿频尿急、血尿、腰痛、发热、寒战等不适症状。2023 年 05 月 31 日行经直肠前列腺穿刺活检：13 针均可见癌，Gleason 评分 4＋3＝7 分。骨扫描未见明显异常。2023 年 06 月 13 日行腹腔镜下根治性前列腺切除术＋盆腔淋巴结清扫术（双侧），术后病理提示前列腺腺泡腺癌，Gleason 评分 4＋3＝7 分，原发肿瘤侵犯前列腺双侧叶、包膜外及脂肪侵犯，侵及双侧精囊腺，可见神经束侵犯，脉管未侵犯，多处切缘阳性（右侧尖部、体部、底部；左侧底部），双侧输精管断端阳性，区域淋巴结：无转移（0/3），左 0/2，右 0/1。术后给予内分泌治疗（阿帕他胺＋戈舍瑞林）。术后复查 tPSA ＜ 0.01 ng/mL，fPSA ＜ 0.01 ng/mL，本次为行术后辅助放疗入院。患者自患病以来，精神、食欲、睡眠尚可，大小便正常，体重无明显变化。

既往史：高血压 20 年余，自服药物控可。

个人史：有吸烟史，10 支／日×50 年，已戒断 1 年；有饮酒史，2 两／次×30 年，已戒断 5 年。

家族史：否认肿瘤家族史。

（二）体格检查

直肠指诊：前列腺术后阙如，局部未扪及肿物。腹股沟无明显肿大淋巴结。

（三）辅助检查

PET-CT（2023 年 07 月 18 日）：前列腺癌根治术后，术区未见明显异常放射性代谢灶；前盆壁皮下多发条片影、膀胱周围多发渗出样改变，首先考虑术后改变。

（四）诊断

1. 前列腺癌（pT$_3$bN$_0$M$_0$ⅢB 期）；

　　治疗前最高 PSA：9.75 ng/ml；

　　Gleason 评分：4＋3＝7 分；

　　WHO 风险分组：3 组 ；

　　NCCN 风险分层：局限期极高危组；

2. 前列腺腺泡腺癌腔镜根治术后；

　　R1 切除术后；

　　内分泌治疗中；

3. 高血压 2 级（很高危）。

（五）诊疗经过

初始治疗为：前列腺癌根治术＋盆腔淋巴结清扫；

辅助治疗为：雄激素剥夺治疗＋外照射；

放疗剂量：患者前列腺及精囊腺术区为靶区，放疗剂量：95% PTV ＝ 62.5 Gy/2.5 Gy/25F。

二、病例分析

1. 靶区勾画原则

（1）GTV：前列腺癌常为多灶性，靶区需包括整个前列腺及其包膜，因此常直接勾画 CTV。

（2）GTVnd：转移淋巴结。

（3）CTV：低危：只勾画前列腺。中危：勾画前列腺和精囊根部 1.4 cm（纵轴长度）。高危：勾画前列腺和精囊根部 2.2 cm。如果精囊受侵，则需要包括全部的精囊腺。低危或中危局限期：CTV 不需要包括盆腔淋巴引流区。高危局限期：根据复发风险，预期寿命，盆腔淋巴结转移概率等综合考虑盆腔淋巴结是否预防照射。盆腔淋巴引流区应包括髂外淋巴结、髂内淋巴结、S$_{1\sim3}$椎体水平骶前淋巴结和闭孔淋巴结。对于髂内外区域淋巴结转移的患者，可酌情包括部分髂总淋巴结。

盆腔淋巴结转移概率评估方法。Roach 公式：Node（＋）＝［2/3PSA ＋ (Gleason-6)］%，＞15% 有较大盆腔淋巴结转移危险；＞30% 有很大盆腔淋巴结转移危险。推断盆腔淋巴结转移概率＞15％的前列腺癌，建议行盆腔淋巴引流区预防照射。

（4）PTV：根据直肠及膀胱状态的重复性，决定本单位从 CTV 到 PTV 的外放范围，建议均匀外扩 7 ～ 10 mm，若每日行 CBCT，外放边界可缩小至 5 mm，直肠方向 3 mm。

2．具体分析　患者肿瘤原发灶侵犯精囊腺，无区域淋巴结及远处转移，风险分层为局限期极高危组。根据相关指南，标准初始治疗为：前列腺癌根治术＋盆腔淋巴结清扫，辅助治疗为雄激素剥夺治疗 ± 外照射。该患者 T_{3b} 且切缘阳性，术床放疗指征明确。

该患者是否照射区域淋巴结的考量：①根据 Roach 公式，得到该患者淋巴结转移概率为 7.5％，低于 15％；②术后清扫淋巴结未见阳性；③患者高龄，且存在高血压病史，健康状况一般。综上所述，免除区域淋巴结照射，仅给予术床放疗。

3．具体勾画（病例 22 图 1）　CTV：前列腺及精囊腺术区；PTV ＝ CTV 左右上下前方外扩 0.5 cm，后方外扩 0.3 cm，并适当修正。同时勾画正常器官。处方剂量：95％ PTV ＝ 62.5 Gy/2.5 Gy/25F。

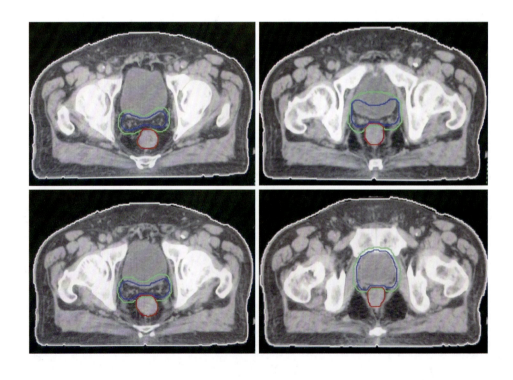

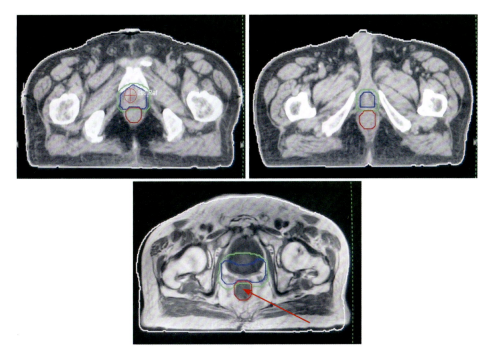

病例 22 图 1   前列腺癌瘤床具体靶区勾画

红色：直肠及肛管区，CTV（蓝色）：前列腺及精囊腺术区，PTV（绿色）：CTV 左右上下前方外扩 0.5 cm，后方外扩 0.3 cm，并适当修正。诊疗计划：放疗剂量：患者前列腺及精囊腺术区为靶区，放疗剂量：95% PTV = 62.5 Gy/2.5 Gy/25F。

放疗前憋尿 300 ～ 400 mL（超声测定），排空直肠，直肠及肛管的勾画参照 MRI，不损失靶区的前提下尽可能规避，放疗期间每日 CBCT 校准位置。

三、疾病介绍

前列腺是腺体和纤维肌肉组成的腺肌性器官，外有包膜。腹膜后脏器，位于直肠前方和耻骨联合后方，形为倒置的栗子，底部向上与膀胱相贴，中央部居中，尖部向下，抵泌尿生殖膈，体积约 3.0 cm×3.5 cm×2.5 cm，随着年龄增大而增大。

前列腺癌的全球发病率居男性新发癌症病例第 2 位，死亡率居男性癌症死亡人数第 5 位。国内发病率居男性新发癌症病例第 6 位，死亡率居男性癌症死亡人数第 7 位，并且前列腺癌发病率及死亡率呈快速上升，我国前列腺癌初诊病例以临床中晚期居多，整体预后较差。

前列腺切除术后放射治疗的时机和目的决定了是辅助治疗还是挽救治疗，而放射剂量和照射野则没有明显差异。前列腺癌辅助放射治疗的概念是在 PSA 复发前进行放疗，但对于放疗的时间并没有统一的定义：有人认为"真正的"辅助治疗应在手术后 3 个月内进行，也有人认为只要 PSA 水平保持在检测不到的水平，辅助治疗可以在尿失禁恢复后安全进行；另一方面，挽救性放射治疗是指，即在术后的任何时间点，在生化复发或局部复发后，且没有远处转移的情况下进行放射治疗[1-2]。大多数医生普遍接受的生化复发的定义是 PSA 再次升高大于 0.2 ng/mL；然而更高的临界值，如 0.4 ng/mL，在预测长期临床进展风险方面可能更准确，但在考虑挽救治疗时可能不够敏感[3-4]。

经手术治疗的前列腺癌根据切除标本（即前列腺和精囊）的检查进行病理分期。男性患者的病理范围可能超出前列腺囊（pT_{3a}），扩展到精囊（pT_{3b}）或侵犯到直肠／膀胱（pT_4）。根据前瞻性随机试验的证据，如果术后病理发现 pT_{3a}/pT_{3b} 或 R1 病变，则可采用辅助放射治疗；如果出现 PSA 复发证据（根据美国泌尿外科协会指南的定义，即血清 PSA ≥ 0.2 ng/mL，且第二次检测证实 PSA ≥ 0.2 ng/mL，则可采用挽救性放射治疗[5]。

有三项临床试验评估了辅助放疗对病情进展的影响，所有这些试验均显示，使用辅助放疗可以提高治愈率，显著延缓病情进展[6-7]，肯定了术后辅助放疗在前列腺癌治疗中的价值。

四、病例点评

该病例涉及的是 75 岁老年男性患者的前列腺癌 R1 切除术后辅助放疗方案。患者在体检中发现 PSA 升高，随后进行了前列腺穿刺活检，术后确诊为前列腺腺泡腺癌，且手术病理显示为 Gleason 评分为 4＋3＝7 分，切缘阳性。术后治疗包括内分泌治疗和辅助放疗。经过详细的病例分析，确定了放疗的靶区勾画原则、具体的勾画方案和照射剂量，并考虑了患者的高龄和高血压病史等因素。通过 Roach 公式和术后淋巴结清扫结果，判断患者的淋巴结转移概率较低，决定只给予术后放疗而不包括区域淋巴结照射，减少了放疗不良反应。提供了前列腺癌的流行病学和解剖结构知识，有助于加深对该疾病的理解，为临床决策提供了基础。辅助放疗在前列腺癌治疗中的价值得到了强调，该病例通过术后辅助放疗来控制患者的病情，提高治愈率，延缓病情进展，提高治疗效果。

总的来说，该病例的治疗方案经过充分的考虑和评估，符合当前的治疗指南和最佳实践，有望对患者的疾病控制和预后改善产生积极影响。然而，在治疗过程中仍需要密切关注患者的反应和进展，及时调整治疗方案以提高治疗效果。

（病例提供：张言斐　山东第二医科大学附属医院）

（点评专家：路　中　山东第二医科大学附属医院）

参考文献

[1]Motterle G, Morlacco A, Zattoni F, et al.Prostate cancer：more effective use of underutilized postoperative radiation therapy[J].Expert Rev Anticancer Ther, 2020, 20（4）：241-249.

[2]Thompson IM, Valicenti RK, Albertsen P, et al.Adjuvant and salvage radiotherapy after prostatectomy：AUA/ASTRO guideline[J].J Urol, 2013, 190（2）：441-449.

[3]Stephenson AJ, Kattan MW, Eastham JA, et al.Defining biochemical recurrence of prostate cancer after radical prostatectomy：a proposal for a standardized definition[J].J Clin Oncol, 2006, 24（24）：3973-3978.

[4]Toussi A, Stewart-Merrill SB, Boorjian SA, et al.Standardizing the definition of biochemical recurrence after radical prostatectomy-what prostate specific antigen cut point best predicts a durable increase and subsequent systemic progression？ [J].J Urol, 2016, 195（6）：1754-1759.

[5]Kamran SC, D'Amico AV.Radiation therapy for prostate cancer[J].Hematol Oncol Clin North Am, 2020, 34（1）：45-69.

[6]Sathianathen NJ, Konety BR, Crook J, et al.Landmarks in prostate cancer[J].Nat Rev Urol, 2018, 15（10）：627-642.

[7]Litwin MS, Tan HJ.The diagnosis and treatment of prostate cancer：a review[J]. JAMA, 2017, 317（24）：2532-2542.

病例 23 直肠癌术后放射治疗

一、病历摘要

（一）病史简介

患者男性，69 岁。

主诉：直肠癌术后 5 个月。

现病史：患者因"间断性腹泻 6 个月"于 2023 年 04 月就诊于当地医院行结肠镜检查组织病理学提示（直肠）中分化腺癌，完善影像学检查，排除手术禁忌，于 2023 年 04 月 06 日行手术切除治疗，术后病理提示直肠距上切缘 3 cm、下切缘 3.5 cm 处溃疡型中 - 低分化腺癌，癌组织侵及浆膜层，见脉管癌栓，见神经侵犯，肿瘤芽 G3 级，手术两切缘及环周切缘未见癌累及，肠周淋巴结见转移癌（10/20），送检（253 组）淋巴结未见转移癌（0/2），免疫组化：CK（3+），HER-2（-），Ki-67（60%+），MLH1（+），MSH2（+），MSH6（+），PMS2（+），P53（野生型）。术后给予行 XELOX 方案化疗 6 周期，为求术后辅助放疗就诊于我院。

既往史：高血压 10 年，口服"硝苯地平缓释片"治疗，自述血压控制良好。否认心脏病、糖尿病等慢性疾病史。否认肝炎、结核病等传染病史。否认输血史。否认药物、食物过敏史及其他接触物过敏史。预防接种史不详，系统回顾无特殊。

个人史：出生并生长于原籍，无外地久居史。无疫区、疫水接触史。吸烟 40 年，20 支 / 日，戒烟 6 个月。饮酒 40 年，250 g/d，戒酒 6 个月。否认长期放射线接触史，否认毒品及药物成瘾史。无冶游史。

家族史：父母已故，兄弟姐妹 4 人，1 哥因"食管癌"去世，余均体健，否认家族中有遗传病及传染病患者。

（二）体格检查

双肺呼吸音清，未闻及明显干、湿性啰音，语音传导未及明显异常，心界不大，心律齐，心音有力，各瓣膜听诊区未闻及病理性杂音。无腹壁静脉曲张，肝颈静脉回流征阴性，未见胃肠型及蠕动波，腹软，下腹部可见长约 10 cm 手术瘢痕，愈合良好，无压痛及反跳痛，肝脾肋下未触及，未触及腹部肿块，麦氏点无压痛及反跳痛，墨菲征阴性，肾脏未触及，移动性浊音阴性。四肢无畸形、无杵状指、趾，活动无障碍，双下肢无水肿。生理反射正常，病理反射未引出。

（三）辅助检查

术后病理：直肠距上切缘 3 cm、下切缘 3.5 cm 处溃疡型中 - 低分化腺癌，癌组织侵及浆膜层，见脉管癌栓，见神经侵犯，肿瘤芽 G3 级，手术两切缘及环周切缘未见癌累及，肠周淋巴结见转移癌（10/20），送检（253 组）淋巴结未见转移癌（0/2），IHC:CK（3+），HER-2（-），Ki-67（60%+），MLH1（+），MSH2（+），MSH6（+），PMS2（+），P53（野生型）。

（四）诊断

1. 直肠癌术后（pT$_3$N$_{2b}$M$_0$ ⅢC 期）；

2. 高血压。

（五）治疗经过

1. 体网制作、模拟定位　入院后完善检查，排除放疗禁忌证后，给予体网制作及模拟定位，在保证患者正常排便、憋尿后，使用热塑形网给予体网的制作，根据患者体型选择合适的孔位置固定体网两侧，网面抠上、左、右 3 孔以标记网与体表位置，塑形网应尽量使网与体表贴合紧密，充分冷却后取下体网。体网制作完成后，穿戴体网行定位 CT 检查，调整好转定位板水平后，网孔标记笔画圈标定体表位置，激光灯标定画"十"字线，铅点标记 3 个定位点。

2. 靶区勾画　该患者为 pT$_3$，中心距离肛门缘 6 cm 以上，根据《直肠癌勾画指南》制定靶区勾画范围：直肠系膜区（含瘤床、吻合口）、骶前、髂内、闭孔。

（1）盆腔骶前区：上界（病例 23 图 1）：骶岬。下界（病例 23 图 2）：肛提肌插入外括约肌处 / 直肠周围系膜脂肪组织消失处，相当于尾骨尖水平。前界（病例 23 图 3）：骶骨尾骨前方 1.0 cm。后界：骶骨尾骨前缘。外界：骶髂关节 / 髂肌内缘。

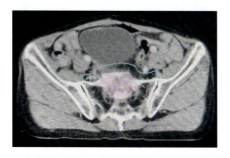

病例 23 图 1　盆腔骶前区上界靶区勾画

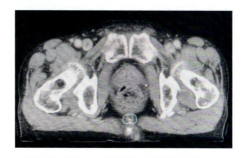

病例 23 图 2　盆腔骶前区下界靶区勾画

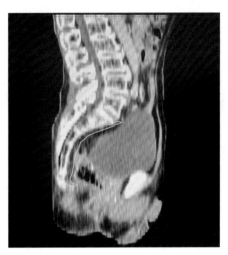

病例 23 图 3　盆腔骶前区前界靶区勾画

（2）直肠系膜区：上界（病例 23 图 4）：肠系膜下动脉分叉为乙状结肠动脉、直肠上动脉处、直肠与乙状结肠交界（骶骨 1/2 前缘），吻合口上 3.5 cm。下界（病例 23 图 5）：肛提肌插入外括约肌处、直肠周围系膜脂肪组织消失处、尾骨尖水平，吻合口下 3.5 cm。前界：直肠上动脉前缘外扩 0.7 cm，直肠系膜筋膜，前方盆腔器官的后界向前 1 cm。后界：盆腔骶前区的前界。外界（病例 23 图 6）：侧方淋巴结区的内侧，直肠系膜筋膜，侧方淋巴结区的内侧，肛提肌内侧缘。

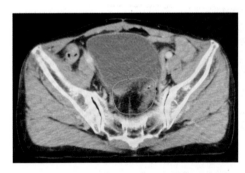
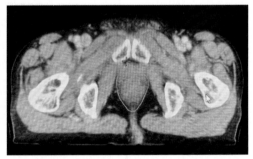

病例 23 图 4　直肠系膜区上界靶区勾画　　病例 23 图 5　直肠系膜区下界靶区勾画

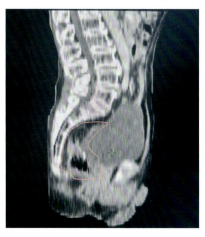

病例 23 图 6　直肠系膜区外界靶区勾画

（3）髂内淋巴结区：上界（病例 23 图 7）：髂总动脉分叉为髂内、外动脉。下界（病例 23 图 8）：肛提肌插入外括约肌处、骨盆底（髂内离开骨盆）。前界：血管外 0.7 cm，髂外血管的后方，闭孔内肌后缘。后界：骶髂关节外侧缘。内界：血管周围 0.7 cm，直肠系膜筋膜，盆腔器官。外界（病例 23 图 9）：髂腰肌、骨盆，盆壁肌肉（梨状肌、闭孔内肌）内侧缘。

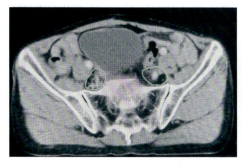

病例 23 图 7　髂内淋巴结区上界靶区勾画

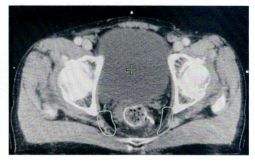

病例 23 图 8　髂内淋巴结区下界靶区勾画

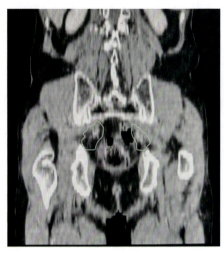

病例 23 图 9　髂内淋巴结区外界靶区勾画

（4）闭孔引流区：上界（病例 23 图 10）：股骨头颈。下界：闭孔动脉离开骨盆层面。前界（病例 23 图 11）：髂外血管后壁，闭孔动脉前缘。后界：闭孔内肌后缘或髂内淋巴结区前缘。内界：直肠系膜筋膜，盆腔器官。外界：闭孔内肌的内侧缘。

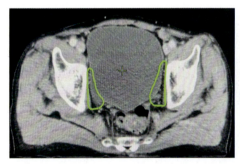
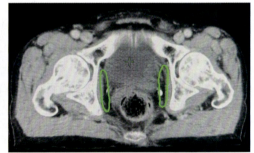

病例 23 图 10　闭孔引流区上界靶区勾画　　病例 23 图 11　闭孔引流区前界靶区勾画

各亚区合成总的 CTV，衔接处边缘顺滑处理，前后左右外扩 0.8 cm，上下外扩 1.0 cm 生成 PTV（病例 23 图 12）。危及器官：小肠、结肠勾画为肠区，小部分与靶区重合；股骨头下界至小转子下缘。

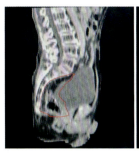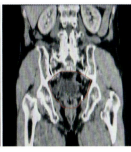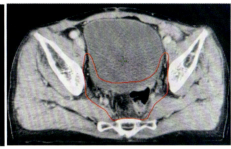

病例 23 图 12　PTV 靶区勾画

3. 计划设计　采用调强适形放射治疗制订放疗计划(病例23图13),射野角度:179°、130°、80°、30°、330°、280°、230°。DT:50.4 Gy/28F,DVH:100% 等剂量线覆盖 96% PTV,靶区内最小剂量:42.27 Gy,最大剂量 54.24 Gy(107.6%)。危及器官:膀胱:V_{50} 24.8%,小肠 Dmax:51.76 Gy,左股骨头 Dmax:49.78 Gy,右股骨头 Dmax:49.43 Gy。

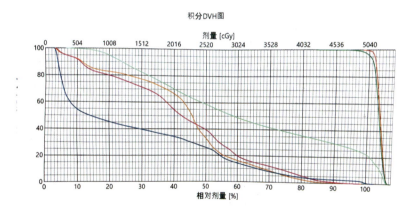

病例 23 图 13　放疗剂量积分 DVH 图

4. 验证复位　采用 Vital Beam 自带验证系统进行剂量验证,合成野与计划剂量重合率 99.9%,网孔与体表标记圆圈重合率良好,0°野源皮距(source skin distance,SSD)与计划测量值相差 1 mm,CBCT 验证:头脚位相差较大,为 0.39 cm,在接受范围内。

（六）随访

患者放疗结束后每 3 个月进行一次消化道肿瘤标志物及胸腹部增强 CT 检查,

每年一次盆腔增强 MRI 及结肠镜检查均提示病情稳定，未见复发及转移征象。

二、病例分析

该例患者为老年男性，因"间断性腹泻 6 个月"就诊，完善影像学及肠镜检查后诊断直肠腺癌，排除手术禁忌后行外科手术切除治疗，术后病理分期为ⅢC期。参考直肠癌的治疗指南对于 cT_{3-4} 或 N_+ 术前未行放疗的患者直肠癌根治术后需行辅助放化疗减少复发转移概率。本患者已完成 6 周期 XELOX 方案化疗，本次给予行术后辅助放疗。放射野应包括瘤床及 $2\sim5$ cm 的安全边界、骶前淋巴结、髂内淋巴结和闭孔淋巴结，T_4 肿瘤侵犯前方结构时可考虑照射髂外淋巴结。该患者为 pT_3，中心距离肛门缘 6 cm 以上，根据《直肠癌靶区勾画指南》制定靶区勾画范围：直肠系膜区（含瘤床、吻合口）、骶前、髂内、闭孔。采用 IMRT 制订放疗计划，盆腔剂量 50.4 Gy/28F，单次剂量 1.8 Gy。

三、疾病介绍

结直肠癌是全球最常见的三大癌症之一，在我国恶性肿瘤发病率中位居前列，也是癌症死亡的第二大原因[1-2]。中国国家癌症中心 2022 年的数据显示，结直肠癌在男性患者中发病率排名第四，死亡率排名第五；在女性患者中发病率排名第三，死亡率排名第四[3]。对于早期局部侵犯的直肠癌，手术治疗仍然是治愈直肠癌的一线治疗方法，外科手术治疗、术后辅助化疗、放疗仍然是局限期直肠癌的重要治疗手段。

外科治疗包括内镜治疗及手术切除治疗。近年来，随着消化道内镜技术的发展，对于早期的消化道肿瘤及癌前病变的检出率显著提高。2023 年美国一项国家性观察研究显示，常规内镜检查可使直肠癌发病率降低约 40%，死亡率降低约 60%[4]。在结肠镜下行息肉切除术、黏膜剥离术、黏膜切除术，相较于传统手术具有手术时间短、手术创面小、术后并发症少等优势，避免传统手术创伤，尽可能地保留器官功能。对于早期及局部进展的直肠癌手术治疗被认为是目前最为有效的治疗手段。目前，利用腹腔镜、机器人、肛门内镜微创手术或软质内镜等设备平台，实现手术实时可视化，减少了显露盲区及术中手术意外事件的发生，可帮助医师完成腹盆腔内各种常规手术操作，弥补传统开腹手术的各种不足。对于治疗效果方面，来自挪威的研究发现，腹腔镜组淋巴结的清扫范围是安全的，术后并发症是少于开腹手术组的[5]。这些新技术的运用使手术范围有序缩小，伴随更小的切口、更少的切除、更多的器官保留等，降低了手术的应激反应、各器官的正常生理功能得以保护、加快患者术后的康复和缩短住院时长[6]。

辅助治疗是一种全身化学药物的治疗，目的在于降低转移和复发风险并增加治愈患者的比例[7]。选择有明确疗效又不增加过度治疗风险的化疗方案是我们选择辅助治疗方案的目标。PEGASUS 试验对高危 Ⅱ、Ⅲ期结直肠癌患者术后窗口期检测外周血循环肿瘤 DNA（circulating tumor DNA，ctDNA），ctDNA 阳性患者接受 CAPOX 双药治疗，ctDNA 阴性患者接受卡培他滨单药治疗，而对于部分辅助化疗后 ctDNA 阴转阳患者接受 FOLFIRI 升级治疗，反之则降为卡培他滨治疗[8]。结果显示术后 ctDNA 阴性单药卡培他滨化疗的患者整体复发率更低。因此，ctDNA 可做为 Ⅱ、Ⅲ期结直肠癌患者辅助治疗方案选择的标志物之一。近两年免疫治疗是各种肿瘤的治疗热点，对于直肠癌既往研究显示，错配修复缺陷（deficient mismatch repair，dMMR）、微卫星高度不稳定型（microsatellite instability-high，MSI-H）结直肠癌患者对免疫检查点抑制剂（immune checkpoint inhibitors，ICIs）的敏感性更高，是治疗有效的预测指标。ATOMIC 试验（NCT02912559）评估了阿替利珠单抗与 FOLFOX 辅助治疗对比 FOLFOX 单独治疗的效果，入组患者为 dMMR/MSI-H 的 Ⅲ期可切除直肠癌。未来期待免疫治疗在直肠癌的辅助治疗中取得有潜力的进展。

放射治疗在直肠癌辅助治疗中起着不可或缺的作用，能够降低患者的复发率、提高生存率。随着时间的推移，直肠癌放射治疗技术也从传统的 2D 放疗逐渐发展为三维适形放疗和适形调强放疗。此外，质子治疗也已逐渐应用于临床。有研究证明，适形调强放疗较三维适形放疗在治疗效果无显著差别，但对于不良反应的严重程度适形调强放疗更低[9]，因此本患者给予选用适形调强放疗技术治疗。但随着近年来直肠癌治疗方案标准化、放疗技术和设备的提高，放疗后的不良反应严重程度在不断降低。Lee CY 等人[10]的研究验证了以上观点，得出结果显示接受直肠癌患者产生的不良反应多为急性自限性毒性反应。因此，放射治疗对于直肠癌的治疗疗效是确切的，不良反应是可耐受的，是淋巴结阳性局限期直肠癌的不可或缺的治疗手段。

四、病例点评

　　此例患者为直肠癌术后分期为ⅢC期，对于cT$_{3-4}$或N$_+$，术前存在综合治疗禁忌证或其他原因未行术前放疗者，在直肠癌根治术后经再评估后无放化疗禁忌证者，建议行辅助放化疗减轻复发、转移的概率，延长生存期。该患者经过外科根治手术、术后辅助化疗、术后辅助放疗的规范化治疗，取得较好的治疗效果，需要长期随访观察，期待达到长期的生存。

（病例提供：刘天成　莒县人民医院）

（点评专家：陆海军　青岛大学附属医院）

参考文献

[1]Siegel RL, Miller KD, Wagle NS, et al.Cancer statistics, 2023[J].CA Cancer J Clin, 2023, 73（1）：17-48.

[2]Qiu H, Cao S, Xu R.Cancer incidence, mortality, and burden in China：a time-trend analysis and comparison with the united states and united kingdom based on the global epidemiological data released in 2020[J].Cancer Commun, 2021, 41（10）：1037-1048.

[3]Xia C, Dong X, Li H, et al.Cancer statistics in China and united states, 2022：profiles, trends, and determinants[J].Chin Med J, 2022, 135（5）：584-590.

[4]Siegel RL, Wagle NS, Cercek A, et al.Colorectal cancer statistics, 2023[J].CA Cancer J Clin, 2023, 73（3）：233-254.

[5]Lygre KB, Eide GE, Forsmo HM, et al.Complications after open and laparoscopic right-sided colectomy with central lymphadenectomy for colon cancer：randomized controlledtrial[J].BJS Open, 2023, 7（4）：074.

[6]Fearon KC, Ljugnqvist O, Von Meyenfeldt M, et al.Enhanced recovery after surgery：a consensus review of clinical care for patients undergoing colonic resection[J].Clin Nutr, 2005, 24（3）：466-477.

[7]Monga DK, O'Connell MJ.Surgical adjuvant therapy for colorectal cancer：current approaches and future directions[J].Ann Surg Oncol, 2006, 13（8）：1021-1034.

[8]Lonardi S, Pietrantonio F, Tarazona Llavero N, et al.LBA28 The PEGASUS trial：post-surgical liquid biopsyguided treatment of stage Ⅲ and high-risk stage Ⅱ colon cancer patients[J].Ann Oncol, 2023, 34（Suppl2）：S1268-S1269.

[9]Licc，Ling JA，Chung CY，et al.Effectiveness of in tensity modulatedradiotherapy for rectal cancer patients treated with neo-adjuvant concurrent chemoradiotherapy：a population-based pro-pensity score-mat chedanalysis[J]. Anticancer Res，2019，39（3）：1479-1484.

[10]Lee CY，Chang CC，Yang HY，et al.Intensity modulatedradiotherapy delivers competitive local contr rate with limited a-cute toxicity in the adjuvant treatment of rectal cancer[J].Jpn J Clin Oncol，2018，48（7）：653-660.

病例 24　局部晚期直肠癌新辅助放化疗联合免疫、抗血管治疗

一、病历摘要

（一）病史简介

患者男性，59 岁。

主诉：大便次数增多伴便血半年余。

现病史：患者于半年前无明显诱因出现大便习惯改变，表现为大便次数增多，约 5 ~ 8 次 / 日，每次大便量较少，可见少许鲜血，伴里急后重、肛门坠胀感，无腹痛腹胀，无恶心呕吐，无黑便、黏液脓血便，无发热畏寒，无胸闷心悸，无头晕头痛。10 天前就诊于我院胃肠外科，行电子结肠镜提示直肠距肛门口 4 ~ 10 cm 见环 3/4 周不规则肿物。活检病理提示（直肠）高级别异型增生 / 上皮内瘤变，局灶恶变 - 腺癌（高 - 中分化），未见确切黏膜肌层侵犯。直肠 MRI 提示直肠癌术前评估为中低位，距肛缘约 5 cm，$T_{4a}N_2M_x$，CRM（+），EMVI（+）。为行进一步治疗收入院。患者自发病以来，饮食、睡眠尚可，大便同上所述，小便基本正常，近期体重无明显变化。

既往史：既往体健，否认输血史，否认食物、药物过敏史。

个人史：生于原籍，久居当地，吸烟史 40 年余，约 20 支 / 日，饮酒史 40 年余，白酒约 100 g/d。

家族史：否认家族中有遗传倾向性疾病及传染性疾病。

（二）体格检查

ECOG PS 1 分，NRS 0 分，腹部平坦，对称，无胃肠型和蠕动波，腹部柔软，无压痛及反跳痛，未触及异常包块。肝脾肋下未触及，墨菲征阴性。肝上界在右锁骨中线第五肋间，肝肾区无叩击痛，无移动性浊音。肠鸣音正常，4 次 / 分。肛门（胸膝位）进指 4 cm 可于后壁触及一菜花状肿物，退指无血染。

（三）辅助检查

结肠镜：直肠距肛门口 4 ~ 10 cm 见环 3/4 周不规则肿物，表面溃烂。

活检病理（病例 24 图 1）：（直肠）高级别异型增生 / 上皮内瘤变，局灶恶变 - 腺癌（高 - 中分化），未见确切黏膜肌层侵犯。免疫组化：MLH1（+），MSH2（+），

MSH6（+），PMS2（+），HER-2（0），PD-L1（22C3）（+，CPS ≈ 2）。

直肠高分辨 MRI 平扫＋盆腔（直肠）高分辨 MRI 动态＋薄层增强扫描（病例 24 图 2）：直肠癌术前评估：中低位，距肛缘约 5 cm，$T_{4a}N_2M_x$，CRM（+），EMVI（+）。

余部位未见肿瘤转移征象。

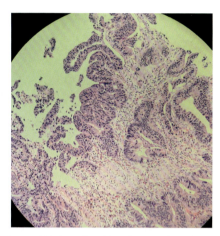

病例 24 图 1　活检病理［局灶恶变－腺癌（高－中分化）］

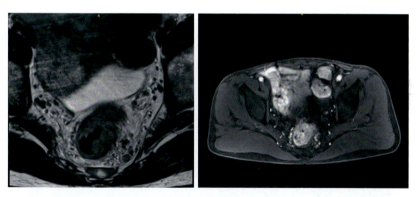

病例 24 图 2　直肠高分辨 MRI 平扫＋盆腔（直肠）高分辨 MRI 动态＋薄层增强（基线）

（四）诊断

直肠恶性肿瘤腺癌（$cT_{4a}N_2M_0$ Ⅲ C 期 MSS 型）。

（五）诊疗经过

患者入院后经充分沟通，决定参加《卡瑞利珠单抗联合或不联合贝伐珠单抗／甲磺酸阿帕替尼同步新辅助放化疗治疗局部晚期直肠癌的双臂、前瞻性、探索性

Ⅱ期临床研究》，术前（病例 24 图 3）给予长程同步放化疗：50.40 Gy ＋卡培他滨 825 mg/m² 2 次 / 日；甲磺酸阿帕替尼：放疗起始日开始口服，250 mg/d，连服 60 天；卡瑞利珠单抗：200 mg×3 次，3 周方案，第 22 天、43 天、64 天。放疗（病例 24 图 4）结束后 11 周行直肠癌根治术。术后病理（病例 24 图 5）提示直肠病变经全部取材，未见明确肿瘤性成分残留，符合放化疗后改变（TRG 分级：0 级，完全退缩）。术后 1 个月开始口服卡培他滨化疗，标准剂量为 1000 mg/m²，2 次 / 日［总剂量 2000 mg/（m²·d）］，口服 14 天，休 7 天，共完成 8 周期。

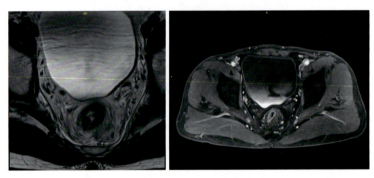

病例 24 图 3　直肠高分辨 MRI 平扫＋盆腔（直肠）高分辨 MRI 动态＋薄层增强（术前）

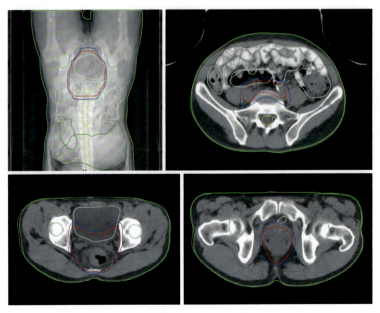

病例 24 图 4　盆腔放疗靶区

靶区范围：盆腔骶前区、直肠系膜区、髂内淋巴引流区、闭孔淋巴引流区。

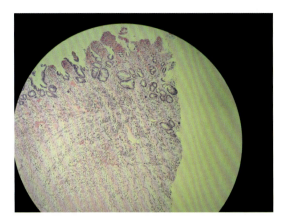

病例 24 图 5　直肠癌根治术后病理（TRG 分级：0 级，完全退缩）

（六）随访

目前患者健康状况可，各项生命体征稳定。

二、病例分析

该患者为老年男性，因"大便次数增多伴便血半年余"入院。专科查体：ECOG PS 1 分，NRS 0 分，腹部平坦，对称，腹柔，无压痛及反跳痛。肛门（胸膝位）进指 4 cm 可于后壁触及一菜花状肿物，退指无血染。结肠镜提示直肠距肛门口 4～10 cm 见环 3/4 周不规则肿物，表面溃烂。直肠活检病理提示高级别异型增生 / 上皮内瘤变，局灶恶变 - 腺癌（高 - 中分化）。免疫组化未见微卫星不稳定。直肠高分辨 MRI 平扫＋盆腔（直肠）高分辨 MRI 动态＋薄层增强扫描提示中低位直肠癌，距肛缘约 5 cm，$T_{4a}N_2M_x$，CRM（+），EMVI（+）。余部位未见转移征象。患者局部晚期直肠癌诊断明确，经与患者及家属充分沟通，结合临床研究设计，给予标准新辅助放化疗的基础上联合免疫治疗及抗血管治疗，术后证实肿瘤完全退缩。

三、疾病介绍

结直肠癌是世界范围内最常见的恶性肿瘤之一[1]。在我国，随着人们生活习惯的改变及人口的老龄化，结直肠癌发病率呈现逐年增高的趋势[2]。直肠癌患者就诊时多处于局部进展期，新辅助放化疗在局部进展期直肠癌的标准治疗模式中的重要性已达成共识，对于距肛缘 10 cm 以下，$T_{3～4}$ 和 / 或 N+ 的直肠癌，在以氟尿嘧啶为基础的放化疗后行全直肠系膜切除术（total mesorectal excision，TME）是目前的标准治疗模式，其在肿瘤降期、增加手术 R0 切除率、减少局部复发率等方面取得了明显的效果。多因素 Cox 回归分析新辅助放化疗后肿瘤退缩情况可作为患者总生存、无复发与肿瘤特异性生存的预后因子[3]。长程放疗因与手术的间隔时间较长，肿瘤退缩程度较大，除了可用于 T_3 期的肿瘤外，还可用于 T_{4a} 期和 T_{4b} 期等期望通过放疗使肿瘤明显退缩的情况。

但是，标准方案目前也达到了瓶颈期。首先，15%～20% 的 pCR 率进一步提升较为困难，总体生存没有进一步改善，远处转移 20%～30% 成为了治疗失败的主要模式；再次，放化疗的不良反应使得相当比例的患者没有完成 6 个月的围术期化疗，影响总体疗效。对于标准长程新辅助放化疗，研究者可通过增强放疗同期化疗、局部腔内加量等方式，尝试增加 pCR 率。近年来，随着精准治疗理念的提出，如何优化新辅助治疗的模式，对于术前新辅助放化疗获得明显的降期，术后病理甚至出现 pCR 或者 $ypT_{1\sim2}N_0$ 的患者，如何在影像组学、分子生物学标志物等新指标的引导下进行分层治疗和疗效预测，也仍有待进一步研究探索。临床前研究发现，抗血管生成药物以 VEGF 或 VEGFR 为靶点，抑制血管再生成，从而使血管重构正常化，而血管正常化不仅可以改善组织的低氧状况，提高化疗和放疗的效果，更有可能改善抗肿瘤免疫反应。放疗与免疫系统间具有互相调节的作用，放疗控制肿瘤局部病变，释放肿瘤相关抗原和应激信号，激活全身免疫反应。已经有报道提出术前新辅助治疗中联合免疫治疗或抗血管生成治疗可增加 pCR 率[4]，这对局部晚期直肠癌的新辅助治疗具有一定的指导价值。

四、病例点评

针对局部晚期直肠癌，以氟尿嘧啶为基础的术前放化疗联合手术和术后化疗综合治疗模式为其标准的治疗方案。但对于如何进一步提高 pCR 率仍是值得大家探索的，多项基础研究证实抗血管生成药物、免疫检查点抑制剂与放化疗有协同增效作用。本例患者所接受的术前多种不同作用机制药物联合放疗的治疗方案，获得了良好疗效，探讨了局部晚期直肠癌的治疗新模式，在提高肿瘤 pCR 率方面做了探索性的实践。

（病例提供：程敬敬　青岛大学附属医院）

（点评专家：姜　韬　青岛大学附属医院）

参考文献

[1] Siegel RL，Miller KD，Fedewa SA，et al.Colorectal cancerstatistics，2017[J].CA Cancer J Clin，2017，67（3）：177-193.

[2] 郭天安，谢丽，赵江，等．中国结直肠癌 1988—2009 年发病率和死亡率趋势分析 [J]．中华胃肠外科杂志，2018，21（1）：33-40.

[3] Jäger T，Neureiter D，Urbas R，et al.Applicability of American joint committee on cancer and college of American pathologists regression grading system in rectal cancer[J].Dis Colon Rectum，2017，60（8）：815-826.

[4] Yue Zhoua，Zhexu Guo，et al.The efficacy and safety of adding bevacizumab in neoadjuvant therapy for locally advanced rectal cancer patients：a systematic review and meta-analysis[J].Transl Oncol，2021，14（1）：100964.

病例 25 局部晚期低位直肠癌器官功能保留的全新辅助治疗

一、病历摘要

（一）病史简介

患者男性，61 岁。

主诉：大便习惯改变 2 个月。

现病史：患者于 2 个月前无明显诱因出现大便习惯改变，大便次数增多，5 ～ 6 次 / 日，为黄色成形软便，伴大便变细，偶有血便，为大便表面鲜血，量少，伴肛门坠胀感、伴大便不尽感，无腹痛、腹胀，无恶心、呕吐，无食欲减退，无头晕、乏力，无低热、寒战。于外院（2023 年 08 月 21 日）行电子结肠镜检查提示直肠可见环腔生长的不规则肿物，表面溃烂，毗邻肛缘（病例 25 图 1A-C）。活检病理提示直肠腺癌，遂来我院就诊。

既往史：高血压 4 年余，血压最高达 180/100 mmHg，服用硝苯地平及缬沙坦，血压控制在 130/80 mmHg 左右，无肝炎及结核病史，无糖尿病及脑血管病史，吸烟史 40 年，20 支 / 日，无饮酒史，无肿瘤疾病家族史。

（二）体格检查

患者一般状况可，全身浅表淋巴结未触及肿大。肛门进指约 3.5 cm 可触及肿物，质硬，指套退出染血。

（三）辅助检查

实验室检查（2023 年 08 月 23 日）：血清癌胚抗原 8.510 ng/mL，余肿瘤标志物正常。

直肠高分辨 MRI 平扫（2023 年 08 月 23 日）：肿瘤下缘距肛缘的距离（DIS）约 37 mm；距耻骨直肠肌 / 肛管直肠角距离约 12 mm；肿瘤上下缘范围约 52 mm。淋巴结评估（N）：直肠系膜内及肠系膜区见＞ 4 枚异常信号淋巴结，较大者短径约 8 mm。直肠环周切缘评估（C）：CRM（－）。肌层外血管侵犯评估（E）：EMVI（－）。直肠癌术前评估：低位，距肛缘约 37 mm，$cT_3N_2M_0$ ⅢB 期，CRM（－），EMVI（－）（病例 25 图 2A-C）。

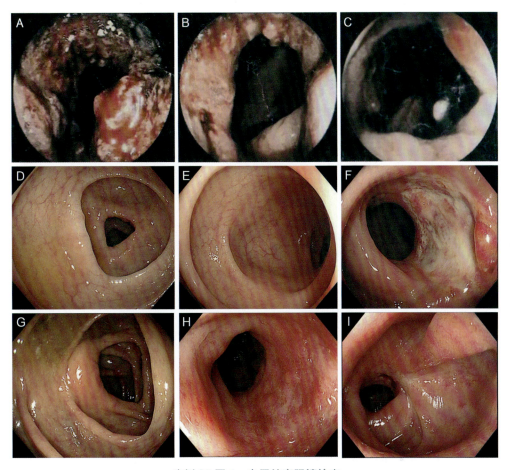

病例 25 图 1　电子结直肠镜检查

A-C：直肠可见环腔生长的不规则肿物，表面溃烂，毗邻肛缘（2023 年 08 月 21 日）。D-F：直肠距肛缘约 4～7 cm 见一处环管腔约 2/5 周溃疡性病变，底覆白苔，周围黏膜充血发红（2023 年 12 月 22 日）。H-I：直肠远端黏膜呈瘢痕样发红伴溃疡形成，直肠及乙状结肠远端黏膜见毛细血管扩张（2024 年 03 月 06 日）。

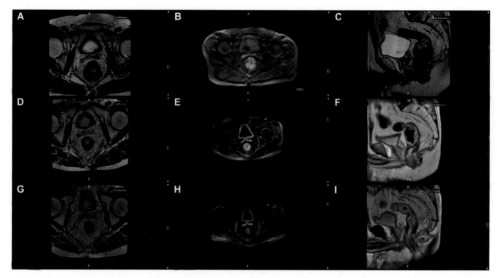

病例 25 图 2　直肠高分辨 MRI 表现

A-C：治疗前直肠高分辨 MRI 评估：低位，距肛缘约 37 mm，$T_3N_2M_x$，CRM（-），EMVI（-）（2023 年 08 月 23 日）。D-F：同步放化疗后直肠高分辨 MRI 平扫复查：病变明显缩小（2023 年 10 月 13 日）。G-I：6 周期巩固化疗后，直肠高分辨 MRI 示：直肠壁未见明显增厚及异常信号（2024 年 03 月 07 日）。

（四）诊断

1．直肠恶性肿瘤（$cT_3N_2M_0$ ⅢB 期　低位　高度风险）；

2．高血压 3 级（高危）。

（五）诊疗经过

患者入院后完善相关辅助检查，直肠癌诊断明确，按照 2017 年欧洲内科肿瘤学会（European society for medical oncology，ESMO）直肠癌危险度分层属高度风险。考虑病变距肛门近，手术保肛困难；充分与患者及授权委托人告知病情及治疗方案，患者保肛意愿强烈，多学科讨论后建议患者行新辅助放化疗以达到肿瘤退缩手术保肛的可能或通过新辅助放化疗达到临床完全缓解（clinical complete response，cCR）从而采取观察等待策略。新辅助放化疗方案采取 Cin Clear 研究方案以达到更高的肿瘤退缩和完全缓解率。2023 年 08 月 31 日至 2023 年 10 月 06 日给予直肠及区域淋巴结放疗如病例 25 图 3、病例 25 图 4 所示（6-MV X 线 DT 50 Gy/25F），同步伊立替康联合卡培他滨化疗（伊立替康 80 mg/m² 1 次 / 周，卡培他滨 625 mg/m² d1 ～ 5）。2023 年 10 月 13 日直肠高分辨 MRI 平扫复查提示病变明显缩小（病例 25 图 2 D-F）。2023 年 10 月 24 日、2023 年 11 月 17 日、

2023 年 12 月 08 日给予 3 周期 XELIRI（伊立替康 200 mg/m^2，卡培他滨 1000 mg/m^2 d1 ～ 14，休息 7 天，1 次 /3 周）方案化疗。2023 年 12 月 22 日电子结肠镜检查提示直肠距肛缘约 4 ～ 7 cm 见一处环管腔约 2/5 周溃疡性病变，底覆白苔，周围黏膜充血发红（病例 25 图 1D-F），活检病理提示（直肠）中度活动性结肠炎伴溃疡形成，部分腺体较增生。胃肠外科门诊后考虑保肛技术上仍然有难度，建议继续巩固化疗 2 ～ 3 周期。遂于 2023 年 12 月 29 日、2024 年 01 月 19 日、2024 年 02 月 09 日给予第 4 ～ 6 周期 XELIRI 方案化疗剂量同前。2024 年 03 月 07 日直肠高分辨 MRI 平扫提示直肠壁未见明显增厚及异常信号（病例 25 图 2G-I）。2024 年 03 月 06 日电子结肠镜检查提示直肠远端黏膜呈瘢痕样发红伴溃疡形成，直肠及乙状结肠远端黏膜毛细血管扩张。活检病理提示送检组织镜下为增生的炎性肉芽组织伴溃疡形成，可见游离破碎的腺上皮（病例 25 图 1H-I）。多学科会诊意见：患者评价疗效为近临床完全缓解（near clinical complete response, near-cCR），后续可以采取观察等待策略以尽最大可能保留肛门器官功能，建议后续每 3 个月密切随访观察。

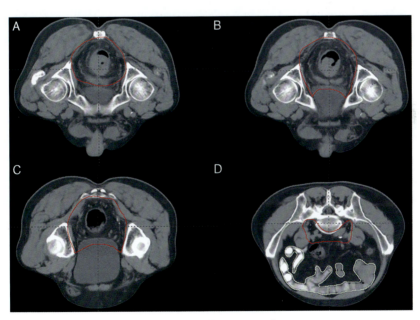

病例 25 图 3　靶区勾画示意图

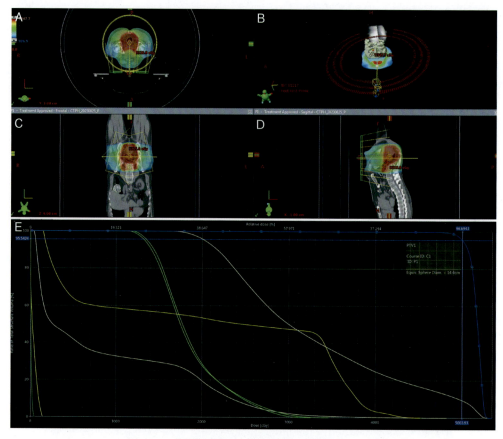

病例 25 图 4　计划设计示意图

（六）随访

患者随访中，直肠病变无复发征象，仍处于 near-cCR 状态。

二、病例分析

该患者为中年男性，一般情况可，因"大便习惯改变 2 个月"就诊。肠镜检查见直肠可见环腔生长的不规则肿物，毗邻肛缘，病理提示直肠腺癌。直肠高分辨 MRI 平扫评估为低位，距肛缘约 37 mm，$T_{3cA2}N_2M_x$，CRM（−），EMVI（−）。按照 2017 年 ESMO 直肠癌危险度分层属高度风险。考虑病变距肛门近，手术保肛困难，患者保肛意愿强烈，如何实施新辅助放化疗方案以达到最大限度的器官保留是该患者诊疗方案的关键点。

术前放疗前后加强全身化疗强度是总趋势，而对于保肛存在技术难度但保肛意愿强烈的患者，可考虑手术前给予更高强度的治疗方案以追求高 pCR，如卡培他滨联合伊立替康的同步放化疗的 Cin Clare 研究方案，或 FOLFOX 同步放疗的 FOWARC 研究方案，或在间隔期联合化疗，包括全程新辅助治疗（total neoadjuvant therapy，TNT）的方式。

患者一般状况好，可耐受较高强度放化疗方案，多学科讨论后主诊医生采用卡培他滨联合伊立替康的同步放化疗的 Cin Clare 研究方案以达到更高的肿瘤退缩和完全缓解率。按照标准的 Cin Clare 研究方案实施放化疗后，直肠高分辨 MRI 平扫评估直肠病变明显缩小，但电子结肠镜仍见溃疡性病变，活检病理提示（直肠）中度活动性结肠炎伴溃疡形成，部分腺体较增生，考虑存在残存微小病变。多学科讨论后考虑患者对化疗耐受可，目前手术仍然存在技术上的困难，建议继续 XELIRI 巩固化疗。患者整个治疗为行卡培他滨联合伊立替康的同步放化疗后，行 XELIRI 巩固化疗 6 周期，实际上采取了全程新辅助治疗 TNT 模式。治疗结束后复查直肠高分辨 MRI 平扫提示直肠壁未见明显增厚及异常信号，电子结肠镜活检病理提示送检组织镜下为增生的炎性肉芽组织伴溃疡形成，可见游离破碎的腺上皮，患者评价疗效为 near-cCR，后续可以采取观察等待策略以尽最大可能保留肛门器官功能，建议后续每 3 个月密切随访观察。

目前不论采用术前同步放化疗或短程放疗联合根治性手术治疗局部晚期直肠癌患者，均取得了较好的局部控制，5 年或 10 年的局部复发率在 10% 左右，但是远处转移率在使用辅助化疗的情况下依然高达 26% ～ 36%。如何在维持较高局部控制率的同时，降低远处转移率以提高疗效是临床难点，全程新辅助治疗 TNT 模式既可以最大限度地达到肿瘤退缩从而实现肿瘤缓解的目的，同时又可以提高肿瘤的无进展生存率和总生存率，是低位局部晚期直肠癌的选择方向之一。

三、疾病介绍

全球范围内，结直肠癌（colorectal cancer，CRC）是第三位最常见的恶性肿瘤，也是第二位最常见的恶性肿瘤死亡原因[1]。近年来，CRC 在我国发病率有明显增高的趋势，居我国恶性肿瘤发病率第二位，死亡率第四位[2]，其中直肠癌约占 CRC 的 40%，严重危害国人健康。

直肠癌的治疗主要依据临床分期，是多学科的综合治疗。手术是直肠癌根治性的治疗手段。对于 I 期直肠癌，手术即可获得较满意的长期生存率，术后无须其他治疗；如果 I 期直肠肿瘤距离肛门缘较近，可行肿瘤局部切除手术 ± 术后放射治疗，在保留肛门的同时，可以获得与根治性手术相同的疗效。对于Ⅱ～Ⅲ期可行手术切除的直肠癌（$T_{3\sim4}$/N+），多项随机分组研究表明，术前放疗、术前同步放化疗或术后同步放化疗与手术相比，降低了Ⅱ/Ⅲ期直肠癌的局部区域复发率，并显著提高了长期生存率。

CAO/ARO-094等多项随机分组研究证据表明[3]，直肠癌术前同步放化疗较术后可进一步提高局部控制率和减少毒性。CAO/ARO-094随机对照研究包括了823例$T_{3\sim4}$或N+M_0的患者，随机分为术前放化疗组和术后放化疗组，两组放疗处方剂量DT 50.4 Gy/28F，术后放疗组局部补量5.4 Gy。同步单药5-Fu化疗，巩固5-Fu方案化疗4周期。术前化放疗显著降低了局部复发率（6% vs 13%，$R = 0.006$），但未改善总生存率（76% vs 74%）和无病生存率（68% vs 65%）。共有194例患者在手术前经外科医生检查认为需要做腹会阴联合切除术（不能保肛），两组的实际保肛率分别为39%和19%（$R = 0.004$），术前同步放化疗显著提高了保肛率。术前同步放化疗的急性和长期毒副反应显著低于术后同步放化疗组，虽伤口延迟愈合有高于术后组趋势，但术前同步放化疗未增加吻合口瘘、术后出血和肠梗阻的发生率。术前同步放化疗和术后同步放化疗比较，显著改善了局部控制率，毒副反应较低，更多的患者能保留肛门括约肌。

在临床疗效逐渐提升的背景下，为了追求更好的生活质量，观察等待（watch & wait，W & W）这一策略逐渐引起了国际的广泛关注，即对于难以手术保肛的低位直肠癌患者，如能在化放疗后达到cCR，将进行"观察等待"，而将根治性手术退居二线，作为挽救性治疗，最大限度地实现患者的器官保留。2004年巴西学者Habr-Gama等人首次报道265例直肠癌患者接受术前放化疗后71例（26.8%）达到cCR，并发现局部无肿瘤残留的直肠癌患者在采取等待观察策略后获得长期生存，从而开启临床对局部进展期直肠癌术前放化疗后cCR患者应用等待观察策略的先河。

目前关于W & W策略有大量的相关临床研究结果及荟萃分析报道，但大多数是回顾性的，由于地域性和样本量小，所得结果并不一致。2014年2月，为了解决各地区研究的异质性，也为了就W & W策略提供更多的临床实践证据，来自多个国家的高级临床专家共同发起建立了国际观察等待数据库（IWWD，www.iwwd.org）[4]。2018年7月首次公布了数据库中880例cCR患者的长期生存数据。研究显示,cCR 患者采取 W & W 策略的 2 年局部复发率为 25.2%,3 年远处转移率为 8.1%,5 年总生存率为 84.7%。肿瘤的局部复发主要发生在治疗完成后的前 2 年,以肠壁复发为主,而且多可以被挽救[5]。2021 年 IWWD 更新结果显示,维持临床完全缓解 3 年的患者发生局部复发的风险为 5% 或更低,此后发生全身复发的风险低于 2%[6]。说明随着 W & W 时间的延长,局部复发的概率会逐渐降低,患者最终达到一个"治愈"的状态,证实了 W & W 策略的安全性和可行性。

传统的以氟尿嘧啶为基础的单药同步放化疗后的 pCR 率仅 10% ～ 15%[7]。进一步改善肿瘤退缩、提高完全缓解率和长期生存成为临床挑战。目前临床上开展了一系列优化模式的临床研究。比如同步放化疗期间化疗药物的加强、TNT 及放疗联合免疫治疗的探索。

在氟尿嘧啶的基础上增加药物是否能再进一步肿瘤退缩呢?在 5 项临床Ⅲ期比较奥沙利铂＋氟尿嘧啶的疗效研究结果显示,加用奥沙利铂在直肠癌术前化放疗中,并不能够明显增加近期疗效,反而会增加治疗相关毒性反应[8-9]。而在远期随访上,局部控制和 DFS 有轻度的升高(这种轻微获益到底应归因于新辅助阶段还是辅助阶段尚不能明确),OS 没有提高。因此,在近期的治疗规范推荐上,奥沙利铂不被推荐用于直肠癌新辅助化放。而另一种化疗药物伊立替康联合放疗是否可以增加放疗的敏感性,来自上海复旦肿瘤医院全国多中心Ⅲ期 Cin Clare 临床研究,发现在 UGT1A1 基因引导下,常规放化疗联合不同给药剂量伊立替康(CapIriRT 治疗方案)可将局部进展期结直肠癌患者的 pCR 提升一倍(17% → 33%)[10-11],2021 年 CSCO 针对直肠癌治疗的指南修定,推荐该方案用于有保肛需求的低位直肠癌患者。

近期一些研究将放疗和全身化疗提至手术前以加强术前治疗早期消除微转移病变来提高总体生存率,就是 TNT 治疗方案。RAPIDO 研究[12]将高危直肠癌患者随机分到标准治疗组和实验组,标准治疗组采用术前卡培他滨同步放化疗(45～50 Gy/25F),而实验组采用术前 5 Gy/5F 短程放疗＋6 周期新辅助化疗(CAPOX)全新辅助治疗模式,共纳入标准治疗组 450 人,实验组 462 人,中位随访时间为 4.6 年。研究显示新辅助化疗依从性好,短程结合全新辅助化疗可显著降低肿瘤相关复发提高 pCR,实验组 3 年与疾病相关的治疗失败的累积概率为 23.7%,而标准治疗组为 30.4%,pCR 实验组可达到 27.7%,而标准组仅为 13.8%。TNT 分为两种模式,一种是以化疗诱导，而后序贯放疗＋化疗的诱导 TNT 模式，另一种是以放疗先行，而后巩固化疗的巩固 TNT 模式。OPRA 研究和 CAO/ARO/AIO-12 研究比较 TNT 模式下诱导化疗与巩固化疗的优劣，两项研究结果均显示：无论诱导化疗还是巩固化疗，两组生存率相似，但巩固化疗组较诱导化疗组具有较高的 pCR 及更高的器官保留率[13-14]。因此，从保器官、保直肠的治疗目标出发，巩固 TNT 模式较诱导 TNT 模式更有可能获得器官保全机会。来自浙江肿瘤医院的朱骥教授在 Cin Clare 研究的基础上，开展题为"基于 MMR/MSI 状态分层低位直肠癌器官保留的随机、对照、开放、多中心Ⅲ期研究"的一项随机对照临床 APRAM 研究，同步放化疗后给予 6 周期的 XELIRI 组或者 9 周期的 FOLFIRINOX，目前中期研究显示 cCR 超过 65%。

但目前 TNT 模式的 cCR 并不能满足患者对于保肛和生活质量改善的需求，尤其对于低位直肠癌患者。为进一步提高疗效，免疫治疗等新抗肿瘤方法被引入低位直肠癌患者的新辅助治疗模式中。2022 年美国临床肿瘤学会年会，美国纪念斯隆凯特癌症中心的 Andrea Cercek 等报道将 PD-1 抗体多塔利单克隆抗体单药治疗（每 3 周 1 次，持续 6 个月）用于 dMMR Ⅱ～Ⅲ期直肠腺癌患者，14 例患者完成 6 个月的全程多塔利单克隆抗体免疫新辅助治疗，中位随访时间为 12 个月。14 例患者均接受直肠指检、直肠 MRI、PET-CT 及肠镜活组织检查评估，结果显示：所有患者获得 cCR，并进入等待观察治疗阶段。随访期间（6～25 个月）无进展或复发病例报告。因此，错配修复蛋白缺陷或者高度微卫星不稳定患者采用免疫治疗是一种优选的新辅助治疗策略[15]。但直肠癌患者中，约 95% 为微卫星稳定或错配修复蛋白正常。对于这部分患者，单用免疫治疗的疗效甚微。多项研究结果显示：放射治疗不仅可以提高肿瘤细胞的氧化水平和 pH，调控细胞黏附分子表达，促进细胞外基质重建，也可以提高肿瘤抗原释放和免疫效应细胞招募。免疫检查点抑制剂将进一步激活局部和全身免疫系统，与放化疗联合起到协同抗肿瘤作用[16]。国内外已有多项短程放疗联合免疫前瞻性研究开展，并初步报道了放疗后的 pCR 在 30%～60%，显示了具有探索前景的模式。

四、病例点评

术前新辅助放化疗可以降低局部进展期直肠癌患者治疗后的局部复发，同时也可以通过缩小肿瘤、降期等优势，增加局部进展期直肠癌保留括约肌的机会。随着直肠癌术前治疗模式的不断优化，越来越多的患者在新辅助治疗后获得 pCR，而为了追求更好的生活质量，W & W 这一策略逐渐引起了国际的广泛关注。系统综述的结果显示新辅助治疗后评效为 cCR 的直肠癌患者，选择观察等待策略，可行性及安全性较好，肿瘤局部再生后解救率高，远期预后与根治性手术后达 ypCR 的患者相近。所以对于肿瘤低位，难以手术保肛的低位直肠癌患者，如能在化放疗后达到 cCR，将进行"观察等待"，将最大限度地实现患者的器官功能保留。

该例患者为低位局部晚期直肠癌，手术保肛困难，在多学科讨论后实施伊立替康联合卡培他滨的 Cin Clare 临床研究同步放化疗方案，放疗后 2 个月左右评估直肠病变明显缩小，但未达 cCR，患者保肛意愿强烈，后续继续 XILIRI 方案巩固化疗共 6 周期，相当于进行直肠癌全新辅助治疗，患者标准全新辅助治疗结束后疗效评价 near-cCR。该病例同步放化疗采用了高强度的剂量强度方案，同时后续进行了完整的 6 周期巩固化疗最终实现了肛门器官功能保留，为最大限度地实现低位局部晚期直肠癌器官功能保留探索新的优化模式。

（病例提供：李国良　何信佳　青岛大学附属医院）

（点评专家：陆海军　青岛大学附属医院）

参考文献

[1]Sung H, Ferlay J, Siegel RL, et al.Global cancer statistics2020：GLOBOCANE stimates of incidence and mortality worldwide for 36 cancers in 185countries[J]. C A Cancer J Clin, 2021, 71（3）：209-249.

[2]Zhang S, Sun K, Zheng R, et al.Cancer incidenceand mortalityin China, 2015[J]. Journalofthe National Cancer Center, 2021, 1：2-11.

[3]Sauer R, Liersch T, Merkel S, et al.Preoperative versus postoperativechemoradi otherapyforlocally advanced rectal cancer：results ofthe German CAO/ARO/AIO-94 randomized phase Ⅲ trialaftera median follow-up of 11 years[J].J Clin Oncol, 2012, 30：1926-1933.

[4]Beets GL, Figueiredo NL, Habr-Gama A, et al.A new paradigm for rectal cancer：organ preservation：introducing the international watch & wait database（IWWD）[J]. Eur J Surg Oncol, 2015, 41（12）：1562-1564.

[5]van der Valk MJM, Hilling DE, Bastiaannet E, et al.Long-term outcomes of

clinical complete responders after neoadjuvant treatment for rectal cancer in the International Watch & Wait Database (IWWD): an international multicentre registry study[J].Lancet, 2018, 391 (10139): 2537-2545.

[6]Fernandez LM, São Julião GP, Figueiredo NL, et al.Conditional recurrence-free survival of clinical complete responders managed by watch and wait after neoadjuvant chemoradiotherapy for rectal cancer in the International Watch & Wait Database: a retrospective, international, multicentre registry study[J]. Lancet Oncol, 2021, 22 (1): 43-50.

[7]Bosset JF, Collette L, Calais G, et al.Chemotherapy with preoperative radiotherapy in rectal cancer[J].N Engl J Med, 2006, 355 (11): 1114-1123.

[8]Aschele C, Cionini L, Lonardi S, et al.Primary tumor response to preoperative chemoradiation with or without oxaliplatin in locally advanced rectal cancer: pathologic results of the STAR-01 randomized phase III trial[J].J Clin Oncol, 2011, 29: 2773-2780.

[9]Gerard JP, Azria D, Gourgou-Bourgade S, et al.Comparison of two neoadjuvant chemoradiotherapy regimens for locally advanced rectal cancer: results of the phase III trial ACCORD 12/0405-Prodige 2[J].J Clin Oncol, 2010, 28: 1638-1644.

[10]Zhu J, Liu A, Sun X, et al.Multicenter, randomized, phase III trial of neoadjuvant chemoradiation with capecitabine and irinotecan guided by UGT1A1 status in patients with locally advanced rectal cancer[J].J Clin Oncol, 2020, 38 (36): 4231-4239.

[11]Wang J, Fan J, Li C, et al.The impact of chemotherapy completion on the efficacy of irinotecan in the preoperative chemoradiotherapy of locally advanced rectal cancer: an expanded analysis of the cin clare phase III Trial[J].Clin Colorectal Cancer, 2020, 19 (2): 58-69.

[12]Bahadoer RR, Dijkstra EA, van Etten B, et al.Short-course radiotherapy followed by chemotherapy before total mesorectal excision (TME) versus preoperative chemoradiotherapy, TME, andoptional adjuvant chemotherapy in locally advanced rectal cancer (RAPIDO): arandomised, open-label, phase3 trial[J].Lancet Oncol, 2021, 22: 29-42.

[13]Goffredo P, Quezada-Diaz FF, Garcia-Aguilar J, et al.Nonoperative management of patients with rectal cancer: lessons learnt from the OPRA trial[J].Cancers (Basel), 2022, 14 (13): 3204.

[14]Fokas E, Schlenska-Lange A, Polat B, et al.Chemoradiotherapy plus induction or consolidation chemotherapy as total neoadjuvant therapy for patients with locally advanced rectal cancer: long-term results of the CAO/ARO/AIO-12 randomized clinicaltrial[J].JAMA Oncol, 2022, 8 (1): e215445.

[15]Cercek A，Lumish M，Sinopoli J，et al.PD-1 blockade inmismatch repair-deficient，locally advanced rectal cancer[J].N Engl J Med，2022，386（25）：2363-2376.

[16]Miyamoto Y，Ogawa K，Ohuchi M，et al.Emerging evidence of immunotherapy for colorectal cancer[J].Ann Gastroenterol Surg，2023，7（2）：216-224.

病例 26 根治性放疗联合清创及创面修复治疗局部晚期肛周鳞癌合并肛周脓肿

一、病历摘要

（一）病史简介

患者女性，59 岁。

主诉：肛门左侧肿物 8 年余。

现病史：患者于 8 年余前始发现肛门左侧皮肤肿物，伴红肿、疼痛，自行涂抹红霉素软膏效果不佳。肿物逐渐增大、反复破溃，破溃皮肤边缘增生增大，形成巨大菜花样肿物。病程中曾在当地医院行抗炎治疗，效果不佳。为求进一步治疗入我院结直肠肛门外科，活检病理提示肛周鳞癌。CT 提示肛周大片软组织影，左侧臀肌片状强化影。经我院结直肠癌 MDT 讨论，建议根治性放化疗，遂转入我科。

既往史：反复肛周脓肿、肛瘘 20 年余，否认其他慢性病及传染病史，否认过敏史。

家族史：无特殊。

（二）体格检查

身高 151 cm，体重 50 kg，ECOG PS 3 分，NRS 4 分。左侧腹股沟触及多枚肿大淋巴结，大者直径约 1.5 cm，边界清、质硬、活动。余浅表淋巴结未触及明显肿大。肛门左侧皮肤见肿物，菜花样隆起，直径约 10 cm，表面糜烂（病例 26 图 1）。肛管左侧压痛，直肠及肛门黏膜光滑。外阴正常，阴道通畅光滑，宫颈外形正常、光滑。

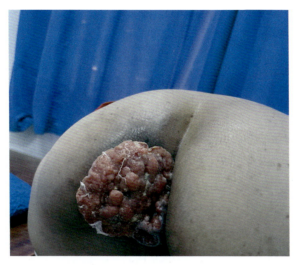

病例 26 图 1　肛门左侧皮肤肿物

（三）辅助检查

活检病理：（肛周病损）角化型鳞状细胞癌（中分化）（病例 26 图 2）。

鳞状上皮细胞癌抗原：89.80 ng/mL。

盆腔 MRI 平扫＋强化：符合肛周皮肤癌累及直肠周围软组织、左侧臀大肌，左侧髂内及左侧腹股沟淋巴结肿大，考虑转移（病例 26 图 3）。

颅脑、胸、腹部 CT：未见其他明显远处转移征象。

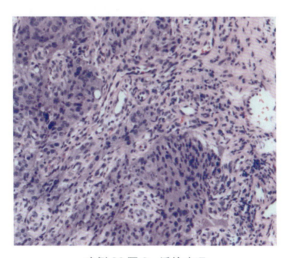

病例 26 图 2　活检病理

病理诊断：（肛周病损）角化型鳞状细胞癌（中分化）。

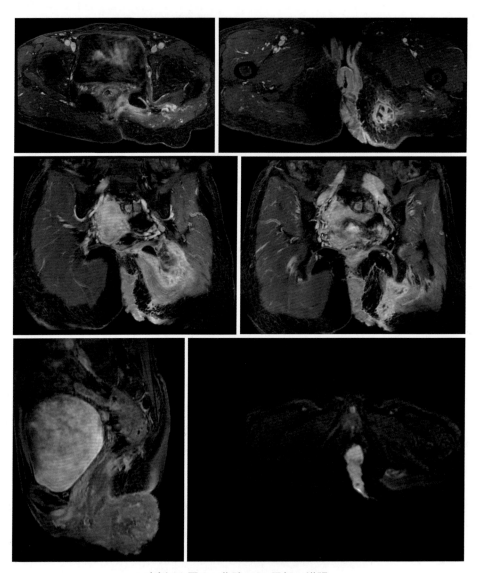

病例 26 图 3　盆腔 MRI 平扫 + 增强

　　肛周左侧巨大菜花样肿物，肿瘤侵犯直肠及肛门周围软组织、臀部肌肉，盆腔及腹股沟淋巴结转移，DWI 弥散受限。

（四）诊断

1. 肛周鳞癌（$cT_3N_{1a}M_0$，ⅢC 期，AJCC 第 8 版）；

2. 肛瘘；

3. 肛周脓肿。

（五）诊疗经过

完善检查后，提交肿瘤放疗科全科讨论，意见如下：①肛周鳞癌，沿原肛瘘窦道浸润，侵犯广泛；②迁延性肛周感染，反复发作，慢性炎，伴感染可能；③肿物大且周围广泛浸润，侵犯皮肤、直肠及周围肌肉等软组织，放疗后局部创面愈合慢或难以愈合；④病程中原有感染、瘘加重及反复可能；⑤肛周鳞癌，按诊疗指南，建议同步放化疗。上述病情、预后、可选择的诊疗等详细与患方沟通，其表示理解并同意同步放化疗，遂给予以下治疗。

1. 根治性同步放化疗（2022 年 09 月 06 日至 2022 年 10 月 21 日）

（1）放疗靶区范围及处方剂量

GTVp：肛门左侧皮肤肿瘤、直肠左侧肿物、左侧臀肌及间隙肿物。

CTVp：GTVp 外扩 2 cm 并适当修改形成。

PTVp：CTVp 外扩 0.5 cm 形成。

GTVn：CT 及 MRI 所示左侧髂内及左侧腹股沟可见肿大淋巴结。

CTVn：GTVn 外扩 1 cm 适当修改去除未受累的骨骼、肌肉形成。

PTVn：CTVn 外扩 0.5 cm 形成。

CTV：CTVn，CTVp，骶前淋巴区，直肠周围淋巴引流区，会阴，双侧髂内、髂外、闭孔、腹股沟淋巴区。

PTV：CTV 外扩 0.5 cm 形成。

处方剂量：第一程 PTV 50.4 Gy、PTVp 60 Gy、PTVn 56 Gy，28F/5.5W；第二程，缩野予残存肿瘤推量 6 Gy/3F/3d，至转移淋巴结 62 Gy，原发灶 66 Gy，31F/6.5W。靶区及计划见病例 26 图 4 至病例 26 图 6。

（2）同步化疗：顺铂＋卡培他滨：顺铂 75 mg/m^2 d1，1 次 /3 周，静脉滴注；卡培他滨 825 mg/m^2，2 次 / 日，放疗日口服。

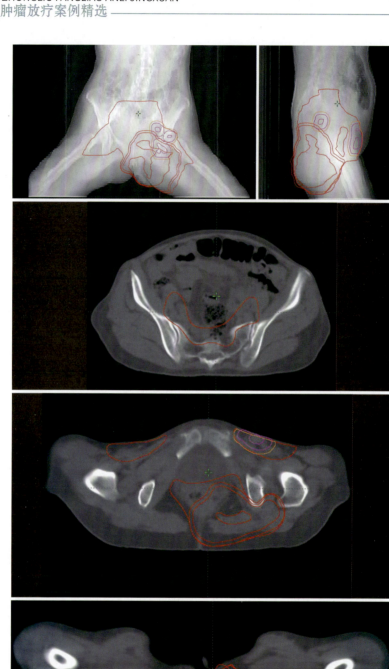

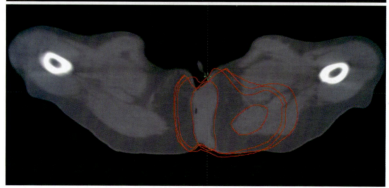

病例 26 图 4　放疗靶区

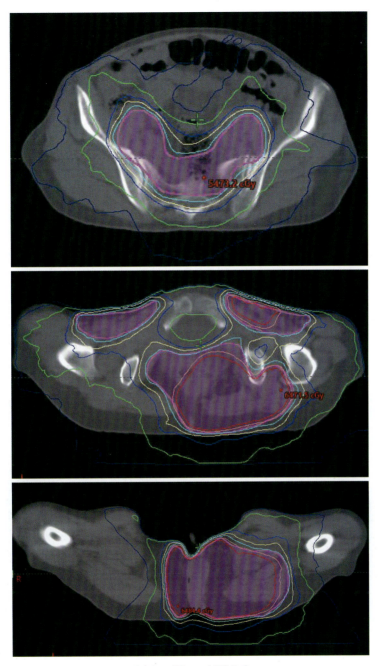

病例 26 图 5　剂量分布

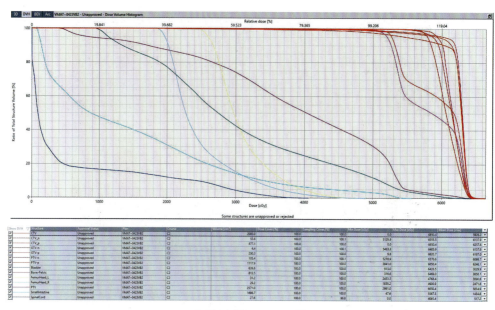

病例 26 图 6　DVH 图

（3）疗效评价见病例 26 图 7、病例 26 图 8。

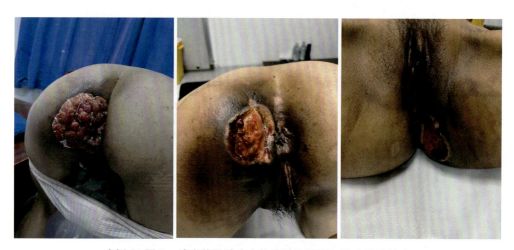

病例 26 图 7　放疗前及放疗中体表肿瘤拍照，肿瘤持续缩小

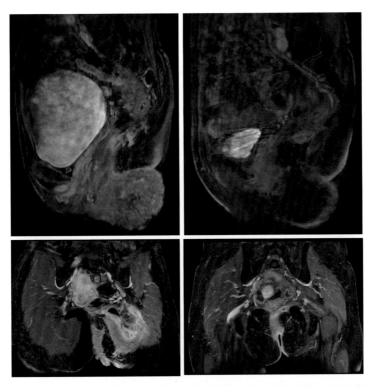

病例 26 图 8　放疗前（左列，2022 年 08 月 30 日）及放疗结束时（右列，2022 年 10 月 23 日）

MRI 对照

肿瘤明显缩小，疗效评价达 PR。

2. 软组织感染、清创及创面修复（2022 年 11 月至 2023 年 11 月）　放疗近结束时出现肛周原瘤床区皮肤浅溃疡，考虑为肿瘤退缩及放疗后改变。患者出院后，创面持续不愈合，并渐出现左侧臀部红肿、疼痛，局部破溃、流出黄色脓性恶臭液体。于 2022 年 11 月再次到肿瘤放疗科就诊。CT 提示肛周大片软组织水肿，左侧臀肌肿胀，软组织内积气、积液（病例 26 图 9）。

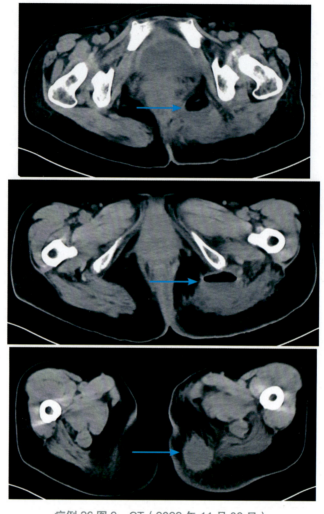

病例 26 图 9　CT（2022 年 11 月 08 日）

肛周大片软组织水肿，左侧臀肌肿胀，软组织内积气、积液。

　　普外科会诊：考虑肛瘘及肛周脓肿病史，肿瘤消退坏死后继发左侧肛周、左侧臀肌间隙感染，局部积液、积气。于 2022 年 11 月 09 日行臀部脓肿穿刺引流术（病例 26 图 10），术中、术后引流出大量脓性液、伴恶臭。细菌培养分别提示杂菌生长、革兰阴性杆菌及草绿色链球菌生长。冲洗液涂片及细胞块均查见大量中性粒细胞及少量淋巴细胞，未查见肿瘤细胞。2022 年 12 月盆腔 MRI 检查排除肿瘤复发。术后给予持续冲洗引流、止痛、营养支持、抗感染等治疗，肿胀、疼痛等症状缓解，病情稳定后出院。

出院后患者瘘口迁延不愈，2023 年 01 月 16 日门诊 MDT（包括超声科、影像科、感染性疾病科、结直肠肛门外科、烧伤与创面修复科），会诊意见：患者为原臀部慢性感染，窦道基础上伴发恶性肿瘤，现肿瘤控制后感染反复所致；建议排除特殊细菌感染可能，如布氏菌、结核等；建议充分引流，包括沿窦道放置多孔引流管、窦道清创后放置油纱等；必要时手术清创并创面修复；总体病情复杂、治疗难度大、愈合慢；可转烧伤与创面修复科继续治疗。因临近春节，且当时病情相对稳定，患方暂时回当地诊所抗炎治疗，后感染逐渐蔓延，并扩散至左侧大腿及小腿（病例 26 图 11）。2023 年 02 月入烧伤与创面修复科，2023 年 02 月 08 日在腰麻下行对口引流手术。术后持续引流，定期换药。但因其创面内大量坏死组织及分泌物，愈合不佳。细菌培养提示奇异变形杆菌、粪肠球菌、肺炎克雷伯菌等细菌生长，按照药敏结果给予抗炎治疗。并分别于 2023 年 02 月 21 日在腰麻硬膜外联合麻醉行创面封闭式负压引流术、2023 年 03 月 03 日在腰麻硬膜外联合麻醉行创面封闭式负压引流术＋清创缝合术。创面复杂，仍持续不愈。2023 年 03 月 26 日在局麻下行脓肿切开引流术＋清创缝合术，术后定期换药。病情稳定后于 2023 年 04 月 25 日转入康复治疗，给予未愈创面换药，创面感染控制后出院。出院后定期到烧伤与创面修复科换药，至 2023 年 11 月完全愈合。

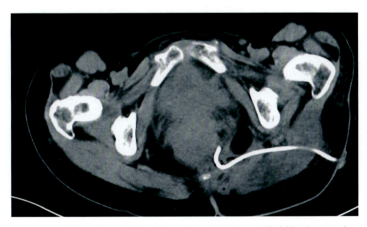

病例 26 图 10　CT 提示引流后组织肿胀减轻，软组织积液、积气缓解（2022 年 11 月 18 日）

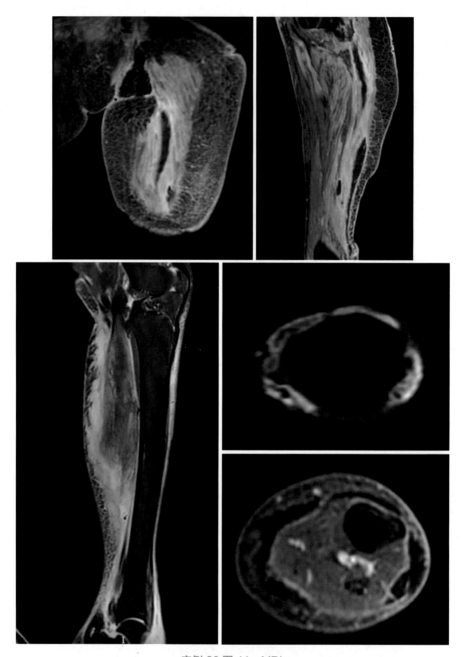

病例 26 图 11　MRI

　　左侧盆底、闭孔区域、下臀部、髋关节周围、大腿弥漫异常信号，考虑炎症，下臀部、髋关节后方、大腿后部肌群多发强化后低信号，考虑多发脓肿形成；左侧小腿皮下软组织弥漫异常信号，考虑炎症并脓肿形成可能；左侧小腿多发肌群水肿。

（六）随访

2024 年 03 月 18 日复查病情稳定。

二、病例分析

患者中年女性，反复肛周脓肿、肛瘘 20 年余。因肛门左侧肿物 8 年就诊，起病缓，病程长。经查诊断为肛周鳞癌（$cT_3N_{1a}M_0$，ⅢC 期，AJCC 第 8 版），侵犯肛门及直肠周围软组织、左侧臀肌，伴盆腔及腹股沟淋巴结转移。经同步放化疗，患者疗效评价达 cCR。

放疗结束后原肿瘤处创面迁延难愈，合并肛瘘及肛周脓肿反复，表现为左侧臀部红肿、疼痛、破溃、排脓，感染沿臀部、大腿、小腿肌肉间隙蔓延，感染深在，范围大，菌种复杂，包括奇异变形杆菌、粪肠球菌、肺炎克雷伯菌等，经超声科、影像科、感染性疾病科、肿瘤放疗科、结直肠肛门外科、烧伤与创面修复科联合分析病情，采取穿刺引流、冲洗，抗感染、手术清创缝合、切开引流、创面修复、定期换药等处理，历经 1 年最终愈合。

该患者有以下特点：

1. 肿瘤侵犯广泛　MRI 提示肿瘤侵犯左侧肛周皮肤形成巨大菜花样肿块，且沿左侧臀肌浸润，侵犯臀肌、直肠周围软组织。以上情况考虑与患者反复肛周脓肿、肛瘘有关，肿瘤沿肛瘘窦道浸润。

2. 伴慢性炎，感染迁延不愈　患者既往反复肛周脓肿、肛瘘 20 年余。肿瘤控制后感染反复，沿原肛周感染窦道蔓延，导致肌肉间及直肠周围脓肿。病程中感染蔓延，沿肌肉向下蔓延至左侧大腿及小腿，导致弥漫性脓肿形成。

3. 创面复杂，愈合难度大　肿瘤体积大，臀部创面直径近 10 cm，肿瘤控制后创面无法愈合，后继发感染，在左侧臀部及左侧下肢形成多发脓肿，感染灶沿直肠周围、臀肌间隙、下肢肌肉间隙蔓延。给予引流、切开、清创等治疗，形成复杂创面，治疗难度大，愈合难度大。

4. 多学科协作，长期持续治疗，个体化施治　患者诊疗过程涉及影像、外科、内科、肿瘤科、创面修复等多个专业。前半段治疗主要是针对肿瘤的放化疗，后续则是抗感染、清创、创面修复。整个治疗过程时间长，恢复缓慢，无现成经验及指南可循，需针对患者制订个体化治疗方案。

三、疾病介绍

肛门区癌根据解剖部位，可分为肛管癌和肛周癌。肛周癌约占所有肛门直肠恶性肿瘤的 3% ～ 4%[1]，中位发病年龄为 60 ～ 70 岁[2]，女性多于男性，近年发病率呈上升趋势。

肛门区癌目前已知的病因包括：HPV 感染、HIV 感染、混乱性行为、吸烟、炎性疾病（可能相关）等[3]。一项纳入了 96 例研究的荟萃分析显示[4]，HPV16 是肛门癌中最高危的 HPV 类型，在肛门高级别病变到肛门癌患者中，无论是在 HIV 阴性者还是 HIV 阳性者中都会存在 HPV16 感染。

肛周癌以肛周皮肤肿物、溃疡为主要表现，晚期可见腹股沟淋巴结肿大。肛周癌病理以鳞癌为主，少见类型包括基底细胞癌、腺癌等。

肛门癌的诊断依据包括症状、体征、辅助检查和活检病理等。尤其需与肛周脓肿、肛瘘等鉴别。

肛门区癌与肛门区的感染关系存在争议。但文献回顾发现，临床上两者存在交叉，可能导致误诊或漏诊，需引起关注。柳红盼等人[5]报道 14 岁男性患者以肛周脓肿入院，入院后行肛周脓肿切开挂线术，发现脓腔为空腔，局部肿物切除活检为未分化小圆细胞恶性肿瘤。对于反复肛瘘的患者也需警惕癌变的可能。有研究报道了系列感染伴恶性肿瘤的病例[6]，并确定了以下 5 项肛瘘伴恶性肿瘤的诊断标准：长期（> 10 年）反复炎症、肛瘘区域疼痛和硬结、黏液分泌物、肛门直肠其他区域不存在原发肿瘤及肛管或肛窝处存在肛门直肠瘘口。Boaz E 等人[7]对 3219 例肛门直肠脓肿或瘘管患者进行了回顾性分析，其中 16 例（0.5%）诊断癌症，12 例为直肠腺癌，4 例为肛门鳞状细胞癌。在 5 例（31.2%）患者中，癌症是在慢性肛门周围瘘的情况下诊断的，其中 4 例患有克罗恩病；在 10 名患者（62.5%）中，癌症在初步评估中未被诊断。在临床表现为肛周败血症的患者，特别是患有克罗恩病、长期存在肛周疾病和高龄患者需高度怀疑肛门癌。

炎症是一种机体为了抵御诸如病原体、受损细胞或刺激性物质等有害因素而产生的复杂生物反应[8]。尽管急性炎症作为免疫系统的重要防线，在保护机体免受病原体等侵害的同时，也促进了伤口的愈合过程，但慢性炎症却与包括癌症在内的多种疾病紧密相关。事实上，炎症已被公认为是癌症的第七大特征[9]。炎症介质在功能上可类比为基因诱变剂，它们能够破坏 DNA 的修复机制，扰乱细胞周期的检查点，从而促使染色体畸变不断积累。这一过程正是癌症发生的主要诱因之一[10]。研究表明慢性炎症与食管癌、胃癌、结肠癌等多种消化道肿瘤的发生、发展有密切的关系[11]。HPV 感染是肛周癌的重要致病因素，遗憾的是本例肛周癌患者未进行 HPV 检测，因此不能确定该患者 HPV 感染情况。根据该患者 20 年余反复肛周脓肿、肛瘘病史，我们推测该患者的致病因素可能与肛周区域皮下组织慢性炎症有关。具体慢性炎症与肛周癌发生、发展的的机制有待于未来进一步的研究。

肛周癌在分类、治疗方式和临床进程方面与肛管癌不同[12]。肛周癌按照 AJCC 分期方式进行分期，分期不同治疗方式不同。T_1 或者早期 T_2（Ⅰ期）的患者，治疗方式可以选择单纯放疗或局部切除[13]。据统计，肛周癌中只有 4% 的患者可手术切除[14]。因此，大多肛周癌确诊时为局部晚期，失去了手术机会。Ⅱ期或Ⅱ期以上的患者可以选择同步放化疗。同步化疗方案可以选择氟尿嘧啶和丝裂霉素。美国 Gracie J 等人[15]对 1979 年至 2019 年 40 年间 38 例同步放化疗的肛周癌患者进行分析，中位确诊年龄为 51 岁，中位放疗剂量 56 Gy/30F，5 例淋巴结阳性的患者同时接受了淋巴结的照射，29 例接受了选择性淋巴结照射（elective nodal irradiation，ENI），29 例接受了会阴区域同步推量，27 例在放疗同时接受了同步化疗。肛周癌放疗后失败模式以局部区域复发为主，极少出现远处转移。3 例患者出现局部复发，2 例患者出现腹股沟淋巴结复发，1 例患者同时出现局部复发和腹股沟淋巴结转移，2 例患者出现远处转移。全组患者 10 年 DFS 为 87%，病因特异性生存率（cause-specific survival，CSS）为 92%，OS 为 68%。该单中心回顾性研究充分证实了放疗在肛周癌中的治疗价值。本例患者诊断肛周鳞癌，分期为 $cT_3N_{1a}M_0$，ⅢC 期（AJCC 第 8 版），确诊时已经失去手术机会，选择了同步放化疗的治疗方案，最终取得了不错的疗效。截止 2024 年 04 月 25 日，总生存期已经达到了 20 个月。

四、病例点评

此例患者为局部晚期肛周鳞癌，肿物较大，侵犯左侧臀肌及直肠周围软组织，且伴有盆腔及腹股沟淋巴结转移，给予根治性同步放化疗，无论是放疗靶区及剂量还是化疗用药及剂量都非常规范，且达到了临床 CR 的效果。但是该患者在肿瘤控制后出现持续感染，多种细菌生长，创面持续不愈合，经多学科会诊，采用穿刺引流、切开清创、缝合等治疗策略最终使创面愈合。

从这个病例中，也给了我们几点反思和经验：①该例患者，有20年余的肛瘘及肛周脓肿病史，且肿瘤已经侵及皮肤及软组织，存在感染及创面不愈合的高危因素，在放疗期间如果预防性使用抗生素及皮肤保护剂，可能会减轻或预防后期的持续性感染及溃疡；②在该病例中，感染灶沿着左侧臀部及左侧软组织间隙蔓延，与肿瘤侵犯的范围及放疗的范围是一致的。这一点也给我们在治疗类似的患者时判断感染范围及治疗上提供了经验；③对于这种肛周癌，放疗后出现肛周感染及创面不愈合的患者，无现成经验及指南可循，该病例中经过多学科协作，制订个体化治疗方案，采用穿刺引流、切开清创、缝合等方法最终使创面愈合，这些处理方法给我们提供了经验。

该病例为肛周鳞癌伴复杂感染，在经过多学科协作、规范及个体化的治疗后，成功达到了肿瘤、感染、创面三方面的控制，为恶性肿瘤合并复杂感染的诊疗提供了宝贵经验。

（病例提供：郭英华　王　坤　郝福荣　潍坊市人民医院）

（点评专家：岳金波　山东第一医科大学附属肿瘤医院）

参考文献

[1]Cummings BJ, Brierley JD. Anal cancer. In：Halperin EC, Wazer DE, Perex CA, et al.Principles and practice of radiation oncology, 5th edition[J].Lippincott Williams and Wilkins, 2008, 1383-1396.

[2]Wietfeldt ED, Thiele J.Malignancies of the anal margin and perianal skin[J].Clin Colon Rectal Surg, 2009, 22（2）：127-135.

[3]Valvo F, Ciurlia E, Avuzzi B, et al.Cancer of the anal region[J].Crit Rev Oncol Hematol, 2019, 135：115-127.

[4]Lin C, Franceschi S, Clifford GM.Human papillomavirus types from infection to cancer in the anus, according to sex and HIV status：a systematic review and meta-analysis[J].Lancet Infect Dis, 2018, 18（2）：198-206.

[5]柳红盼，田振国.肛周癌误诊肛周脓肿1例[J].中国误诊学杂志, 2008, 8（1）：99.

[6]Inoue T, Sekido Y, Ogino T, et al.Resection of anorectal fistula cancer associated with Crohn's disease after preoperative chemoradiotherapy : a case report[J].Surg Case Rep, 2023, 9（1）: 197.

[7]Boaz E, Freund MR, Harbi A, et al.Anorectal malignancies presenting as a perianal abscess or fistula[J].Am Surg, 2023, 89（6）: 2572-2576.

[8]Nathan C, Ding A.Nonresolving inflammation[J].Cell, 2010, 140（6）: 871-882.

[9]Colotta F, Allavena P, Sica A, et al.Cancer-related inflammation, the seventh hallmark of cancer : links to genetic instability[J].Carcinogenesis, 2009, 30（7）: 1073-1081.

[10]Li Z, Zheng Z, Ruan J, et al.Chronic inflammation links cancer and parkinson's disease[J].Front Aging Neurosci, 2016, 8 : 126.

[11] 殷坤，权昕，李杰，等.肿瘤相关性炎症在消化道肿瘤中的作用及机制研究进展[J].现代肿瘤医学，2023，31（19）: 3684-3688.

[12]Jiang Y, Ajani JA.Anal margin cancer : current situation and ongoing trials[J].Curr Opin Oncol, 2012, 24（4）: 448-453.

[13]Khanfir K, Ozsahin M, Bieri S, et al.Patterns of failure and outcome in patients with carcinoma of the anal margin[J].Ann Surg Oncol, 2008, 15（4）: 1092-1098.

[14]Renehan AG, Muirhead R, Berkman L, et al.Early stage anal margin cancer : towards evidence-based management[J].Colorectal Dis, 2019, 21（4）: 387-391.

[15]Gracie J, Fortune EC, Morris CG, et al.Radiation treatment for cancer of the anal margin[J].Am J Clin Oncol, 2023, 46（4）: 167-171.